臨床家のための
口腔顎顔面解剖アトラス

北村 清一郎 編著

Atlas of Oral Maxillofacial Region Anatomy for Dental Clinicians

医歯薬出版株式会社

This book was originally published in Japanese
under the title of:

RINSYOUKA-NO TAMENO
KOUKUUGAKUGANMEN KAIBOU ATORASU
(Atlas of Oral Maxillofacial Region Anatomy for Dental Clinicians)

Editor :
KITAMURA, Seiichiro
  Professor, Department of Oral & Maxillofacial
  Anatomy, Institute of Health Bioscience,
  University of Tokushima Graduate School

© 2009 1st ed.

ISHIYAKU PUBLISHERS, INC.
  7-10, Honkomagome 1 chome, Bunkyo-ku,
  Tokyo 113-8612, Japan

序

　本書をまず，医学・歯学の教育と研究のため，自らの体をご献体された多くの方々のご霊前に捧げます．これらの善意の方々の献体への尊いご意志と，ご遺族の深いご理解がなければ，本書を上梓し得なかったことはいうまでもありません．

　本書は，2006年1月から8月にかけて，『歯界展望（107巻1号から108巻2号）』誌に連載した「見える！わかる！臨床に役立つ解剖写真集」と2007年7月から2008年6月にかけて，同じく『歯界展望（110巻7号から111巻6号）』誌に連載した「カラーアトラス　皮膚・粘膜の下，透けて見えますか－歯科医師・口腔外科医に必要な局所解剖学の知識」を書籍化したものです．前者は第2章に，後者は第1章に収録されています．書籍化に際し，B5版をA4版に変え，写真を大きくしました．文章と写真も一部変更しましたが，大きな変更点として，第2章では前著で各項6ページであったのを8ページに書きかえるとともに，抜歯に関わる項目を追加しました．また，「コラム欄」として，"局所解剖を理解するために必要な系統解剖学の知識"と"臨床医からの一言アドバイス－解剖構造をどう読むか"を，それぞれ第1章と第2章に追加しました．

　私の解剖学講義のキャッチフレーズは「臨床に役立つ解剖学」です．「歯科医師を目指す学生，あるいは高度で安全な歯科医療を目指す歯科医師や口腔外科医の皆さんに，より役立つ解剖学の知識を提供したい」というのが私の願いです．本書に掲載された解剖写真は，その目的のため，私の指導の下で研究生や大学院生が剖出したごく一部を除いて，私自身で剖出し，撮影したものです．解剖写真は，大阪大学または徳島大学の歯学部解剖実習室で撮影されています．私に遺体の解剖と写真撮影の機会を与えてくださった，大阪大学大学院歯学研究科高次脳口腔形態統合学講座の重永凱男前教授（現　大阪大学名誉教授）と吉田　篤教授に感謝いたします．

　1992年1月から1993年9月まで12回にわたり『ザ・クインテッセンス』誌に「歯科臨床に生かす口腔周囲構造の解剖アトラス」を連載してから，16年が経過します．その間，さまざまな出会いがありました．1993年に大阪大学から徳島大学に移り，共同執筆者でもある市川哲雄，宮本洋二，高橋　章の諸先生方と縁ができ，臨床面からのアドバイスがいただけるようになりました．研究基礎ゼミで私の研究室に配属になった学生たちと，後述の臨床解剖学のテーマで一緒に勉強し，解剖写真を整理していきました．その内容を学内の勉強会で発表してもらい，臨床医の方々からご意見をいただきました．これらのことがすべて本書の内容に反映されています．そして何よりも私にとって励みになったのは，加藤武彦先生（横浜市開業）との出会いです．先生は私の仕事に深いご理解を示され，一緒に講演させていただき，「私の仕事が臨床の先生方の役に立っている」ことを実感させてくださいました．この実感がなければ，この地味な仕事は続かなかったと思います．

　本書が歯科医学・歯科医療の発展に寄与できるとすれば，これに勝る喜びはありません．

2009年8月

北村　清一郎

研究基礎ゼミ　臨床解剖学テーマと配属学生

平成 7 年度：上顎骨と下顎骨の臨床解剖学（大川直美，中尾雅英，藤原綾子）

平成 8 年度：ラット脊髄前角運動神経細胞の体性局在—HRP 法による研究
　　　　　　（芦田有紀，遠藤豪紀，山本晶子）

平成 9 年度：耳下腺隙・顎下三角隙・翼突下顎隙（長部智美，宮松伸也，吉田泰規）

平成 10 年度：頭頸部の筋膜隙（島田健治，高井三和，森　美樹）

平成 11 年度：インプラント手術に必要な解剖学の知識（角田佳折，徳永憲佑，三好里津）

平成 12 年度：印象採得に必要な解剖学の知識（阿部佳織，富田章子，冨山高史）

平成 13 年度：局所解剖学的にみた嚥下のための筋システム—嚥下の第 2 相を中心に—
　　　　　　（石川七生，山口聖子，大和洋平）

平成 14 年度：歯科治療時の偶発症と解剖学（石本恭子，大木秀雄，八木正樹，林　裕之）

平成 15 年度：下顎骨とその周辺の局所・臨床解剖学（河波滋之，田内渚乃，手島理絵）

平成 16 年度：上顎骨とその周辺の局所・臨床解剖学（芝辻豪土，藤崎　翔，三好正希）

平成 17 年度：口腔周辺の筋膜隙（高瀬雅大，藤井克昌，前田　彩）

平成 18 年度：頸部内臓周囲の筋膜隙（木内　誠，枡井敦史）

平成 19 年度：耳下腺隙，外側頸部および椎骨斜角筋三角（岩本文哉，梅田園子，細尾麻衣）

平成 20 年度：口腔顎顔面領域の脈管系と自律神経系（竹歳　彩，原　寛之，冨山真理）

編者・執筆者一覧

編　者（敬称略）

北村 清一郎　　徳島大学名誉教授，森ノ宮医療大学保健医療学部理学療法学科教授

執筆者（敬称略，50音順）

石橋　淳　　石橋歯科医院院長
（第2章-2, 6）

市川　哲雄　　徳島大学大学院医歯薬学研究部口腔顎顔面補綴学分野教授
（第1章-2, 7・第2章-1, 2, コラム，第2章-8, コラム）

北村　清一郎　　徳島大学名誉教授，森ノ宮医療大学保健医療学部理学療法学科教授
（序，本書の見方および読み方，第1章と第2章の全項）

篠原　千尋　　徳島文理大学保健福祉学部口腔保健学科
（第2章-5, 7）

角田　佳折　　徳島大学大学院医歯薬学研究部口腔顎顔面形態学分野
（第1章-1, 2, 7, 12, コラム，第2章-1, 3, 8）

高橋　章　　徳島大学病院歯科
（第1章-8, 9, 10, 11, 第2章-4, 7, 9, コラム）

二宮　雅美　　徳島大学大学院医歯薬学研究部歯周歯内治療学分野
（第1章-3, 6）

益井　孝文　　益井歯科医院院長
（第1章-4）

宮本　洋二　　徳島大学大学院医歯薬学研究部口腔外科学分野教授
（第1章-1, 3, 4, 5, 8, 9, 10, 11, 第2章-3, 4, コラム，第2章5, 6, コラム，第2章-9）

安田　清次郎　　安田歯科医院・池田インプラントセンター院長
（第2章-3, 4）

山下　菊治　　新潟薬科大学薬学部薬学科教授
（第1章-5, 6, 12）

CONTENTS

序 iii

研究基礎ゼミ　臨床解剖学テーマと配属学生 v

編者・執筆者一覧 vii

本書の見方と読み方 xii

第1章
口腔顎顔面領域と前頸部の局所解剖学

1 顔の皮下組織
　―"顔の美しさを守るプロ"として知っておくべきこと ...... 北村清一郎　角田佳折　宮本洋二　**2**

2 口唇と頰
　―美しい顔は美しい口元から ...... 北村清一郎　角田佳折　市川哲雄　**10**

3 口腔前庭
　―外科的処置に失敗しないために ...... 北村清一郎　二宮雅美　宮本洋二　**18**

4 舌下部
　―この恐い部位を克服するために ...... 北村清一郎　益井孝文　宮本洋二　**26**

5 舌と下顎骨
　―口腔機能の立役者である舌の機能を理解する ...... 北村清一郎　山下菊治　宮本洋二　**34**

6 口蓋と上顎骨
　―外科的処置に失敗しないために ...... 北村清一郎　山下菊治　二宮雅美　**42**

7 口峡とその周辺
　―発音・嚥下機能を理解するうえで知っておくべきこと

　...... 北村清一郎　角田佳折　市川哲雄　**50**

8 咬筋・耳下腺部と側頭部，および下顎後窩
　―耳下腺手術および下顎骨折時の対応のために ...... 北村清一郎　高橋　章　宮本洋二　**58**

9 翼突下顎隙と茎突前隙
　―口腔の「奥座敷（炎症波及路）」としての重要性を考える

　...... 北村清一郎　高橋　章　宮本洋二　**66**

CONTENTS

10 前頸部の皮下組織と顎下部
　　―顎下部の腫れを理解するために............................ 北村清一郎　高橋　章　宮本洋二　**74**

11 頸部前面の深層
　　―口腔の炎症が全身に拡がる経路を理解するために
　　.. 北村清一郎　高橋　章　宮本洋二　**82**

12 頸部の内臓
　　―嚥下を理解するために...................................... 北村清一郎　角田佳折　山下菊治　**90**

コラム　局所解剖を理解するために必要な系統解剖学の知識
　　●顔面神経と上顎・下顎神経.. 角田佳折　**98**
　　●顎関節の動きにかかわる筋肉.. 角田佳折　**100**
　　●口腔顎顔面領域における動・静脈の分布.. 角田佳折　**102**

　　第1章　文献一覧.. **105**

第2章
テーマ別 臨床に役立つ口腔顎顔面領域の解剖写真集

1 総義歯の形態にかかわる解剖構造
　　―義歯の形を理解する　①上顎義歯............................ 北村清一郎　角田佳折　市川哲雄　**108**

2 総義歯の形態にかかわる解剖構造
　　―義歯の形を理解する　②下顎義歯............................ 北村清一郎　石橋　淳　市川哲雄　**116**

コラム　臨床医からの一言アドバイス―解剖構造をどう読むか
　　●上顎総義歯の安定をよくするために.. 市川哲雄　**124**
　　●下顎総義歯の安定をよくするために.. 市川哲雄　**125**

3 インプラント植立手技のエビデンスを考える
　　① 上顎インプラント... 北村清一郎　角田佳折　安田清次郎　**126**

4 インプラント植立手技のエビデンスを考える
　　② 下顎インプラント... 北村清一郎　高橋　章　安田清次郎　**134**

コラム	臨床医からの一言アドバイス—解剖構造をどう読むか		
	●上顎のインプラントを失敗しないために	宮本洋二	**142**
	●下顎のインプラントを失敗しないために	宮本洋二	**143**

5 歯科局所麻酔時に必要な解剖学の知識
—より効果的な麻酔を目指して ………………………北村清一郎　篠原千尋　宮本洋二　**144**

6 臼後三角の局所解剖学
—下顎智歯抜歯時の偶発症を防ぐには………………北村清一郎　石橋　淳　宮本洋二　**152**

コラム	臨床医からの一言アドバイス—解剖構造をどう読むか		
	●下顎大臼歯部の局所麻酔の勘所	宮本洋二	**160**
	●下顎埋伏智歯抜歯の勘所	宮本洋二	**161**

7 顎関節の局所解剖学
—顎関節症を理解するために……………………………北村清一郎　篠原千尋　高橋　章　**162**

8 喉頭蓋谷と梨状陥凹の解剖構造
—義歯は嚥下にどうかかわるのか……………………北村清一郎　角田佳折　市川哲雄　**170**

コラム	臨床医からの一言アドバイス—解剖構造をどう読むか		
	●顎関節と咬合	市川哲雄	**178**
	●口の機能のリハビリテーション	市川哲雄	**179**

9 歯・歯槽骨・顎骨のX線解剖学
—うまい抜歯に役立つために……………………………高橋　章　宮本洋二　北村清一郎　**180**

コラム	臨床医からの一言アドバイス—解剖構造をどう読むか		
	●上顎洞の読影	高橋　章	**188**

第2章　文献一覧 …………………………………………………………………………………**189**

索引 ………………………………………………………………………………………………**191**

本書の見方と読み方

北村清一郎

1. 本書の構成

1）系統解剖学，局所解剖学，臨床解剖学

学び方の面から，解剖学は系統解剖学と局所解剖学の2つに大きく分けられます．系統解剖学とは，人体を系統，すなわち骨格系，筋系，血管系，神経系，内臓系（呼吸器系，消化器系，泌尿器系，生殖器系など）に分けて勉強するもので，人体の基本構成を理解するうえで役立ちますが，このままでは，実際に手術するといったことには役立ちません．

局所解剖学とは，人体の部位ごとについて，実際に手術を行うように，所属系統の異なる諸構造間の相互的な位置関係を，体表から順に立体的に学んでいくものです．したがって，局所解剖学は外科解剖学とも呼ばれることがあります．臨床で必要な解剖学の知識は，多くの場合，局所解剖学の知識ということになりますが，系統解剖学の知識が局所解剖学を学ぶうえで基本になっていることはいうまでもありません．系統解剖学の知識を縦糸にして，これを横糸でつなげて実践的にしたのが，局所解剖学ということになります．

一方，臨床解剖学という用語もあります．局所解剖学では軸足が解剖学に置かれているのに対し，臨床解剖学では軸足は臨床に置かれており，臨床的主題に即した解剖学的知識がまとめられています．解剖学の応用編といえます．

2）第1章

(1) 口腔顎顔面領域と前頸部の局所解剖学が扱われています

徳島大学歯学部では，2年次後期に系統解剖学の講義を行い，その1月から3年次前期にかけて人体解剖実習が行われ，3年次前期の後半で，人体解剖実習に平行して，口腔顎顔面領域の局所解剖学の講義が行われます．体表から順に解剖を進めていくこ

とからすると，人体解剖実習の手法はまさに局所解剖学的です．その意味で，人体解剖実習は，系統解剖学の知識を局所解剖学の知識に置き換える重要な実習といえます．

第1章では，人体解剖実習を念頭においた，口腔顎顔面領域の局所解剖学が扱われています．

(2) コラムでは，局所解剖学の理解に必要な系統解剖学の知識がまとめられています

(3) 各項の最後の2ページでは，その領域に密に関わる臨床的事項が説明されています

3）第2章

(1) 口腔顎顔面領域の臨床解剖学が扱われています

徳島大学歯学部では，6年次の後期に臨床解剖学の講義を行っています．

第2章では，口腔顎顔面領域の臨床解剖学が扱われており，日常歯科臨床で重要な事項を取り上げ，これに関する解剖学的知識がまとめられています．

(2) コラムでは，各臨床的事項での「臨床医からの一言アドバイス」ということで，臨床医からみて，"解剖構造をどう読むか"が示されています

2. 本書の記載にあたり留意した点

1）体表や粘膜表面の写真から始まります

手術を行うためには，皮膚や粘膜の下の解剖構造，すなわち重要な血管の走行や深さ，諸臓器の位置や大きさ，筋肉や骨の位置関係が，体表や粘膜表面を通して，手に取るように見えてこなければなりません．そのための指標となるのが"皮膚や粘膜の表面から観察もしくは触知できる解剖構造"で，これらはランドマーク（rand mark）と呼ばれます．

本書の多くの項で，最初の写真が体表や粘膜表面の写真となっているのは，以上の理由によります．

2）脂肪組織の部の解剖にも重点が置かれています

通常の解剖では，骨や筋肉，血管や神経が重視さ

①顎下三角隙
②耳下腺隙
③浅葉が胸鎖乳突筋を包む部
④外側頸部

頸筋膜浅葉
頸筋膜椎前葉
頸筋膜気管前葉

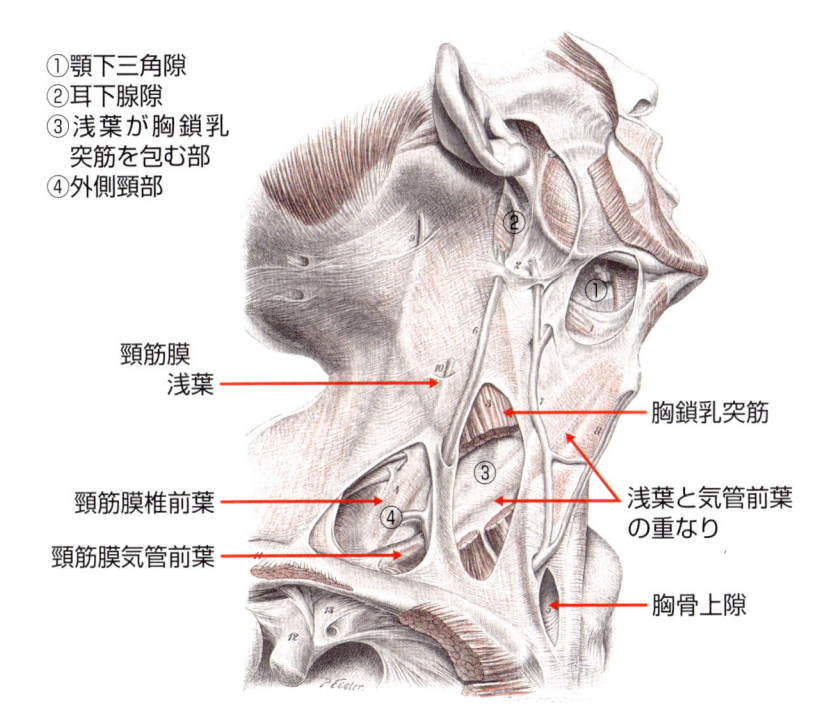

胸鎖乳突筋
浅葉と気管前葉の重なり
胸骨上隙

図1 前頸部の筋膜[1]．頸部を包む頸筋膜の浅葉が一部剥がされ，気管前葉や椎前葉といった深部の頸筋膜が見えています．①，②，③は浅葉が袋状になっていた部です．胸骨上隙は浅葉と気管前葉の間，④の外側頸部は浅葉と椎前葉の間にそれぞれ形成される筋膜隙です

れ，これらの間を充たしたり，これらを包んだりする脂肪組織は，除去される対象にしかすぎません．しかし，これらの脂肪組織の部が，血管・神経の通路をなし，炎症や腫瘍，気腫などはこれらの脂肪組織を入れる空隙に沿って拡がる点よりすると，臨床的には，むしろこちらのほうが重要といえます．

従来の生体画像では，主たる対象は骨などの硬組織でしたが，最近のMRI画像では，軟組織も写し出されることから，人体における脂肪組織の部の拡がりに関する知識の重要性は，今後さらに高まると思われます．本書では，脂肪組織の部の解剖にも重点が置かれています．

3）筋膜の剖出に留意し，局所解剖構成が筋膜隙別に記載されています

骨や筋肉，軟骨は結合組織性の膜で包まれます．それぞれ骨膜，筋膜，軟骨膜と呼ばれますが，内臓や血管・神経も包まれる対象となり，この場合は内臓筋膜や血管・神経鞘などと呼ばれます．

筋膜は個々の筋肉を包みますが，さらに大きく，複数の筋肉や他の解剖構造を一緒に包み込むことにもなります．したがって，ヒトの体はいくつかの筋膜でくるまれ，またいくつかの区画に分けられることになります．筋膜に関連して生じる区画のうち，特に脂肪組織に富む空隙は筋膜隙と呼ばれます．前項で述べた脂肪組織の部は，多くはこの筋膜隙を充たしています．本書では，筋膜の剖出にも重点を置いています．

図1では，前頸部の筋膜と一部の筋膜隙が描かれています．筋膜隙には，以下の①から③の3種があります．

①筋膜で包まれたり，閉ざされたりする空隙で，筋肉を入れたり，脂肪組織に交えて，他の構造を含みます．頭頸部では，耳下腺隙や顎下三角隙，翼突下顎隙や茎突前隙などがこれにあたります．極端な場合，側頭筋膜の浅葉と深葉の間の空隙のように，脂肪組織のみを含むものもあります．

②合い接する筋膜間の空隙で，疎性（脂肪）結合組織で充たされ，血管や神経の通路をなします．頭頸部では，茎突後隙や咽頭後隙，胸骨上隙や気管前隙などがこれにあたります．

③筋膜より浅層の皮下や粘膜下の脂肪組織に富んだ部で，頭頸部では頰隙や犬歯窩隙，舌下隙などがこれにあたります．

本書では，口腔顎顔面領域の局所解剖構成を筋膜隙別に説明しています．病態的には，炎症や腫瘍，気腫などの拡がりが筋膜で制限されること，MRI画像を読むに際して，画像をまず筋膜隙に区分し，それから細かい解剖構造の解読にあたるのが効果的

本書の見方と読み方

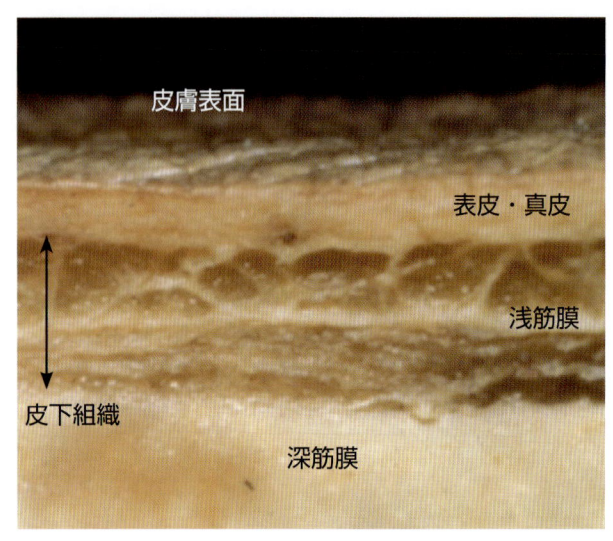

図2 皮下組織と浅筋膜．背部の皮膚の断面を示します．皮下組織は，浅筋膜により2層に分けられます

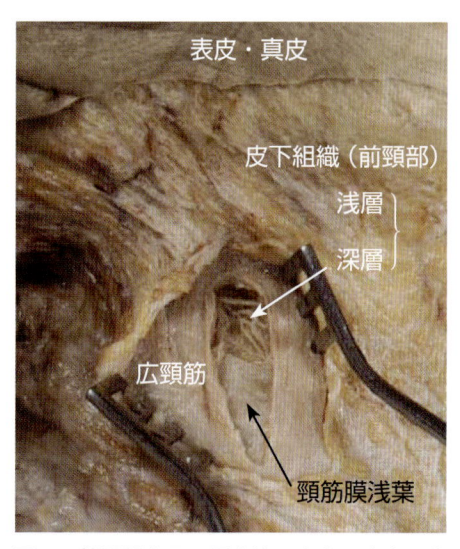

図3 前頸部皮下の層序性．表皮と真皮，浅層の皮下組織，広頸筋，深層の皮下組織，頸筋膜浅葉が，表層から順に積み重ねられています．皮神経や皮静脈は，深層の皮下組織内にあり，広頸筋と浅葉に挟まれる形に走行します

であるとの理由によります．

4）浅筋膜が明確な概念として捉えられています

浅筋膜の概念はまだ統一されていませんが，本書では，皮下組織を2層に分けるやや密な線維性結合組織（**図2**）を浅筋膜と呼んでいます．したがって，前記の"筋肉を包む通常の意味での筋膜"は深筋膜ということになります．

皮下組織のうち，浅筋膜より浅層の部では，真皮と浅筋膜との間を結合線維束が垂直方向に走り，真皮との連結を強めていますが，深層の部では，深筋膜との間にこのような線維束は少なく，皮膚の滑動性を高めるとともに，皮下の血管・神経の本幹を通します．

滑動性の大きな皮膚では，浅筋膜より深層の部が発達します．一方，後頸部や肩のような滑動性の小さな部の皮膚では，浅筋膜より深層の部は未発達で，浅筋膜と深筋膜が固く結合します．皮膚はこのようにして，後頸部や肩で吊り下げられていると思われます．

本書では，顔面の表情筋や前頸部の広頸筋を浅筋膜と一続きの構造とみなし，顔面や前頸部の皮下組織の局所解剖構成を説明しています．

5）1つの写真には，同じ層の解剖構造が含まれるよう配慮されています

体壁や四肢（上肢と下肢），および頭部の解剖構造は，浅層から深層にかけ，層をなして積み重ねられています（**図3**）．これは解剖構造の層序性と呼ばれます．この層序性を理解して，たとえばある解剖構造がどの層の下，あるいは上にあるかを理解することは，手術時の解剖構造の同定を容易にします．

また，手術に際して，血管や神経を損傷から守ることにつながります．たとえば，血管・神経がある膜より浅層にあれば，その膜ごと剝離することで（**図4**），深層にあれば，その膜を残すことで，それぞれ，その血管・神経を守ることができます．

すなわち，解剖構造の層序性を部位ごとに理解することが，局所解剖学の要諦であり，安全な手術の基本となります．本書では，写真の撮影や選択にあたってこの層序性を重視し，1つの写真にはできるだけ同じ層の解剖構造が含まれるよう，配慮されています．

6）必要に応じて，解剖構造が着色されています

図の理解を高めるため，動脈は赤色，静脈は青色，神経は黄色，リンパ節はメタリック色というように，写真によっては，必要に応じて解剖構造が着色されています．

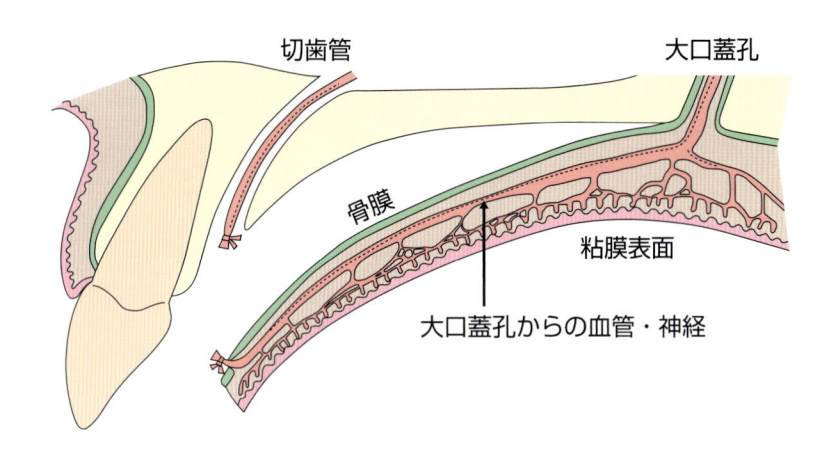

図4　骨膜と血管・神経[2]．硬口蓋の断面を示します．硬口蓋の血管と神経は骨膜より浅層にあります．したがって，骨膜ごと粘膜を剝がすと血管・神経は損傷されません

なお，動・静脈が一緒に走る血管系の剖出にあたっては，走行をわかりやすくすべく，動脈の剖出が優先され，静脈は除去されています．

3.「顔と前頸部の基本構成」
―本書における捉え方

前頸部の深筋膜として，頸筋膜の浅葉，気管前葉および椎前葉が挙げられます（**図1**）が，気管前葉は，胸骨上隙以外の部では浅葉との分離が難しく，浅葉の付随構造とみなすことができます．また，顔の深筋膜である咬筋筋膜，耳下腺筋膜および側頭筋膜（**第1章8の1-8-3**）は，浅葉の頭方（上方）延長にあたります．したがって，顔と頸部は浅葉とその延長筋膜を境に，これより浅層の部と深層の部に分けられますが，浅葉自体が袋状に2分して空隙を囲ったり，内側と外側の葉に分かれて空隙を下方から閉ざしたりすることから，浅層の部と深層の部の間に，浅葉内層というべき部（**第1章11の1-11-1**）を設定する必要があります．

1）浅葉より浅層の部

筋膜隙の前記の分類（xiiiページ）でいうと③にあたります．顔と前頸部の皮下構造と口腔の粘膜下構造が含まれ，**第1章1から7**と，**第1章10の74〜76**ページに記載されています．筋膜隙としては，頰隙や犬歯窩隙（**第1章1の1-1-14**），頰脂肪体（頰隙の一部，**第1章1の1-1-16〜19**）

や舌下隙（**第1章4の1-4-3**）が含まれ，これらは，**第1章11の1-11-20**で皮膚粘膜下隙としてまとめられています．

2）浅葉内層

筋膜隙の前記の分類でいうと①にあたります．**第1章8と9**，および**第1章10の77**ページ以降に記載されています．筋膜隙としては，**第1章11の1-11-20**で浅葉内層としてまとめられたオトガイ下三角隙（**第1章10の1-10-10**），顎下三角隙，翼突下顎隙，茎突前隙，耳下腺隙といった下顎枝周辺の筋膜隙（**第1章10の1-10-17**）などが，ここに含まれます．

3）浅葉より深層の部

正中の頸部内臓と，それを取り巻く頸部内臓周囲隙，これらの外側にある頸動脈鞘と外側頸部などが含まれ，**第1章11と12**に記載されています．筋膜隙としては，**第1章11の1-11-20**で深部隙としてまとめられた茎突後隙（**第1章11の1-11-11**），咽頭後隙と食道後隙（**第1章11の1-11-12**），気管前隙（**第1章12の1-12-3**），および危険隙（**第1章11の1-11-15**）が含まれます．頸部内臓周囲隙には，このうち前4者が含まれます．頸部内臓周囲隙は，前記の分類でいうと②にあたります．危険隙は①にあたります．頸動脈鞘や外側頸部（**第1章11の1-11-8**）も筋膜隙で，頸動脈鞘は①，外側頸部は②の範疇に入ります．

本書の見方と読み方

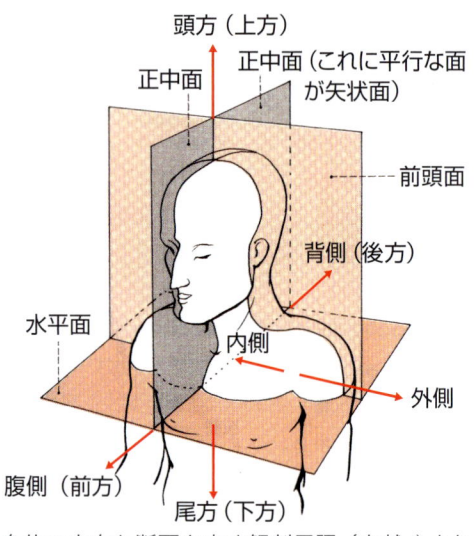

図5 身体の方向と断面を表す解剖用語（文献3）より引用・改変）

4. 本書はこのようなことに活用できます

1）低学年の歯科学生に：解剖実習時に直接役立つだけでなく，解剖学を学ぶ意味，解剖実習を行うことの意義を理解するうえで有効です．

2）高学年の歯科学生や研鑽を積みつつある臨床医に：臨床に必要な局所解剖学や，臨床解剖学の知識を習得するのに役立ちます．

3）ベテランの臨床医に：より高度な歯科医療に携わる歯科医師・口腔外科医の方々にとっては，自らの知識と技倆を確かめ，深めていくのに役立ちます．

4）摂食嚥下障害の臨床に取り組む他職種の医療従事者に：摂食嚥下障害への取り組みが今後重要になってきます．エビデンスに基づいた取り組みには，解剖学の知識が不可欠です．本書の内容は摂食嚥下障害の臨床にも役立ちます．

5. 難しい解剖学的用語の解説

可能なかぎり平易に書いたつもりですが，解剖特有の言い回しや用語がどうしても出てしまいます．それらについて，少し解説しておきます．

- **剖出**：解剖することによって，血管や神経，筋や骨などの解剖構造がきれいに見えるようにすることをいいます．
- **挙上と下制**：筋肉（筋）を収縮させることで，ある種の解剖構造（顔と前頸部では下顎骨，舌骨，

喉頭，咽頭，軟口蓋など）を上方に引っ張ることを挙上，下方に引っぱることを下制といいます．できるだけ使わないようにしましたが，直しがたいところもあり，あえて使っている箇所もあります．

6. 方向や断面を表す用語（図5）

- **上方と下方**：解剖用語としては頭方（頭側）と尾方（尾側）が正しいのですが，あえて使っている箇所もあります．ヒトがまっすぐに立った状態での上・下と理解してください．
- **前方と後方**：腹側と背側というべきですが，口腔顎顔面領域ではそぐわないので，あえて使っている箇所もあります．これも，ヒトがまっすぐに立った状態での前・後ろと理解してください．
- **内側と外側**：からだをきっちり左右に分ける面を正中面といいます．その正中面に近い側を内側，遠い側を外側といいます．口腔内臼歯部では，口蓋側・舌側と頰側という用語が，それぞれ内側と外側に代わって用いられます．
- **矢状面**：正中面に平行な面をいいます．正中面は1つしかありませんが，矢状面は無数あります．矢状面に平行な方向は矢状方向と呼ばれます．正中断面や矢状断面と書かれている箇所もあります．
- **前頭面（前額面）**：からだを前後に分ける面で，無数あります．平行する方向は前頭（前額）方向です．前頭断面や前額断面と書かれている箇所もあります．
- **水平面**：からだを上下に分ける面で，無数あります．平行する方向は水平方向です．水平断面と書かれている箇所もあります．

文　献

1) Eisler, P.: Die Muskeln des Stammes. Gutav Fischer, Jena, 1912, 327.
2) 野間弘康：小手術と局所解剖．歯界展望別冊／歯科小手術の臨床．医歯薬出版，東京，1983, 7〜34.
3) 日野原重明，阿部正和，浅見一羊，関　泰志：系統看護学講座 専門基礎1 人体の構造と機能［1］解剖生理学（第5版）．医学書院，東京，1996.

第1章

口腔顎顔面領域と前頸部の局所解剖学

1 顔の皮下組織
― "顔の美しさを守るプロ" として知っておくべきこと

北村清一郎　角田佳折　宮本洋二

本項のねらい

顔の皮下組織は，表情やしわ・たるみなど，顔の審美的問題に深くかかわります．顔の皮下組織には表情筋が含まれます．高齢者の口腔機能を考えるうえで，表情筋のリハビリテーションは重要な課題です．歯科医師・口腔外科医は，広く顔の審美的問題にも取り組んでいく必要があります．

本項では，臨床的事項として，表情筋のリハビリテーションが顔貌に及ぼす影響を考えます．また，皮下組織に関連して頰脂肪体も扱います．口腔の奥の比較的広い範囲に隣接する割には，存在や役割があまり知られていません．

顔の加齢変化

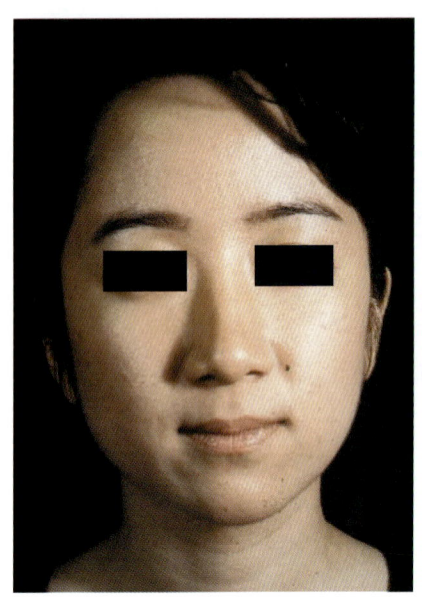

1-1-1　若年者の顔

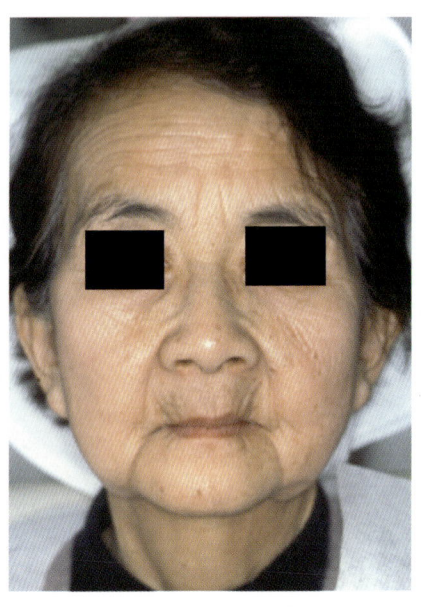

1-1-2　高齢者の顔

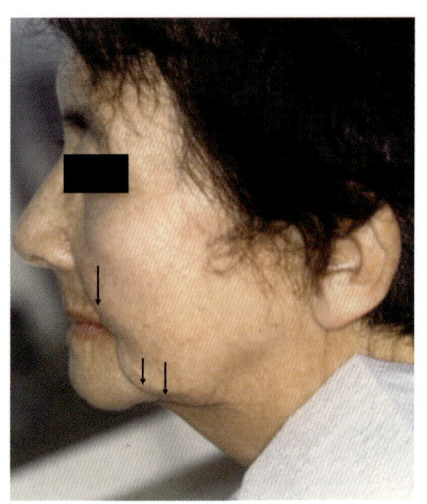

1-1-3　頰のたるみ

顔の加齢変化（1-1-1，2）として，しわとたるみ，それから歯の喪失に伴う口元の陥凹観が挙げられます．

顔のしわとたるみは，大きく分けて，皮膚そのものの乾燥や老化によるもの，表情筋の動きにかかわってできる表情じわに起因するもの，重力などによってできるもの，などが挙げられます[1]．

皮膚をよく動かす目や口の周囲には，特にしわができやすく，顔のたるみは，重力の影響と脂肪の量との関連で，下瞼や頰，顎の下で特に顕著です．口元の大きなしわは，頰のたるみ（1-1-3）や歯の喪失の影響によるものです．

顔の皮下の基本構造

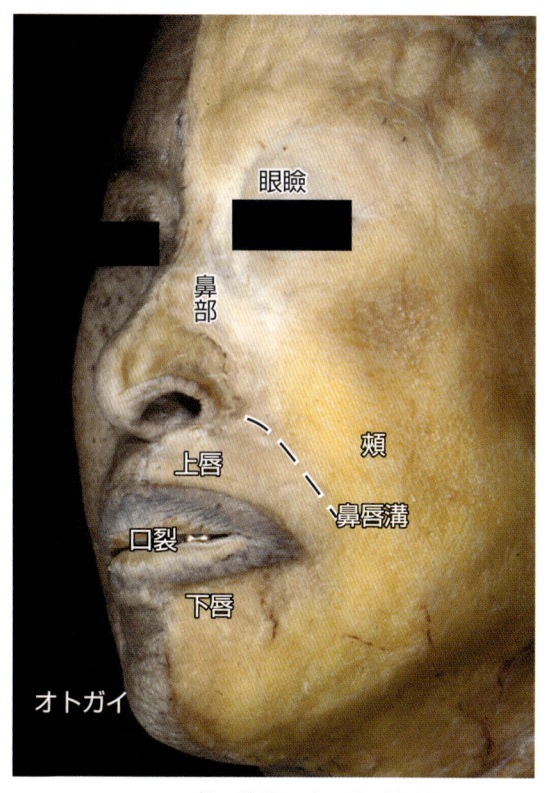

1-1-4 顔の浅層の皮下脂肪組織

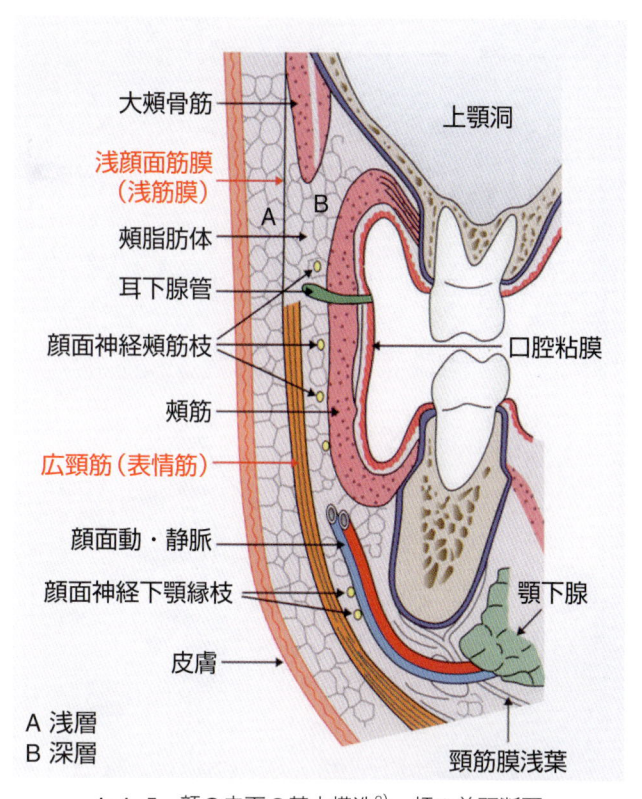

1-1-5 顔の皮下の基本構造[2]．頰の前頭断面

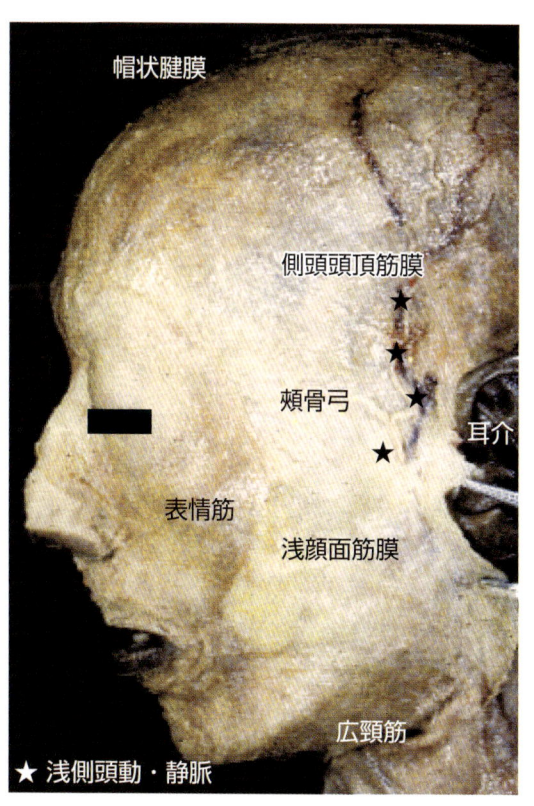

1-1-6 顔の浅筋膜と表情筋．浅層の皮下脂肪組織が除去されています

★ 浅側頭動・静脈

　顔の皮下に脂肪組織が拡がります（**1-1-4**）．脂肪組織は眼瞼や口裂周囲，鼻部で薄く，オトガイや頰などで厚くなります．顔の皮下脂肪組織は，他の部と同様，浅筋膜で浅深2層に分けられます（**1-1-5**）．頰・側頭部の浅筋膜は，それぞれ浅顔面筋膜，側頭頭頂筋膜と呼ばれ，前方と下方は表情筋や広頸筋に，上方は表情筋の一部である帽状腱膜に続きます（**1-1-6**）．

　浅層では，皮膚・脂肪組織は浅筋膜・表情筋などと強く付着しますが，深層では浅筋膜・表情筋などと深部構造（筋や骨）との連結はゆるく，脂肪組織の間を血管や神経が通ります（**1-1-5**）．すなわち，表情筋・広頸筋は浅筋膜とひと続きの構造で，**1-1-4**で見た浅層の皮下脂肪組織は，浅筋膜・表情筋などによって吊り下げられています．

1 顔の皮下組織 — "顔の美しさを守るプロ"として知っておくべきこと

表情筋と顔の表情・しわ・たるみ

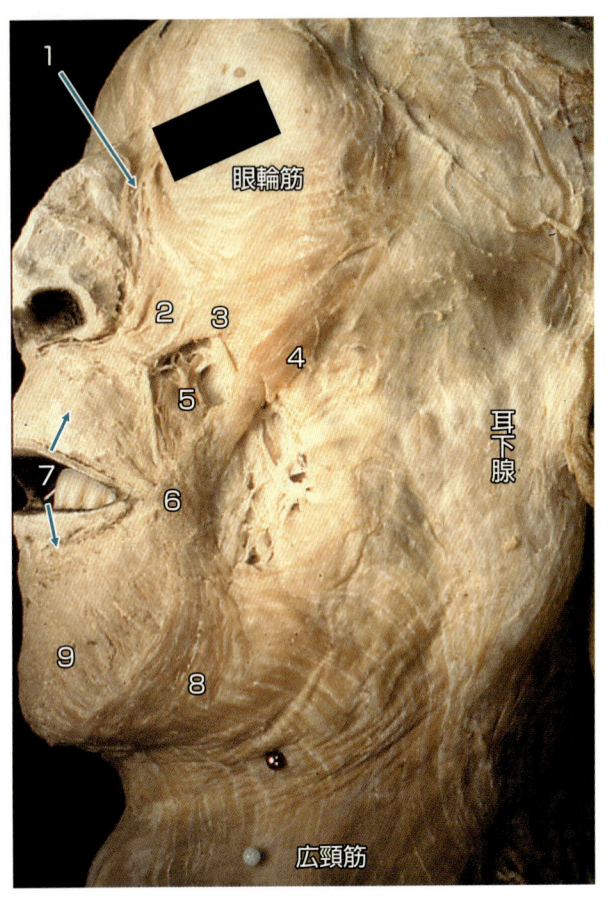

1-1-7　表情筋

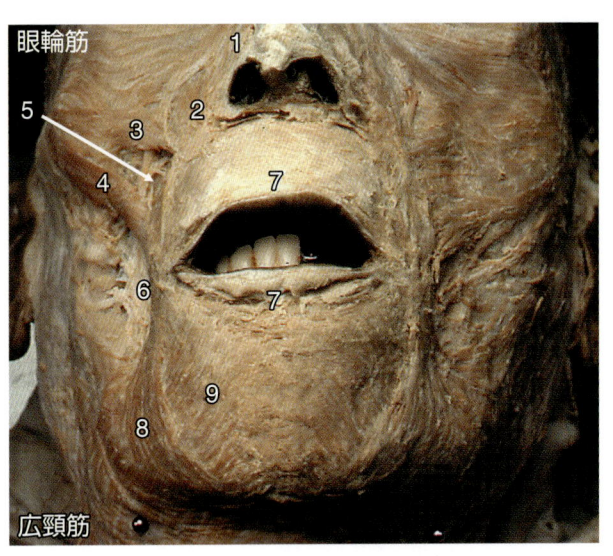

1-1-8　口裂周辺の表情筋[3]

1-1-7 と 1-1-8 の図中番号　1：上唇鼻翼挙筋，2：上唇挙筋，3：小頬骨筋，4：大頬骨筋，5：口角挙筋，6：口角軸，7：口輪筋，8：口角下制筋，9：下唇下制筋

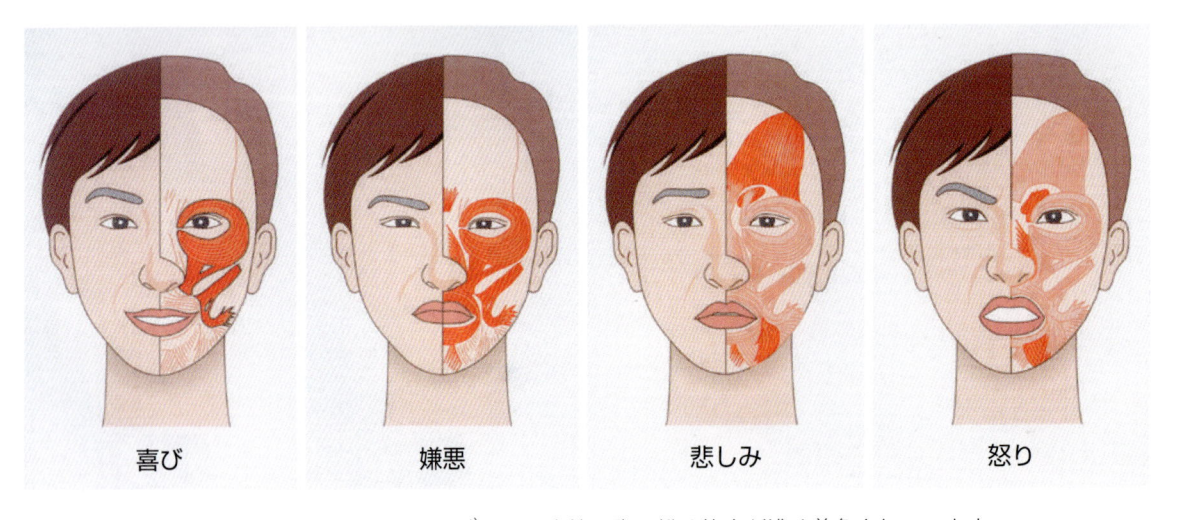

喜び　　嫌悪　　悲しみ　　怒り

1-1-9　表情筋と顔の表情[4]．その表情の際に働く筋肉が濃く着色されています

　浅筋膜の拡がる頬の後部や側頭部（**1-1-6**）以外の部では，顔の皮下には表情筋が拡がります（**1-1-7，8**）．

　表情筋は皮膚を動かし，目，鼻孔，口の開閉など以外に，顔の表情形成にもかかわります（**1-1-9**）．

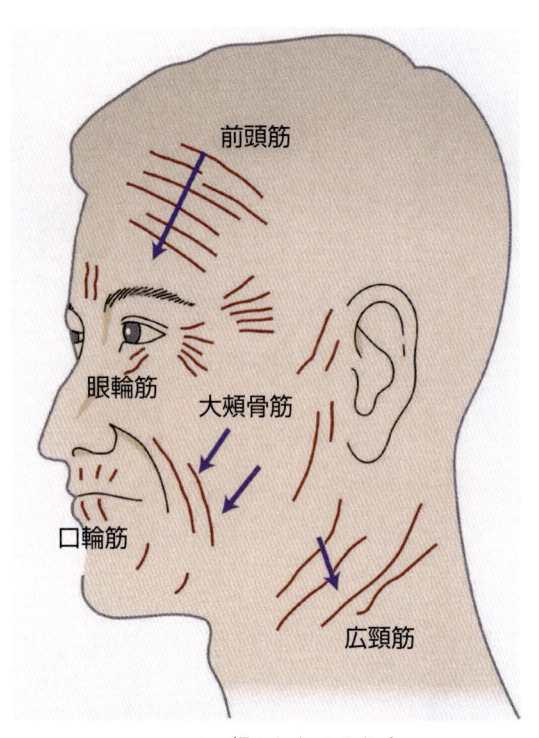

1-1-10 顔のしわの入り方

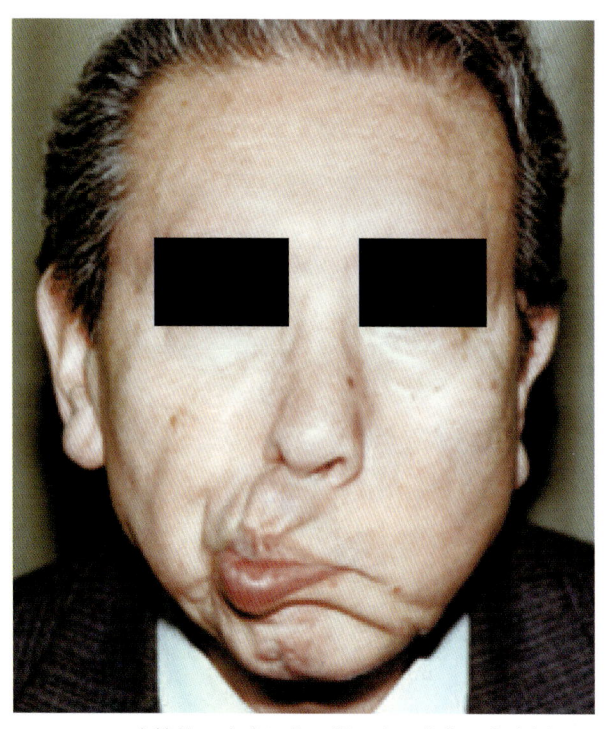

1-1-11 表情筋の麻痺に伴う顔つきの変化．本症例では左顔面が麻痺し，左眼瞼を閉ざすことはできません

　皮膚は「折りたたまれては元に戻る」を繰り返しています．元に戻る際に働くのが皮膚の弾力ですが，歳をとって弾力が低下すると，元の状態に戻らず，「折りたたまれた状態の持続」，すなわち「しわ」がつくられます．

　顔では「折りたたまれては元に戻る」が表情に伴って頻繁に繰り返され，しわが生じやすい状況にあります．また，顔のしわは，表情筋の走行に直交する向きにつくられることになります（1-1-10）．表情筋を顔面神経（1-2-6 参照）が支配します．顔面神経の損傷で片側の表情筋が麻痺すると，顔が歪みます（1-1-11）．歯科治療後にこのようなことが起こると大変です．

　結合がゆるいため，側頭頭頂筋膜は深部の側頭筋膜から容易に剝離できます（1-1-21）．浅顔面筋膜も深部の咬筋筋膜や耳下腺筋膜とゆるく結合し，やはり剝離できます（1-1-12）．顔では，表情筋やゆるい結合の浅顔面筋膜が重い脂肪組織を抱えることになり，歳をとると重力に抗しきれず，下瞼や頬，顎の下などが垂れてきます（1-1-2, 3）．

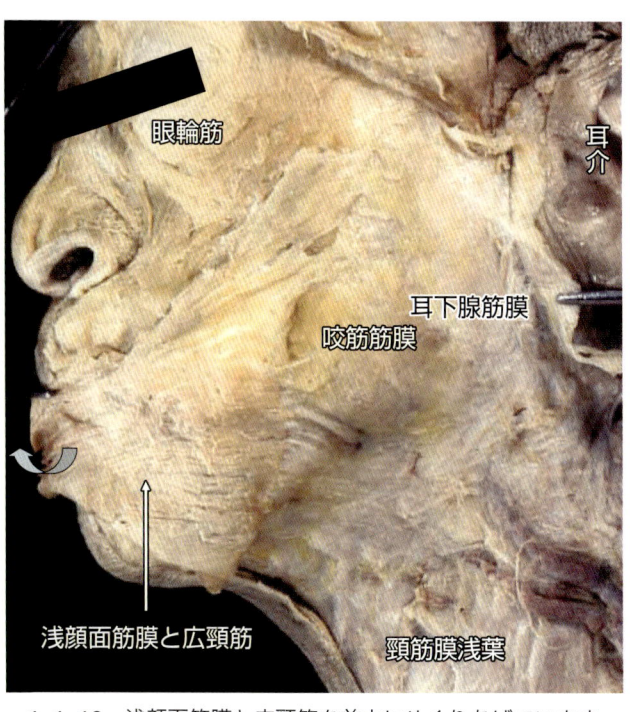

1-1-12 浅顔面筋膜と広頸筋を前方にめくりあげています

　美容整形で行われるフェイスリフトは，浅顔面筋膜を後上方に引き，垂れた顔面下部の脂肪組織を持ち上げようとするものです．

顔の皮下の深層の部―犬歯窩隙と頬隙

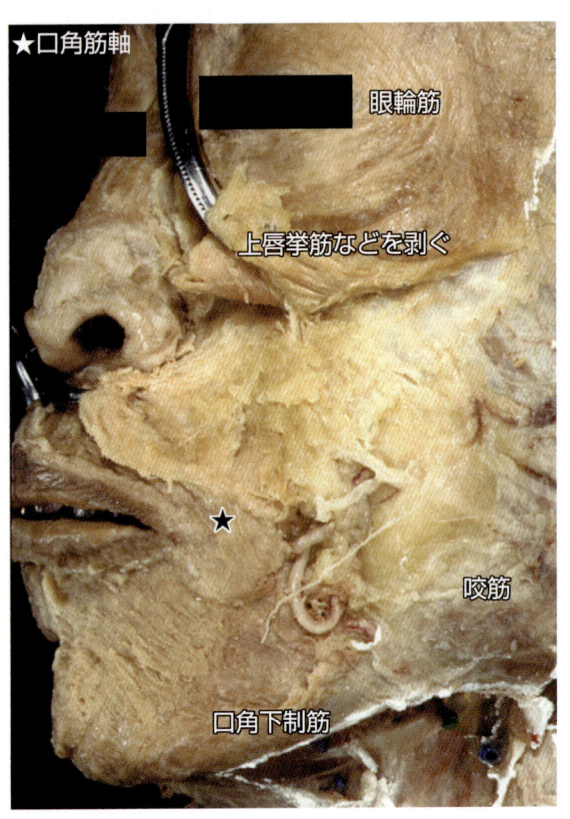

1-1-13　浅顔面筋膜や表情筋を剥いでいきます

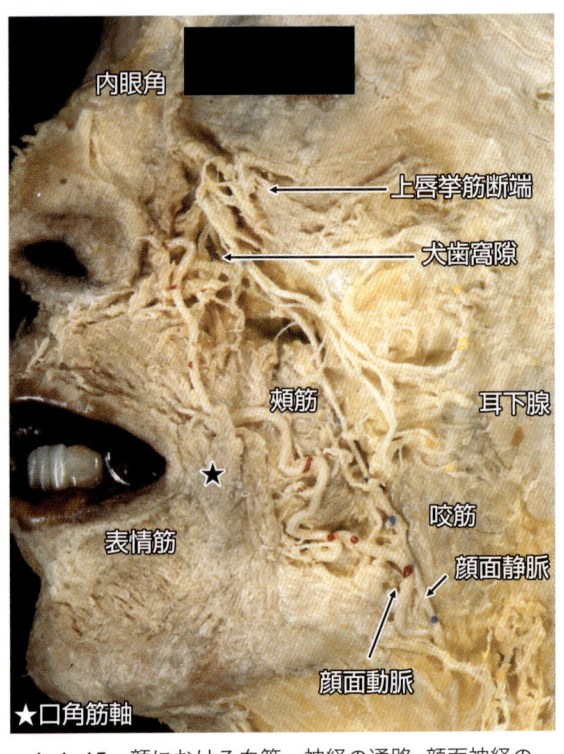

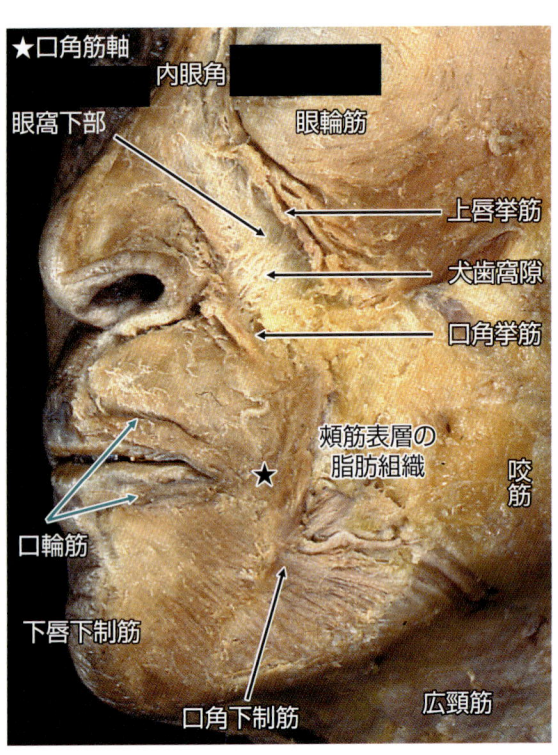

1-1-14　浅筋膜より深層の皮下組織．上唇挙筋や大・小頬骨筋などが除去されています

1-1-15　顔における血管・神経の通路．顔面神経の枝が黄色で印されています

　浅顔面筋膜や表情筋を剥ぎます（1-1-13）．浅顔面筋膜や表情筋より深層では，咬筋と口角筋軸（口角の後方で表情筋が交錯してできる筋結節（1-1-7）．モダイオラスとも呼ばれる）の間から，眼窩下部にかけて脂肪組織が拡がります（1-1-14）．咬筋と口角筋軸の間の脂肪組織は頬筋表層を占め（1-1-14の'頬筋表層の脂肪組織'），頬脂肪体（1-1-16～19）とともに頬隙を構成します．眼窩下部の脂肪組織は上唇挙筋と深層の口角挙筋に挟まれ，犬歯窩隙と呼ばれます．これらの隙に炎症が及ぶと，眼窩下部や頬が腫れます．脂肪組織を除去すると，多くの血管・神経が剖出されます（1-1-15）．犬歯窩隙には，眼窩下孔から出て直後の眼窩下動・静脈と眼窩下神経があり，咬筋のすぐ前方の下顎底から出現した顔面動・静脈は，内眼角をめざして頬隙から犬歯窩隙を内上方に走り，顔面神経の枝が後方から顔面動・静脈を横切ります．すなわち，これらの隙は，顔面における血管・神経の通路を構成します．

頬脂肪体

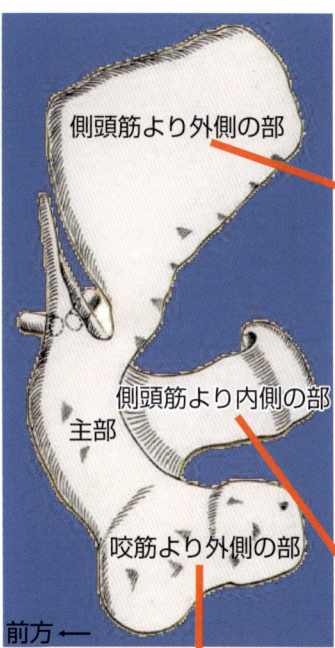

1-1-16 頬脂肪体の外形[5]

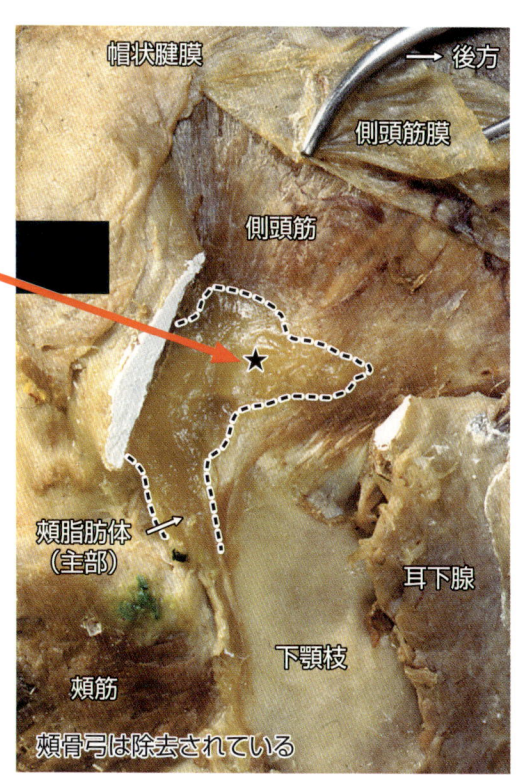

1-1-17 頬脂肪体の主部，ならびに側頭筋より外側の部（★印）．頬骨弓が外されています．主部とは，頬筋と咬筋・下顎枝の間の部をいいます

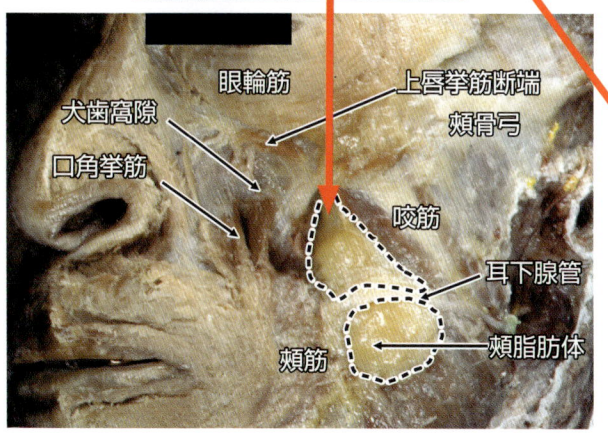

1-1-18 頬脂肪体の咬筋より外側の部．個人差があります

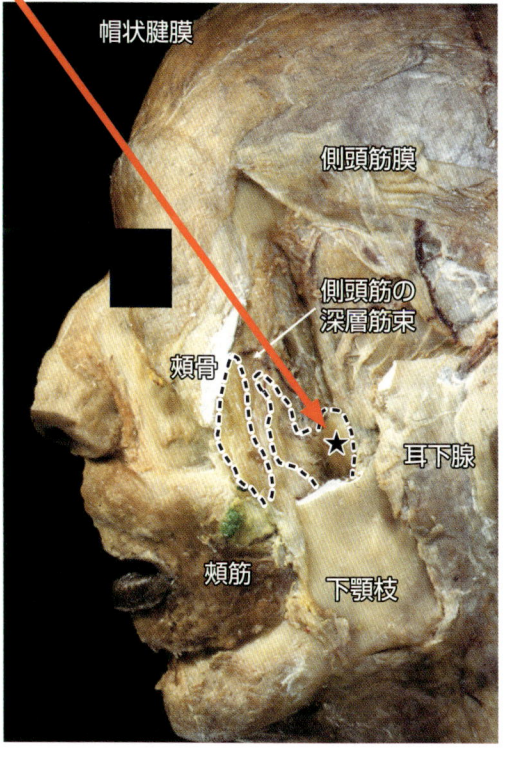

1-1-19 頬脂肪体の側頭筋より内側の部（★印）．側頭筋の浅層筋束が除去されています

　頬筋と咬筋や下顎枝の間は，頬脂肪体（1-1-16）と呼ばれる脂肪組織塊で埋められ，頬隙後部を構成します（1-1-17）．頬脂肪体は，1-1-14で見た'頬筋表層の脂肪組織'の後方に接しますが，耳下腺管より後方にあり，ごく薄い被膜でもくるまれるため，'頬筋表層の脂肪組織'とは容易に区別できます．

　頬脂肪体は，咬筋の外側（1-1-18）から前方を経て内側に入り，後上方は側頭筋の外側（1-1-17），後内側は側頭筋の内側に入って（1-1-19），全体として下顎枝を前方から挟みます（1-1-16）．頬脂肪体はクッション性に富み，下顎骨が前方・側方に動く際の筋突起の動きのスペースを確保します．

1 顔の皮下組織 ― "顔の美しさを守るプロ"として知っておくべきこと

口のリハビリテーションは顔つきも改善する

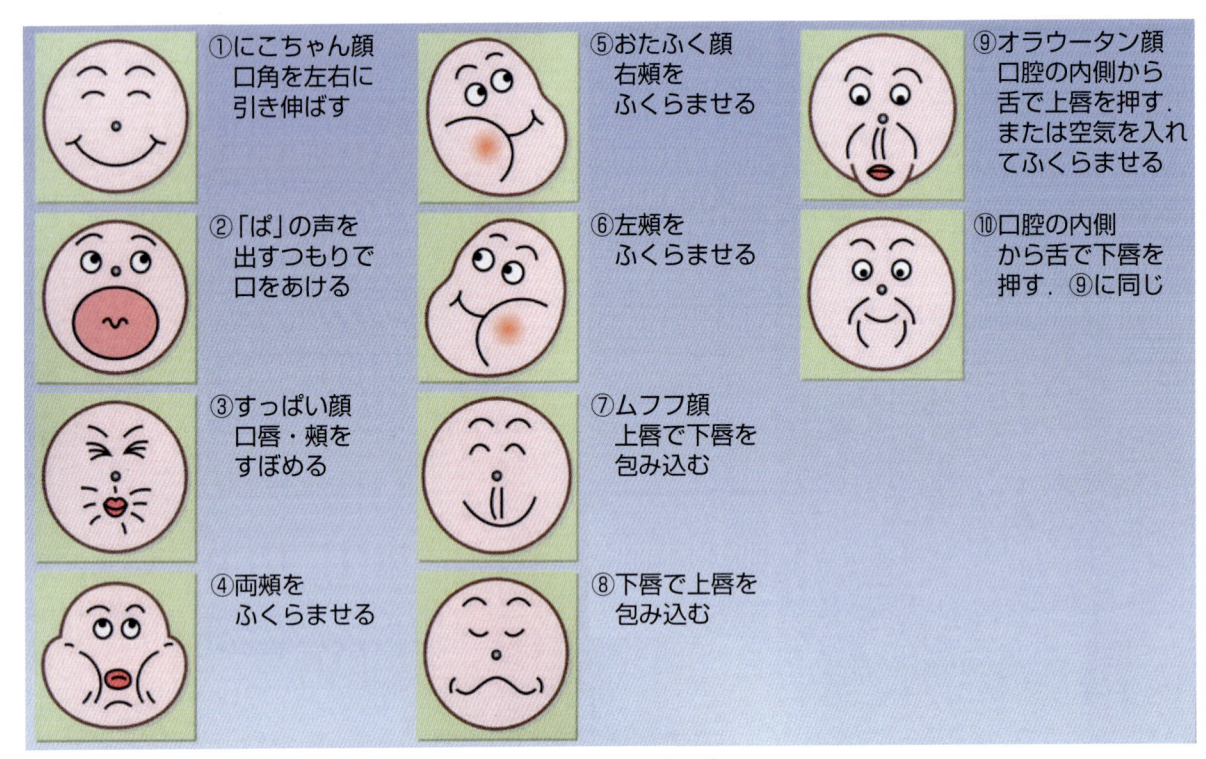

①にこちゃん顔　口角を左右に引き伸ばす

②「ぱ」の声を出すつもりで口をあける

③すっぱい顔　口唇・頬をすぼめる

④両頬をふくらませる

⑤おたふく顔　右頬をふくらませる

⑥左頬をふくらませる

⑦ムフフ顔　上唇で下唇を包み込む

⑧下唇で上唇を包み込む

⑨オラウータン顔　口腔の内側から舌で上唇を押す．または空気を入れてふくらませる

⑩口腔の内側から舌で下唇を押す．⑨に同じ

1-1-20　健口体操[6]

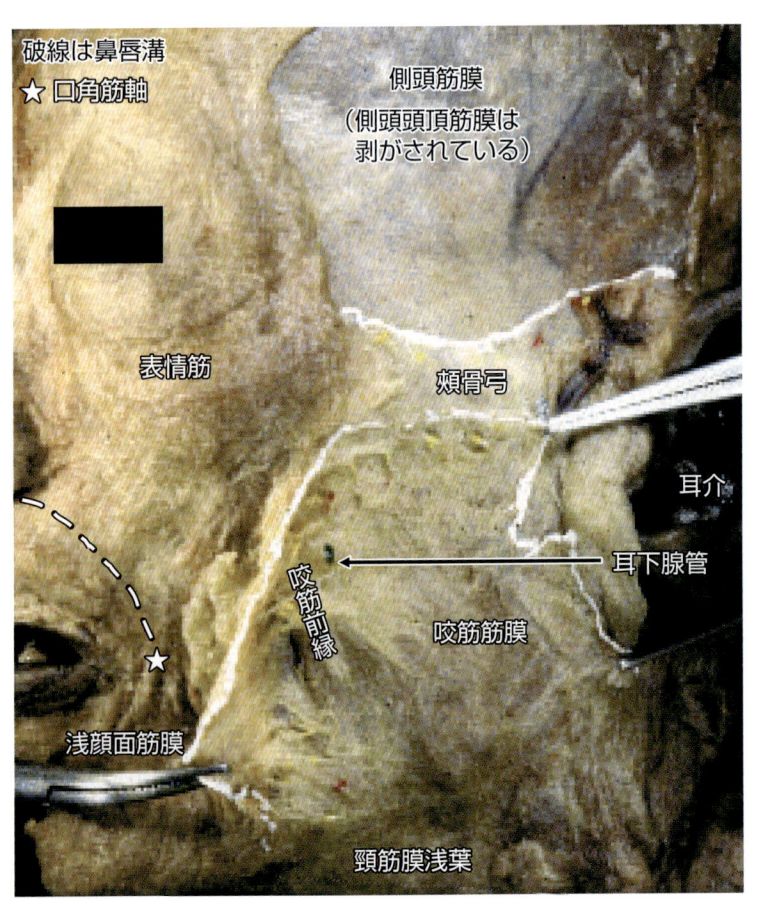

1-1-21　浅筋膜を剝いでいきます

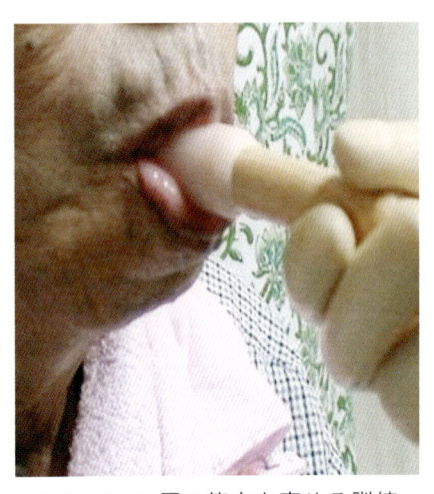

（破線は鼻唇溝／★ 口角筋軸／側頭筋膜（側頭頭頂筋膜は剥がされている）／表情筋／頬骨弓／耳介／耳下腺管／咬筋前縁／咬筋筋膜／浅顔面筋膜／頸筋膜浅葉）

1-1-22　口唇の筋力を高める訓練の一例

8

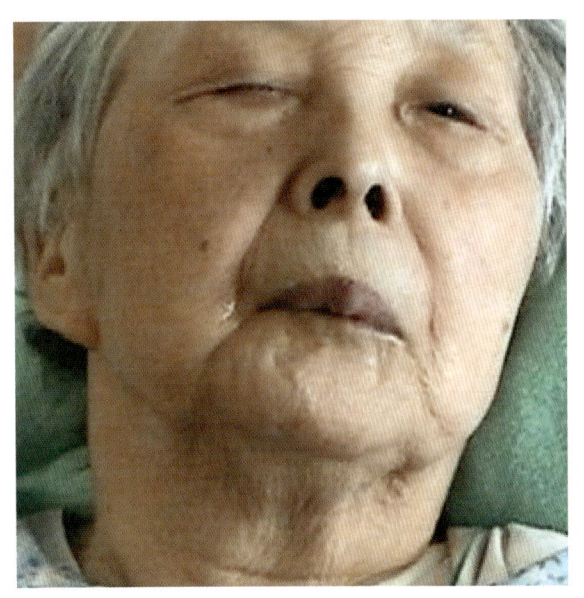

1-1-23　口のリハビリテーションを実施する前の顔つき

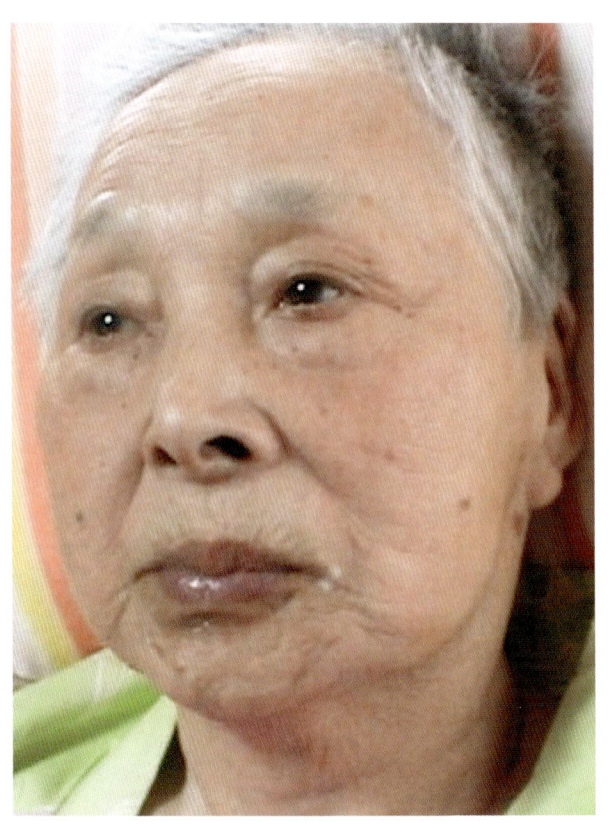

1-1-24　実施後の顔つき．1-1-22～24は，黒岩恭子氏（神奈川県開業）のご厚意により，また，患者さんの承諾を得て目を覆わず掲載しています

　1-1-20は，口の動きの可動性と活動性を高める「健口体操」で，介護の現場などで用いられています[6]．口唇や頬の機能の基本要素として，口輪筋や頬筋，さらに口角筋軸の動きに重点が置かれています．しかし，これらの動きは口唇や頬の機能にしかかかわらないのでしょうか．

　浅顔面筋膜は，頬の重い脂肪組織を抱えるべく，頬骨弓や咬筋前縁，咬筋筋膜や耳下腺筋膜の後部で深部構造につなげられています（1-1-21）．結局，垂れてくるのは，鼻唇溝や口角筋軸に収束してくる表情筋上の脂肪組織ということになり（1-1-3, 7），表情筋の筋力の低下が原因と考えられます．口唇を形成する口輪筋には固有の筋束は少なく，口輪筋は，頬筋を主体とした（1-2-4参照），周辺表情筋の筋束が合流することで形成されます（1-1-7, 8）．したがって，口唇の筋力を鍛えること（1-1-22）は，口輪筋のみならず，頬筋などの周辺の表情筋を鍛えることにもつながります．

　1-1-23と24は，口のリハビリテーション前後の顔つきの変化を示します．口のリハビリテーションで，頬のたるみなどが改善され，顔つきのしっかりしてきた様子が見て取れます．口輪筋や頬筋，口角筋軸を鍛えることは，口の機能のみならず，顔つきの改善にもつながります．

2 口唇と頬
――美しい顔は美しい口元から

北村清一郎　角田佳折　市川哲雄

> **本項のねらい**
>
> 　顔の中で歯科・口腔外科に深くかかわる"口元"を扱います．美しい口元が美しい顔の基本です．義歯の装着は美しい口元を回復します．表情筋は口元でも重要な役割を果たします．表情筋を支配するのが顔面神経です．顔面神経の損傷は顔を歪ませ，審美的に大きな問題となります．
> 　本項では，顔面神経も含め，前項で扱い切れなかった"顔の神経・血管"についても取り上げ，顔面神経麻痺や三叉神経痛にも言及します．

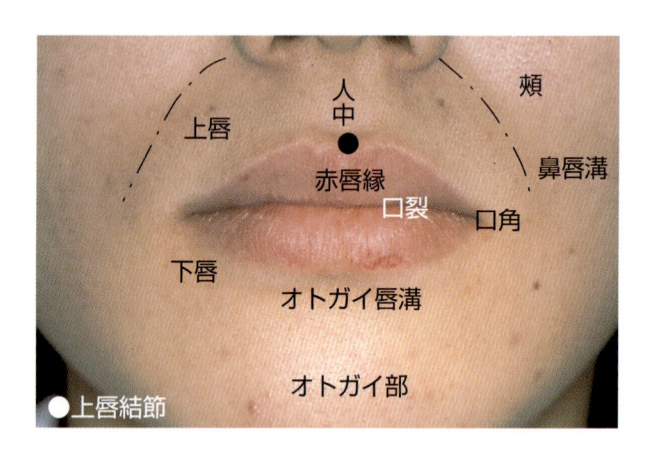

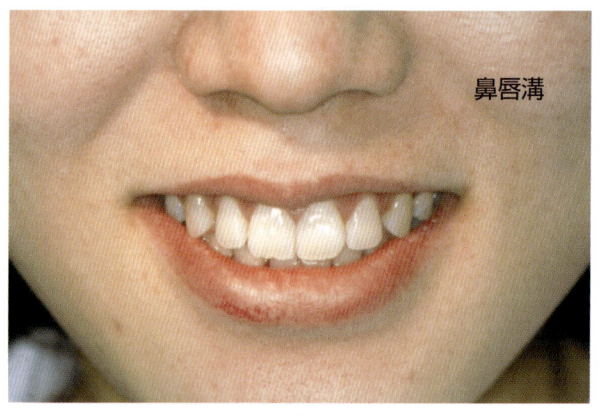

■ 口唇と頬の筋肉

1-2-1　若年者の口元[1]

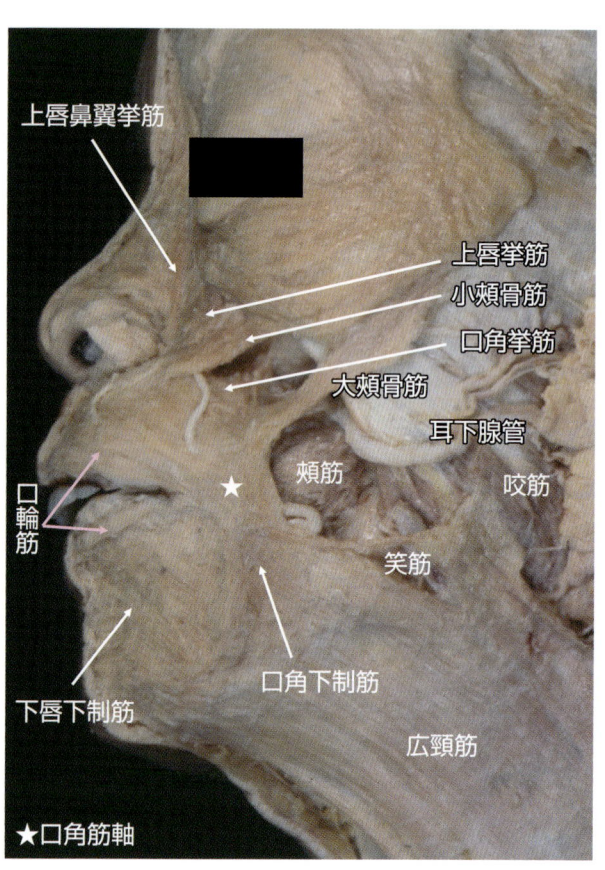

1-2-2　口裂周辺の表情筋

　鼻唇溝（1-2-1）の皮下には上唇鼻翼挙筋，上唇挙筋，小頬骨筋および大頬骨筋が付着します（1-2-2）．鼻唇溝は，これらの筋肉が，頬の皮下脂肪の下に潜らせる形で上唇を上外方に引き上げることで生じます．したがって，これらの筋肉が麻痺すると鼻唇溝は消失します（1-1-11 参照）．

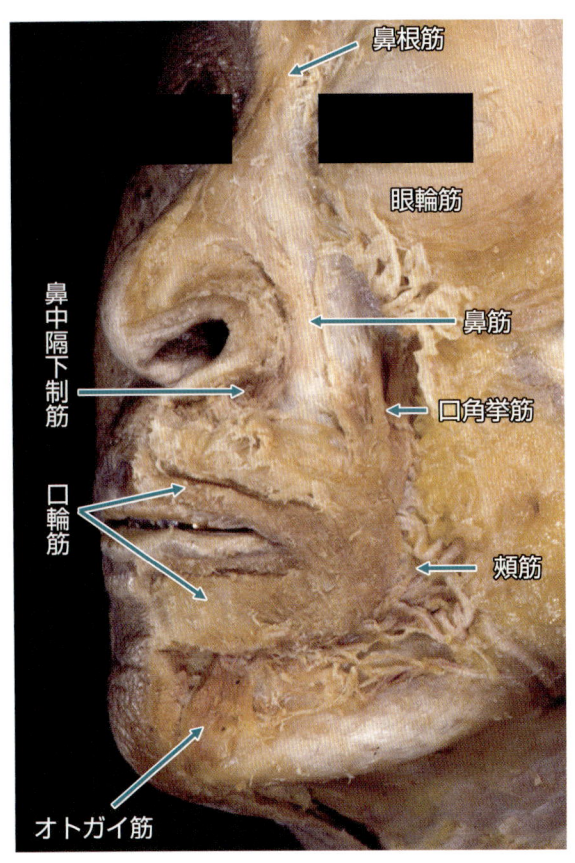

1-2-3 口角挙筋とオトガイ筋

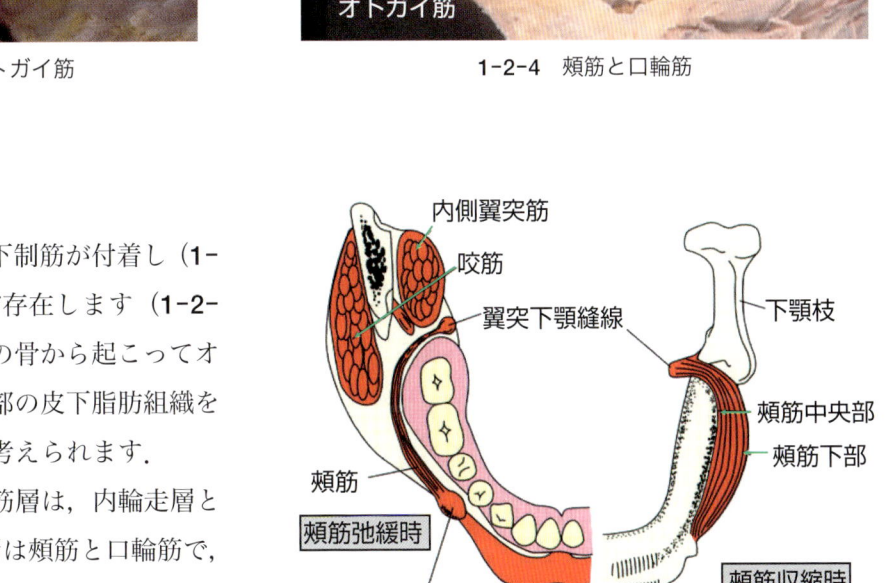

1-2-4 頬筋と口輪筋

　オトガイ唇溝の皮下には下唇下制筋が付着し（**1-2-2**），その深部にオトガイ筋が存在します（**1-2-3**）．オトガイ筋は，下顎前歯部の骨から起こってオトガイ部皮下についており，同部の皮下脂肪組織を重力に抗して吊り下げていると考えられます．

　他の消化管と同様，口腔でも筋層は，内輪走層と外縦走層に分かれます．内輪走層は頬筋と口輪筋で，頬筋は後方から横走して口唇に入り，口輪筋を構成します（**1-2-4**）．頬筋と口輪筋は一続きの筋肉として口腔に面し，咀嚼・嚥下に働きます．外縦走層が頬筋・口輪筋より浅層の表情筋で，上下方向に走ります（**1-2-2**）．そのうち，口角挙筋（**1-2-3**），大頬骨筋および口角下制筋は口角筋軸（モダイオラス）に集束し（**1-2-2**），次いで口輪筋に加わります．これらの筋は，口角筋軸をつかむようにして，口角を上下に動かしています．

1-2-5 口角筋軸（モダイオラス）と頬筋・口輪筋[2]．収縮時, 頬筋中央部は, 筋束が短縮して内側に移動します

　また，口角筋軸は口腔前庭の頬の部と口唇の部を境し（**1-2-5**），適度に緊張して，咀嚼中に食物が口からこぼれないようにしています．顔面神経麻痺や居眠りの際によだれが垂れるのは，口角筋軸の弛緩によります．

2 口唇と頬—美しい顔は美しい口元から

顔面神経を追いかける

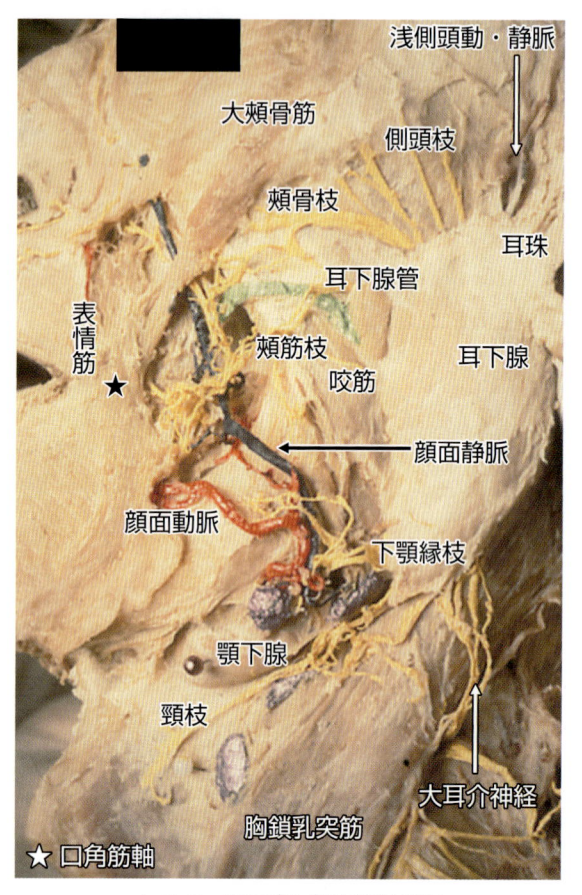

1-2-6 耳下腺と顔面神経の枝

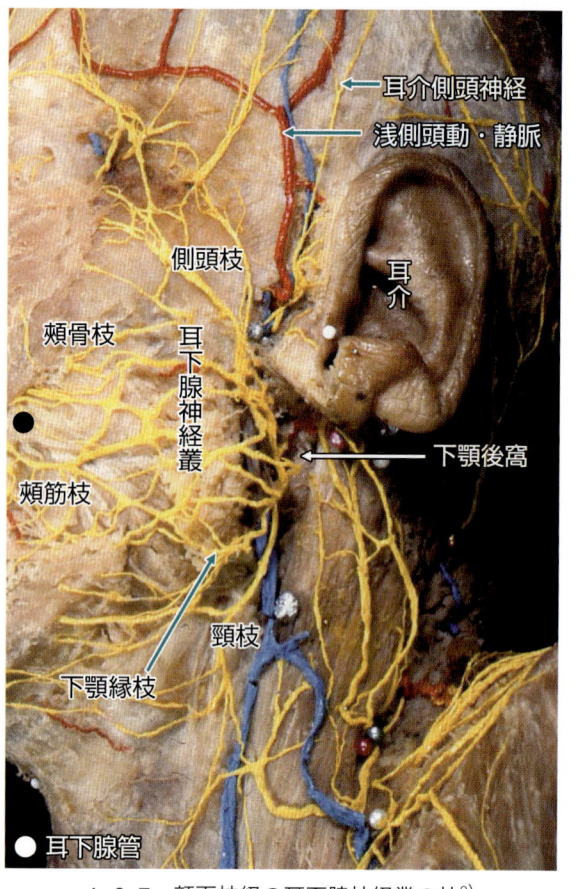

（図中ラベル：浅側頭動・静脈、大頬骨筋、側頭枝、頬骨枝、耳珠、耳下腺管、表情筋、頬筋枝、咬筋、耳下腺、顔面静脈、顔面動脈、下顎縁枝、顎下腺、頸枝、胸鎖乳突筋、大耳介神経、★口角筋軸）

1-2-7 顔面神経の耳下腺神経叢の枝[3]

（図中ラベル：耳介側頭神経、浅側頭動・静脈、側頭枝、耳介、頬骨枝、耳下腺神経叢、下顎後窩、頬筋枝、頸枝、下顎縁枝、●耳下腺管）

　顔面神経（コラム98頁）は耳下腺の辺縁から皮下に出て，耳下腺神経叢の側頭枝・頬骨枝・頬筋枝・下顎縁枝・頸枝として表情筋や広頸筋を支配します（1-2-6）．顔面神経は広い範囲で皮下を走っており，寒冷刺激が顔面神経麻痺の発症要因の一つとなります．顔面神経の枝を耳下腺内にたどります（1-2-7）．茎乳突孔から下顎後窩に出た顔面神経が，耳下腺神経叢をつくっているのが剖出されます．

　次に，茎乳突孔から側頭骨の顔面神経管内に顔面神経をたどります（1-2-8）．顔面神経は鼓室の後方から上方を前方に向かい，内耳道底付近で後内方に向きを変え，内耳道から頭蓋腔に達します．向きを変える部が膝神経節で，そこから大錐体神経が分枝します．茎乳突孔から少し入ったところで分枝した鼓索神経は，鼓室を横切って側頭下窩に達し，舌神経に合流します（1-2-9）．

　顔面神経には，表情筋や広頸筋以外に顎二腹筋後腹・茎突舌骨筋・アブミ骨筋を支配する運動神経線維が含まれ，さらに，舌の前2/3に向かう味覚神経線維や，後耳介部・耳介の皮膚に向かう一般知覚神経線維，および顎下腺・舌下腺・涙腺・鼻腺などの分泌にかかわる，副交感神経線維も含まれます（1-2-10）．

　したがって，障害部位によっては表情筋麻痺以外のさまざまな症状を伴うことになり，これらの症状の把握が障害部位の同定につながります．なお，耳下腺神経叢の側頭枝と頬骨枝は，両側大脳皮質から命令を受けますが，それ以外の枝は対側大脳皮質のみから命令を受けます．したがって，顔面神経核より末梢側の障害（1-2-10a～d）では，障害側すべ

ての表情筋が麻痺しますが，顔面神経核より中枢での障害（1-2-10e）では，麻痺は一側の顔面下部に限局し，前額部に麻痺は生じません．

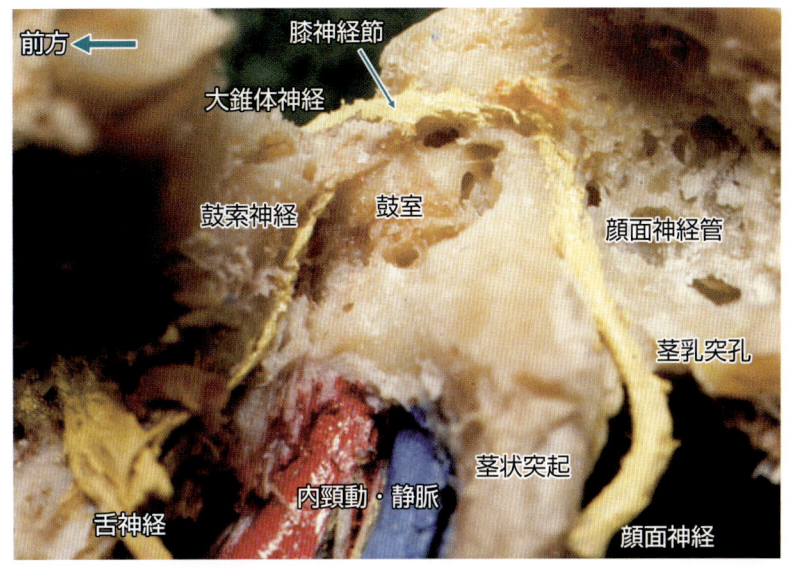

1-2-8 顔面神経の側頭骨内走行

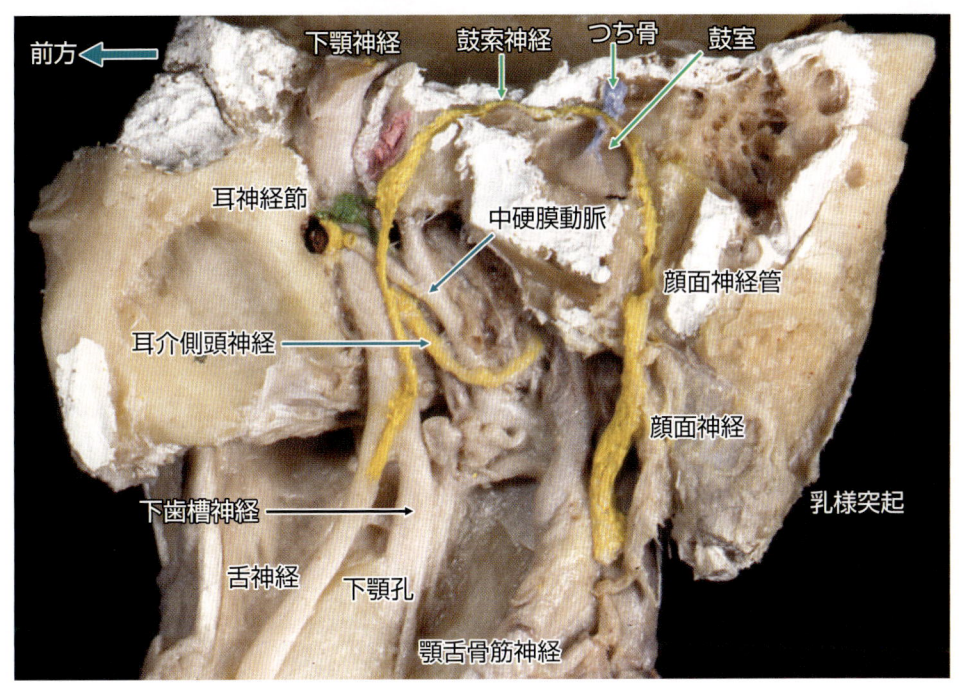

1-2-9 鼓索神経と舌神経．鼓索神経分枝部より中枢側で，顔面神経は切除されています

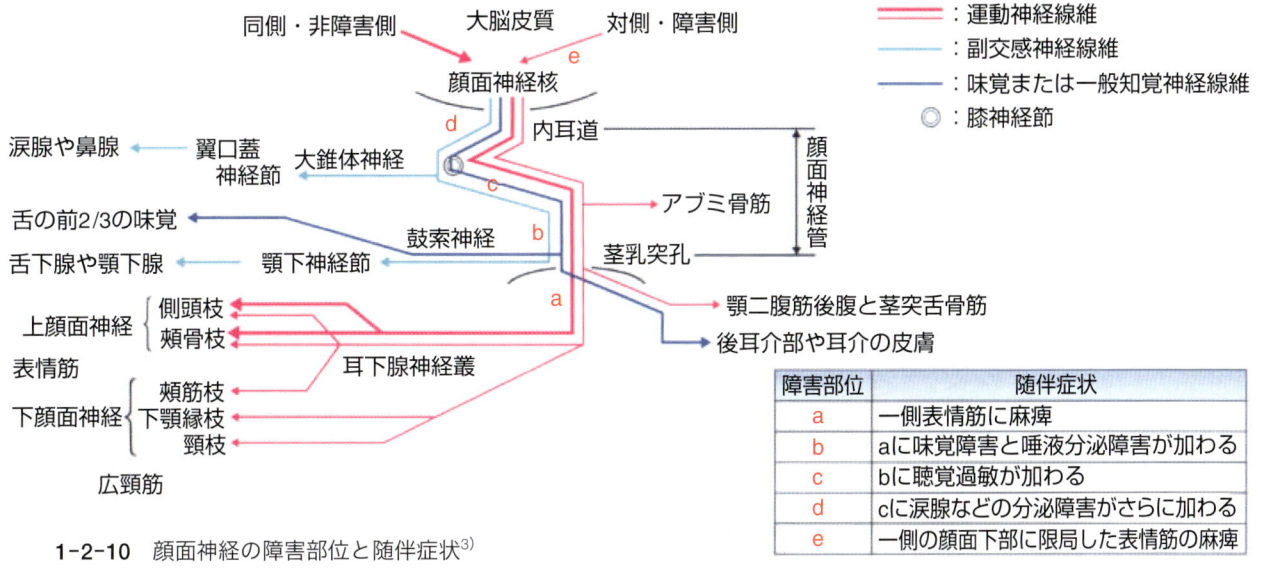

1-2-10 顔面神経の障害部位と随伴症状[3]

障害部位	随伴症状
a	一側表情筋に麻痺
b	aに味覚障害と唾液分泌障害が加わる
c	bに聴覚過敏が加わる
d	cに涙腺などの分泌障害がさらに加わる
e	一側の顔面下部に限局した表情筋の麻痺

13

顔の動脈と神経

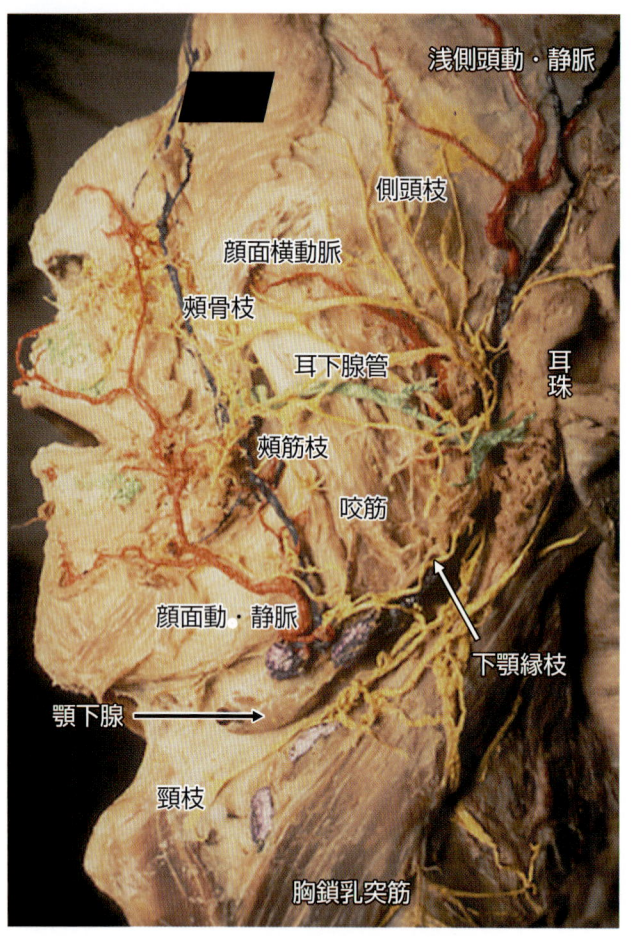

顔の血管系には浅側頭動・静脈，顔面動・静脈，顔面横動・静脈があります（1-2-11）。浅側頭動・静脈は最も浅く，耳下腺上縁の最後方から浅層に出て，浅筋膜上を走ります。このため，こめかみの血管は浮き出て見え，動脈の拍動も容易に触知できます。顔面動・静脈は，表情筋より深層を走ります。下顎底の咬筋前縁部と内眼角をつなぎ，顔面静脈がこの2点を直接つなぐのに対し，顔面動脈は口角に寄り道する形で，静脈より前方を走ります。顔面横動・静脈は最も深部にあり，耳下腺に覆われて咬筋上を走ります。口裂周辺は神経・血管に富み（1-2-12），顔面神経運動枝（頬骨枝，頬筋枝，下顎縁枝）が，末梢で三叉神経知覚枝（眼窩下神経，頬神経，オトガイ神経）と吻合します。

また，顔面動脈の枝の上唇動脈と下唇動脈が左右合して，口裂を囲む動脈輪をつくります。口唇では，神経・血管は口輪筋より粘膜側にあり，動脈は口裂に沿って走ります（1-3-10 参照）。頬では，神経・血管は頬筋より顔面側を走ります（1-3-12 参照）。

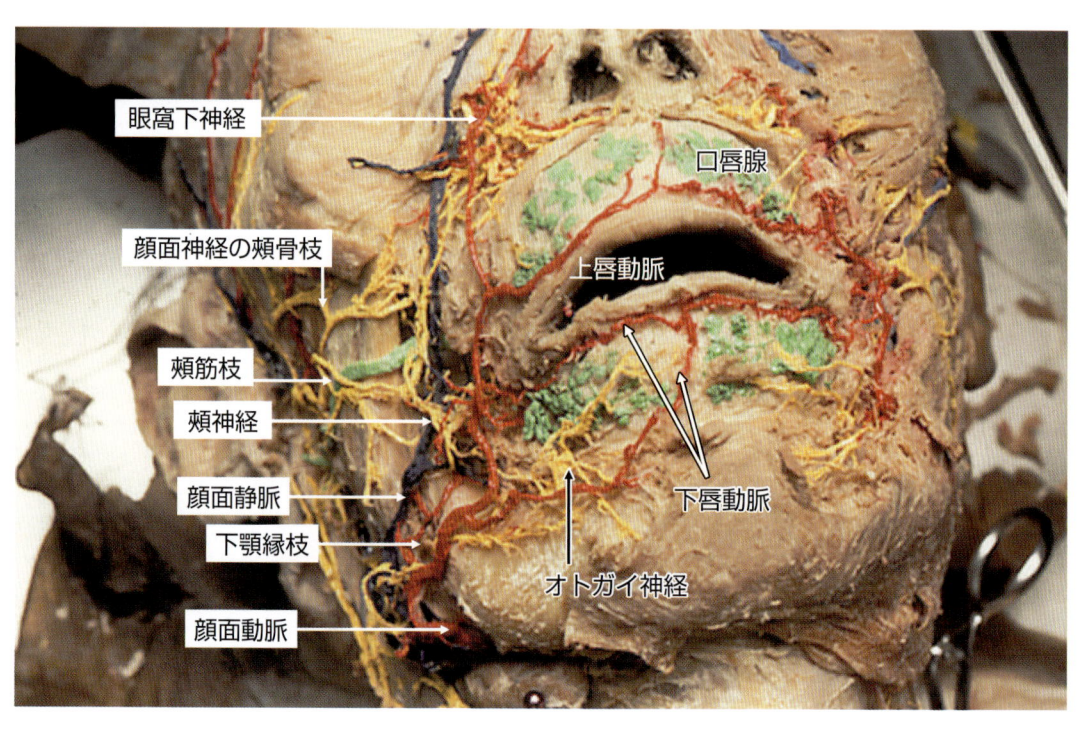

1-2-11 顔の血管と神経の分布[4]

1-2-12 口裂周辺の動脈と神経

三叉神経を追いかける

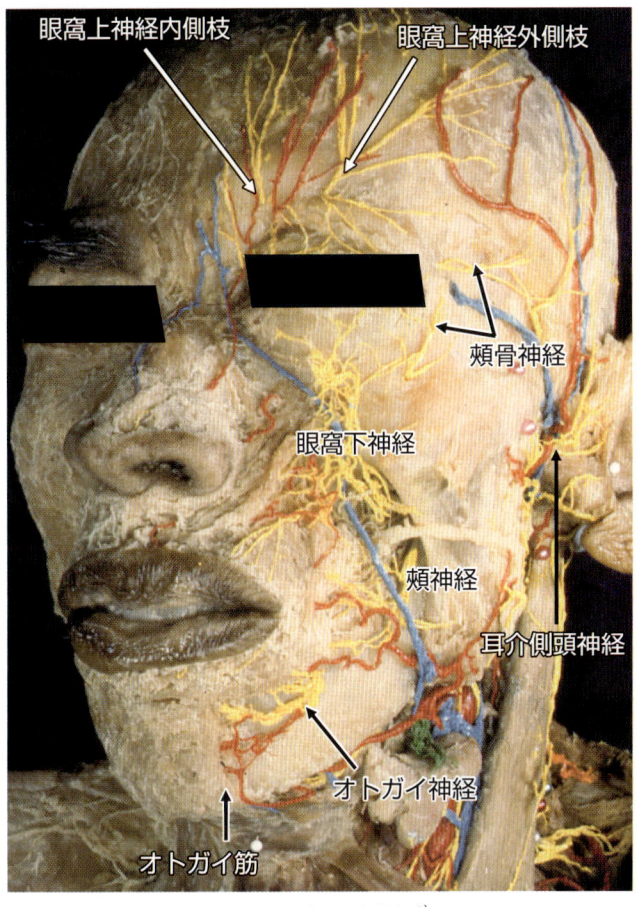

三叉神経の末梢皮枝（眼窩上神経・眼窩下神経・オトガイ神経）はそれぞれ眼窩上孔・眼窩下孔・オトガイ孔から皮下に出ます（1-2-13）．三叉神経痛の際，障害部位に対応してこれら3点に圧痛を生じ，バレーの3圧痛点と呼ばれます．

これら3点から，三叉神経を深部に追跡します（1-2-14）．眼窩上神経は眼神経の枝で，眼神経は眼窩の上面を経て上眼窩裂から，眼窩下神経は上顎神経の枝で，上顎神経は眼窩下面を経て正円孔から，オトガイ神経は下顎神経の枝で，下顎神経は側頭下窩を経て卵円孔から，それぞれ頭蓋腔に入ります．頭蓋腔内では，眼神経・上顎神経・下顎神経の3神経が合して三叉神経節がつくられ，三叉神経の感覚根を経て脳幹に達します（1-2-16）．三叉神経の経路については，99頁のコラムや第2章の5でも述べられています．

なお，咀嚼筋，顎二腹筋前腹，顎舌骨筋などを支配する運動神経線維は，脳幹から三叉神経の運動根を通り，三叉神経節の下方を経て下顎神経に入ります（1-2-15）．

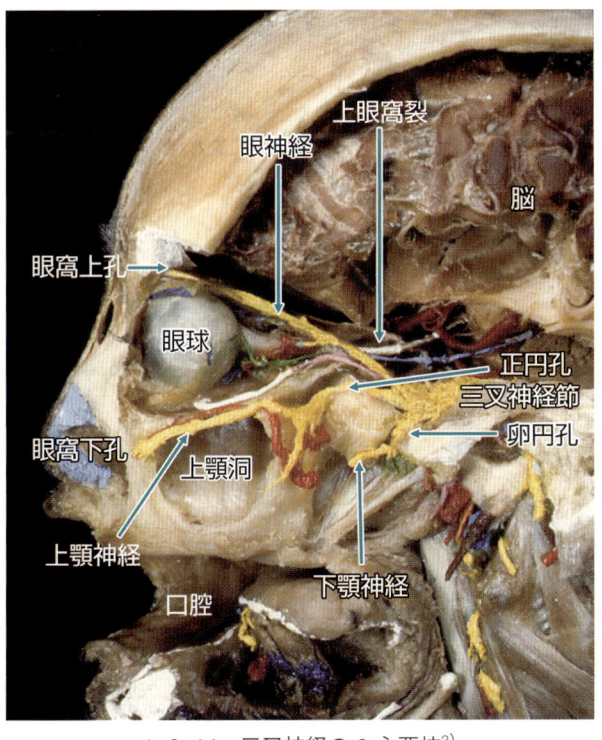

1-2-13　顔の皮神経[3]

1-2-14　三叉神経の3主要枝[3]

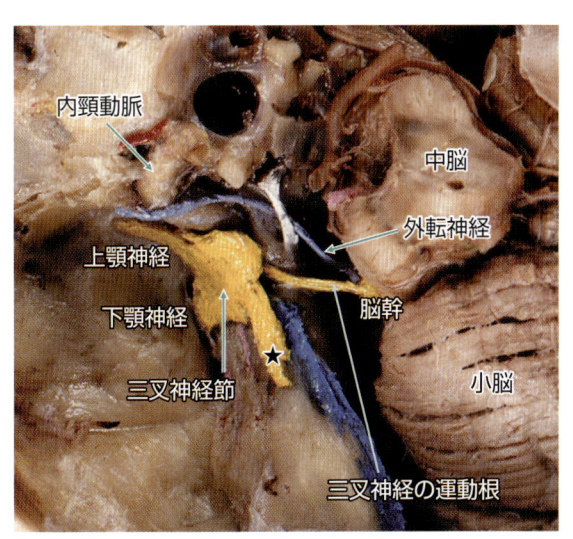

1-2-15　三叉神経の運動根．星印は切断され，翻された感覚根

運動根を除く前記経路のいずれが障害されても，三叉神経痛が起こりえますが，原因の多くは，脳幹から出たところ（**1-2-16**）で三叉神経の感覚根が脳血管で圧迫されることによります．

最近では，薬物療法以外に，神経血管減圧術による根治が可能になってきています．なお，障害が頭蓋腔内にある場合，他の脳神経が三叉神経の感覚根や三叉神経節に近接すること（**1-2-16**）から，三叉神経以外の神経症状も随伴することが多くなります．

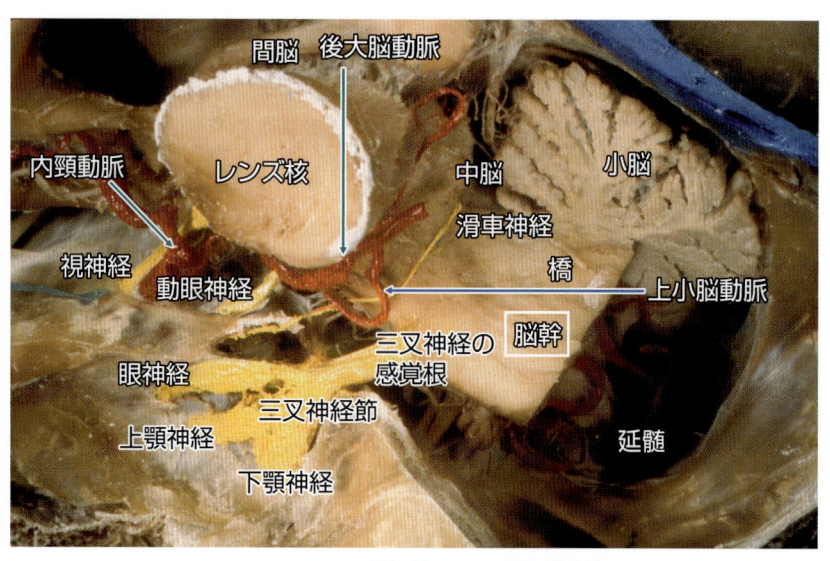

1-2-16 三叉神経節とその周辺構造[3]

美しい顔は美しい口元から

口唇は若年期（**1-2-1**）には立体感があり，上唇結節も突出しています．一方，歯を喪失した老年期（**1-2-17**）では，歯槽部は吸収するものの，オトガイ部の骨は吸収されず，下顎は前方に突出気味です（Witch's chin：魔女様顎）．内側の支えである歯・歯槽部を失って口元は陥凹し，赤唇部は巻き込まれて薄く見え，口を固く結んだようになります．適度な伸展刺激によって口輪筋は緊張を維持しますが，内側の支えを失って伸展刺激がなくなると，口唇は緊張を失って平面的となり，人中も不明瞭となります．

また，頰のたるみなどにより，口元ではさまざまな溝が目立ってきます．鼻唇溝が深くなり，口角の溝と連続するように下方に伸び，これより分かれた付加溝も出現します．

1-2-18 は，義歯を装着した **1-2-17** と同一人の口元です．赤唇部の厚みが確保され，口元の陥凹観や上・下顎の顎間距離の短さが，義歯の装着で改善されています．義歯の装着は，口元だけでなく，顔貌全体を若返らせます．義歯の装着で内側の支えを得た口輪筋や口角筋軸が，適度な緊張を回復し，口輪筋や口角筋軸の形成に，口裂を中心に放射状に並ぶ他の口裂周囲筋が大きくかかわること（**1-2-2**）から，その緊張がこれらの周囲筋にも及んでいくものと考えられます．

このように，義歯がうまく機能しているか否かは，患者の顔貌からも見て取れますし，口元のしわや立体感，さらには顔貌全体にも目を向けつつ，咬合採得を進めていくこともできます（**1-2-19**）．ただし，口から放射状に拡がる口唇のしわは，いわゆる表情じわで，これをなくすことは義歯では容易ではありません．また，頰の支持を義歯で回復するのも，口唇ほど容易ではありません．

歯科医師は，表情筋のリハビリテーションの考えも取り入れ，口元や咀嚼のみならず，顔貌の審美的・機能的回復にも目を向ける必要があります．

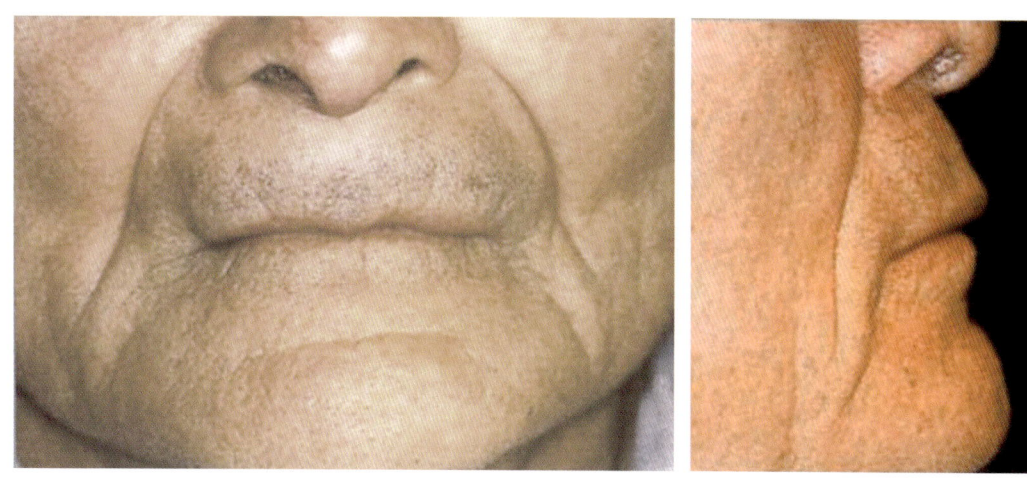

1-2-17 義歯装着前の口元[5]

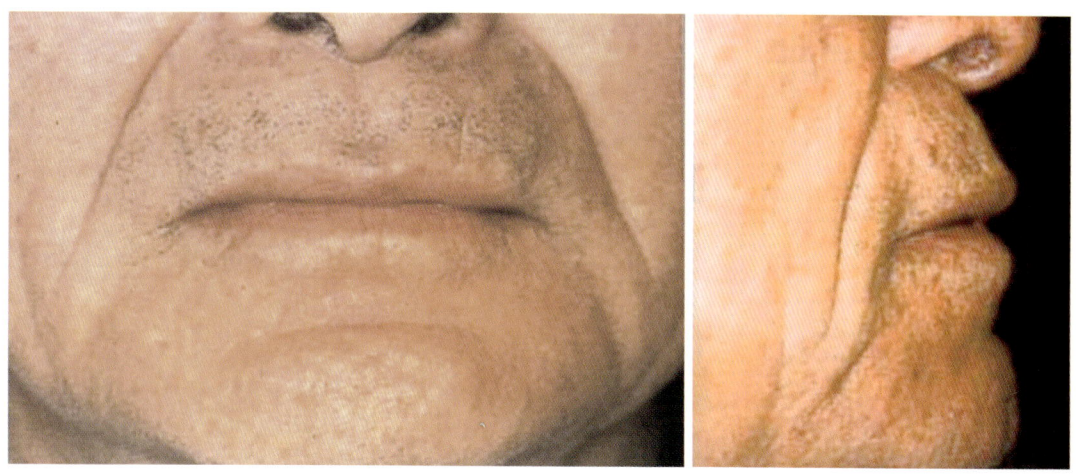

1-2-18 1-2-17と同一人の義歯装着後の口元[5]

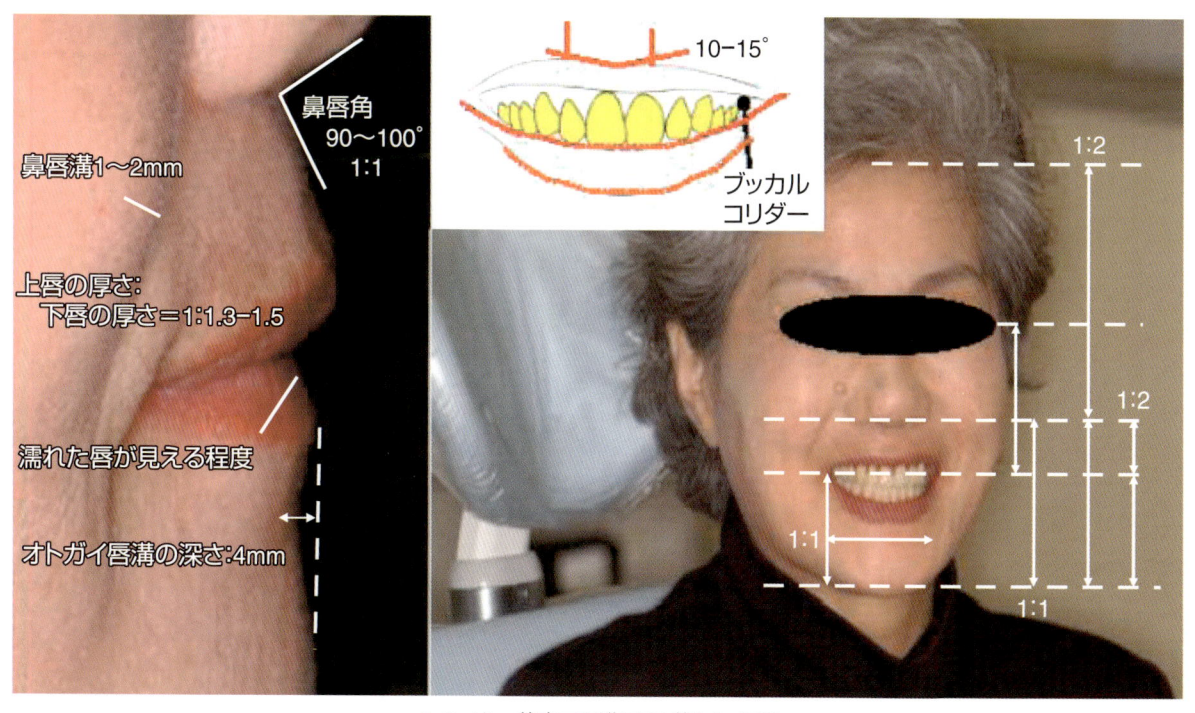

鼻唇角 90～100° 1:1
鼻唇溝1～2mm
上唇の厚さ：下唇の厚さ＝1:1.3-1.5
濡れた唇が見える程度
オトガイ唇溝の深さ:4mm
10-15°
ブッカルコリダー

1-2-19 義歯で回復する美しい口元

3 口腔前庭
―外科的処置に失敗しないために

北村清一郎　二宮雅美　宮本洋二

本項のねらい

口腔前庭の天井（上顎）と床（下顎）が前庭円蓋ですが，臨床的には歯肉唇移行部や歯肉頬移行部とも呼ばれます．粘膜下に表情筋の付着部があり，その機能形態が義歯の外形を決めます．また，切開跡が外から見えないことから，顔面深部への有効なアプローチの場となります．

本項では，歯肉についても取り上げ，歯肉弁剥離時の注意事項にも触れます．口腔前庭については，総義歯とのかかわりから，第2章の1と2にも記されています．

外　観

歯槽部粘膜は歯肉と歯槽粘膜からなります（1-3-1）．歯槽粘膜から前庭円蓋を経て口唇粘膜や頬粘膜にわたる部は，粘膜上皮が角化せず，粘膜下組織が豊富で，筋肉や骨とゆるく結合し，可動性に富みます．また，前庭円蓋を唇小帯と頬小帯が横切ります．

口腔での位置を示すのに，歯がランドマークとして使われますが，無歯顎では，唇小帯と頬小帯が有効なランドマークとなります．補綴学で，頬小帯を境に，前庭円蓋を唇側前庭と頬側前庭に分けるのはその例です．

一方，歯肉（1-3-2）は，粘膜上皮が角化し，粘膜固有層が骨膜と強く結合して不動性です．歯肉のうち，辺縁歯肉と歯間乳頭は歯肉溝を介して歯から離れますが，付着歯肉は骨膜との付着が強固で，stippling と呼ばれる小窩が点状に見られます．

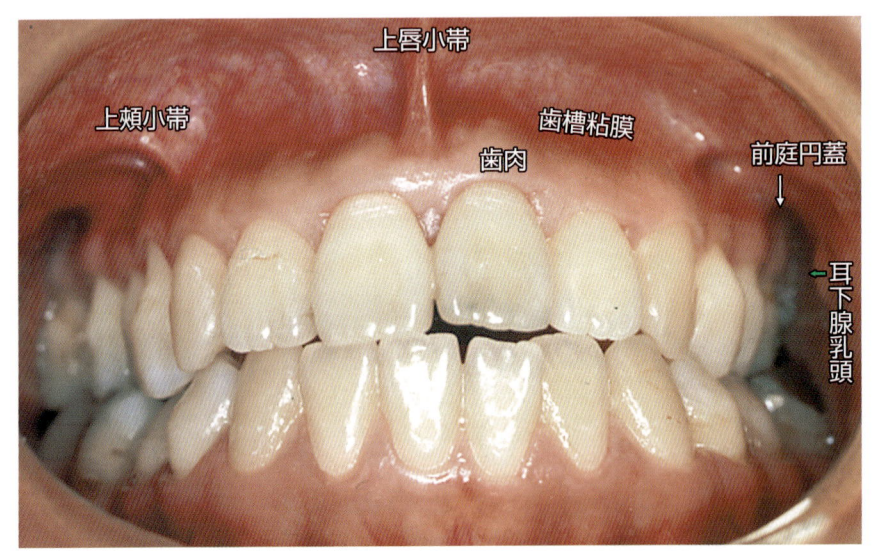

1-3-1　口腔前庭

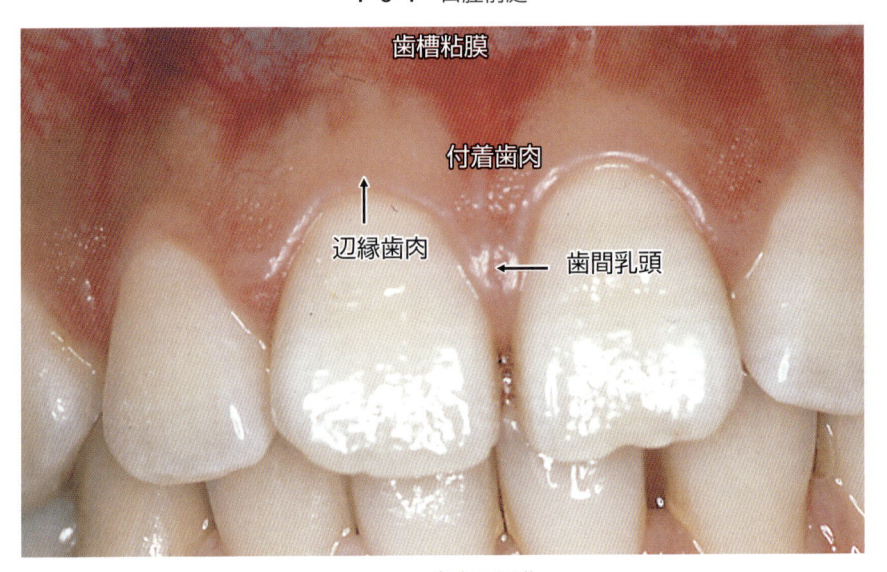

1-3-2　歯肉の区分

前庭円蓋の粘膜下の浅層

前庭円蓋の粘膜下を見ます．上顎（1-3-3，4）も下顎（1-3-5）も，唇側前庭では口輪筋，頬側前庭では頬筋が基盤を形成します．

第2章の2-1-2を見ると，口輪筋と頬筋が前庭円蓋の外形を形づくっているのがわかります．頬小帯の部では基盤筋が移り変わり，歯槽骨付近で筋束が疎になります．

下顎では，頬小帯の部がオトガイ孔の位置で，同部での切開に際して，同孔を出入りする血管・神経（オトガイ動・静脈とオトガイ神経）に留意する必要があります．

また，頬筋の走行は，下顎では歯槽骨にほぼ平行に前後方向に走る（1-3-5）のに対し，上顎（1-3-4）では，前庭円蓋を斜め前方に横切る形に走ります．上顎では前方に上顎骨の頬骨突起があり（1-3-7），筋束がそれを避けざるをえないからと思われます．

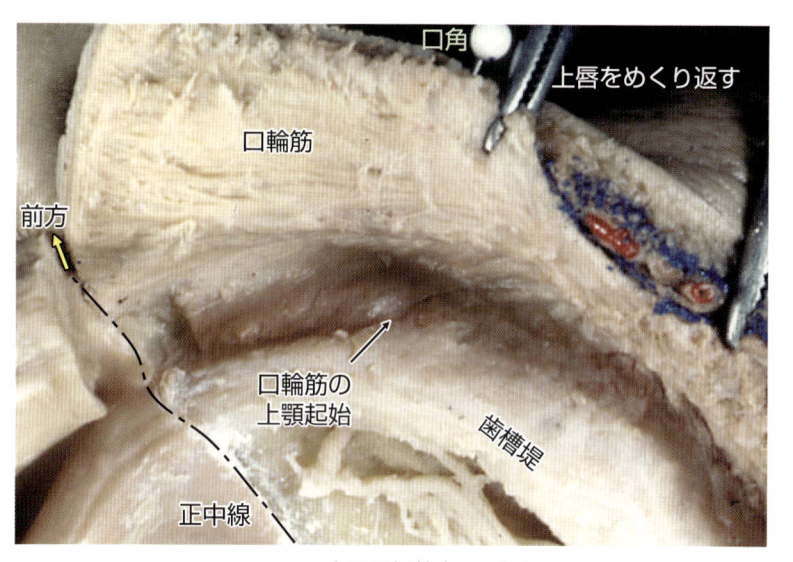

1-3-3　上顎唇側前庭と口輪筋

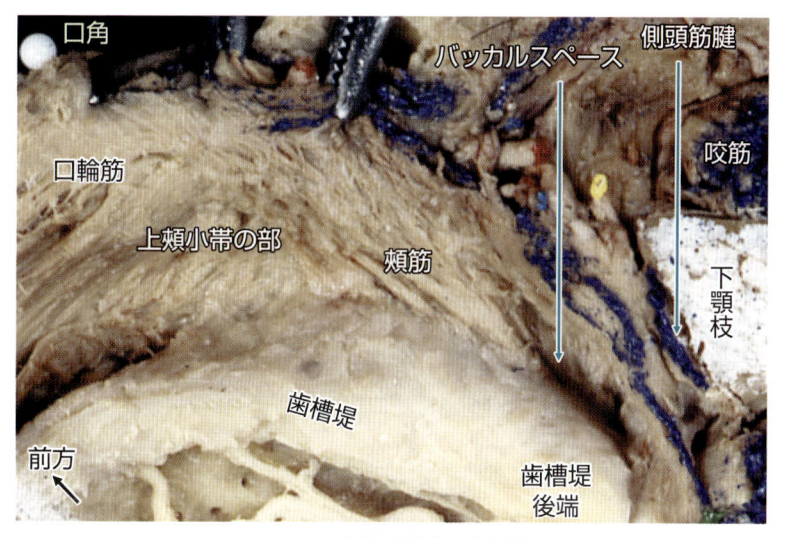

1-3-4　上顎頬側前庭と頬筋

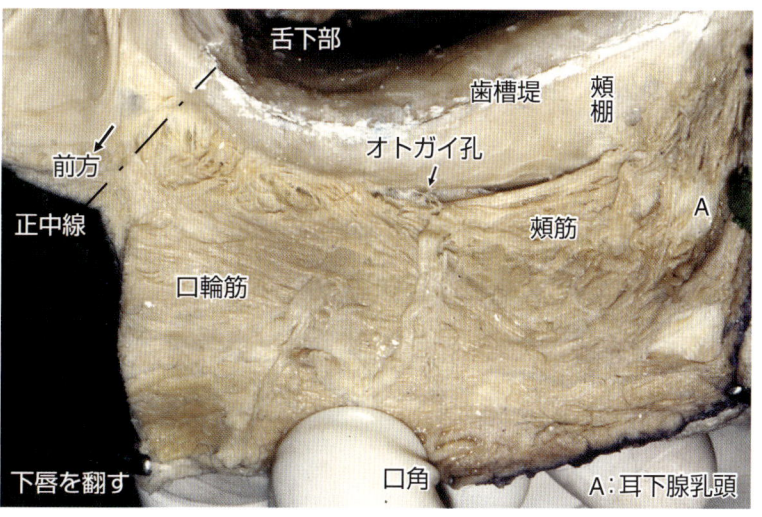

1-3-5　下顎前庭円蓋の粘膜下の筋肉[1]

3 口腔前庭—外科的処置に失敗しないために

前庭円蓋の粘膜下の深層（上顎）

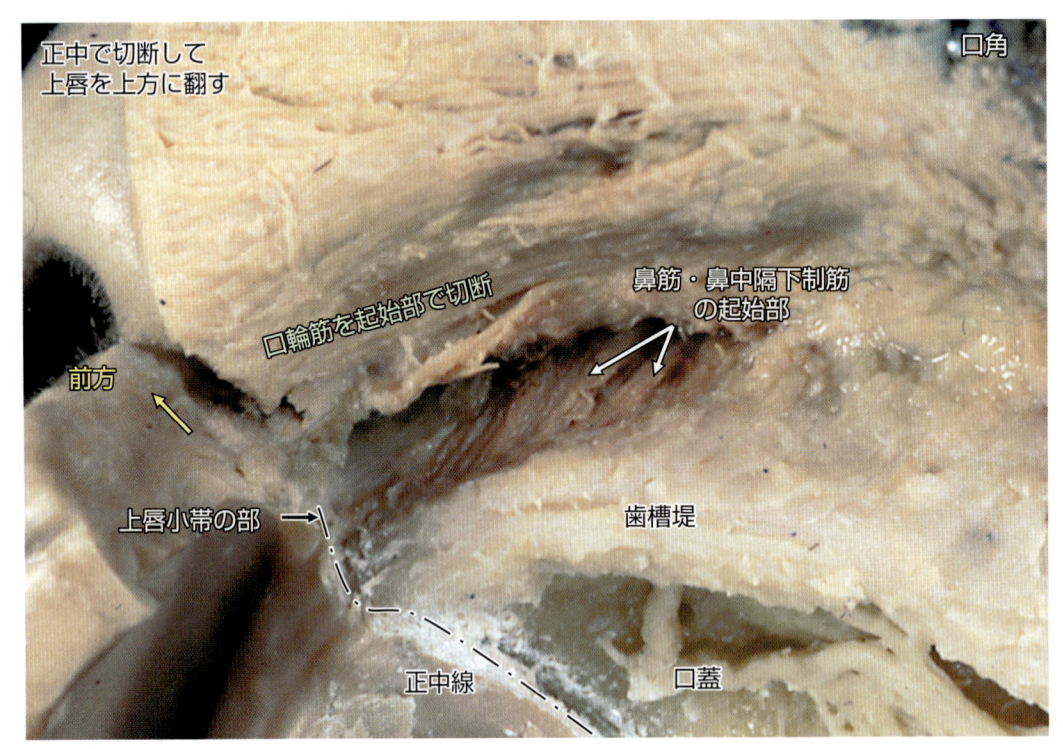

1-3-6 上顎前庭円蓋と鼻筋・鼻中隔下制筋[1]

　前庭円蓋で口輪筋と頬筋を切り開きます．上顎の唇側前庭では，鼻筋・鼻中隔下制筋の起始部があり，無歯顎では歯槽頂に近い位置を占めます（1-3-6）．頬側前庭では，頬小帯のやや後方に上顎骨の頬骨突起があり（1-3-7），粘膜表面から触知できます．前頭方向に走る頬骨突起の下縁は頬骨下稜と呼ばれ，続きは第一，第二大臼歯の歯槽外面に及びます．

　頬骨下稜は，上顎骨の前面と側頭下面の境をなし，バッカルスペースの前縁となります．バッカルスペースでは，頬脂肪体が頬筋の外側を占め（1-3-7），同部の粘膜切開で頬脂肪体の逸出を生じることがあります．眼窩下部の血管・神経が，上顎前庭円蓋に接します（2-3-8 参照）が，口角挙筋より顔面側にあることから，口腔側からは，口角挙筋がこれらの血管・神経に対して盾の役割を果たします（1-3-7）．

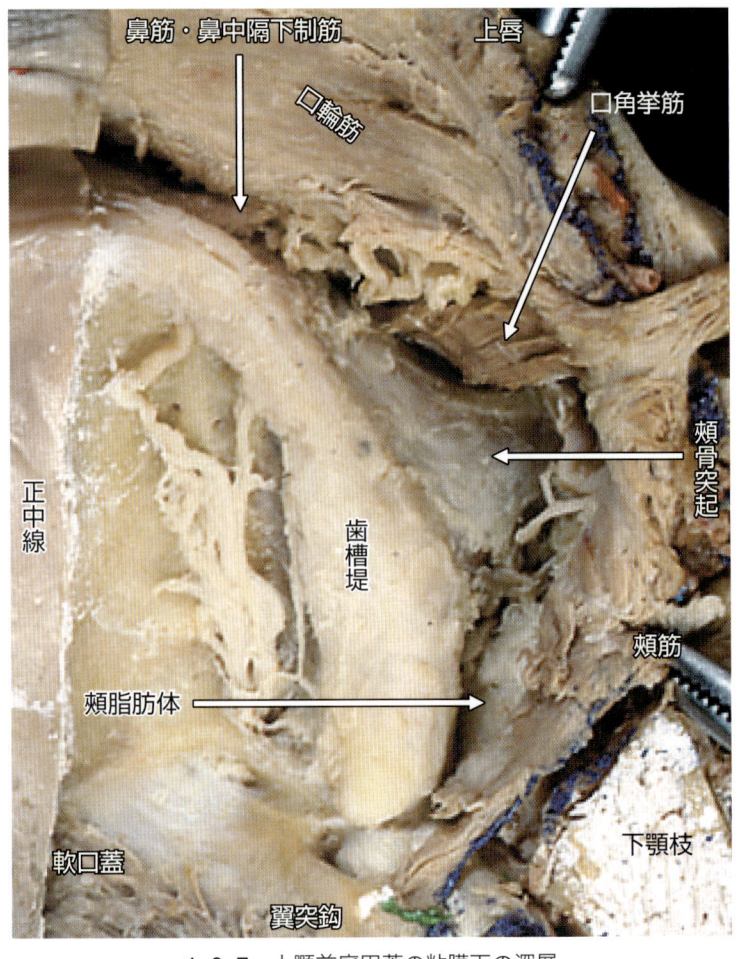

1-3-7 上顎前庭円蓋の粘膜下の深層

前庭円蓋の粘膜下の深層（下顎）

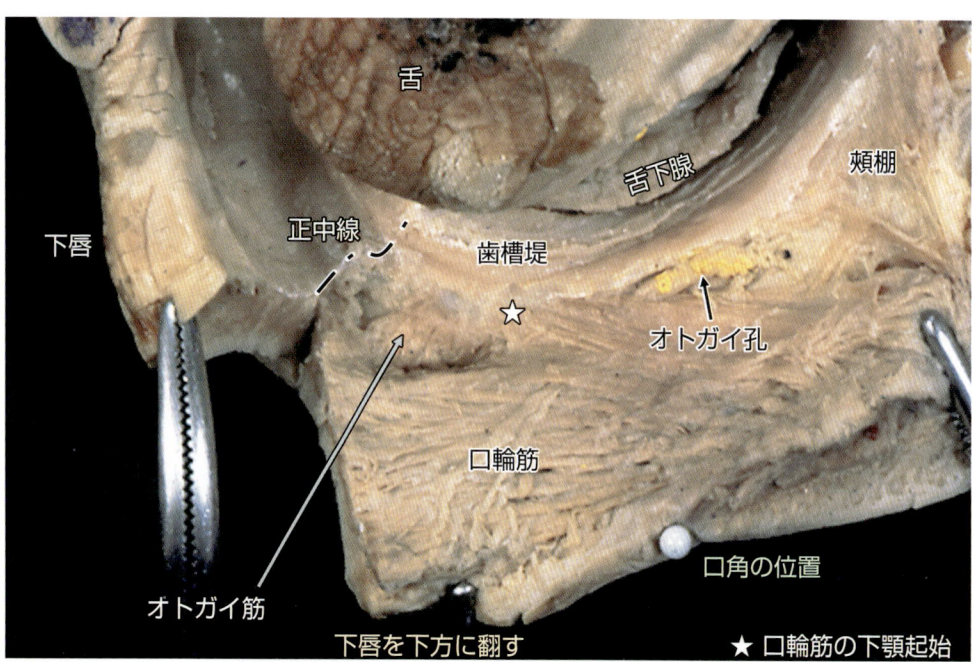

1-3-8　下顎前庭円蓋とオトガイ筋[1]

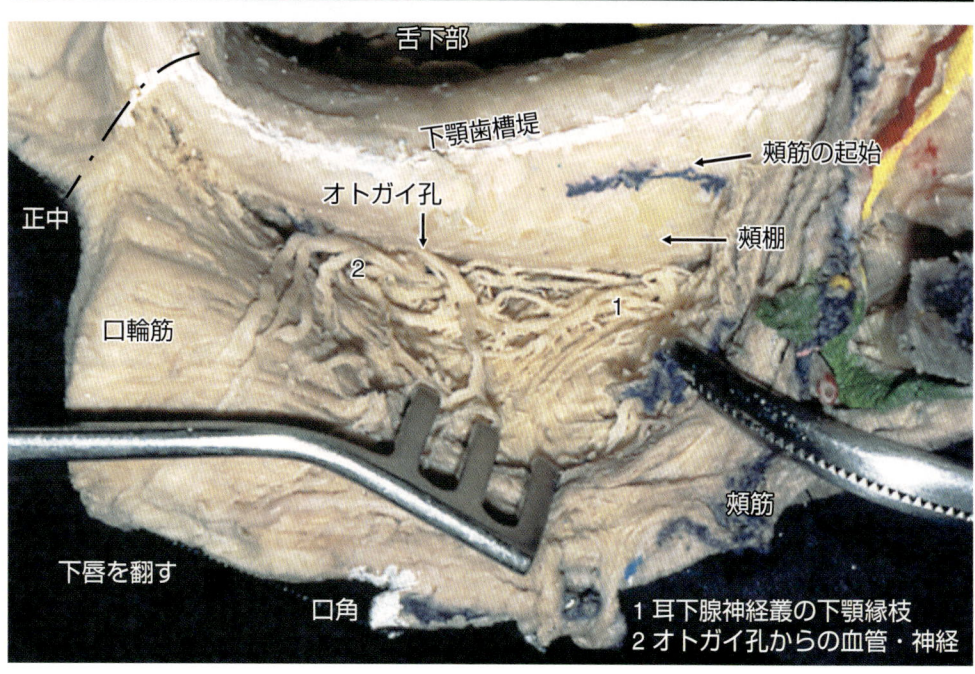

1-3-9　下顎前庭円蓋の深層の血管と神経

　下顎ではオトガイ筋やオトガイ孔が見られ，無歯顎の場合には歯槽頂近くに位置します（1-3-8）．さらに口輪筋と頰筋を切り開きます（1-3-9）．オトガイ孔の血管・神経に向かい，顔面神経耳下腺神経叢（1-2-6，7参照）の下顎縁枝が前走してきます．これらの神経は，前庭円蓋では頰筋や口輪筋に被われており（1-3-5），頰筋や口輪筋を切開しないかぎり損傷されません．このことは上顎前庭円蓋でも同様で，頰筋と口輪筋の表層を太い血管・神経は走りません（1-3-3，4）．ただし，オトガイ孔に関しては別で，頰筋と口輪筋に被われない（1-3-5）ことから，同孔の血管・神経は損傷されやすいと考えられます．オトガイ孔の位置指標となる下顎の頰小帯の部での粘膜切開には，注意を要します．

口唇と頰の粘膜下

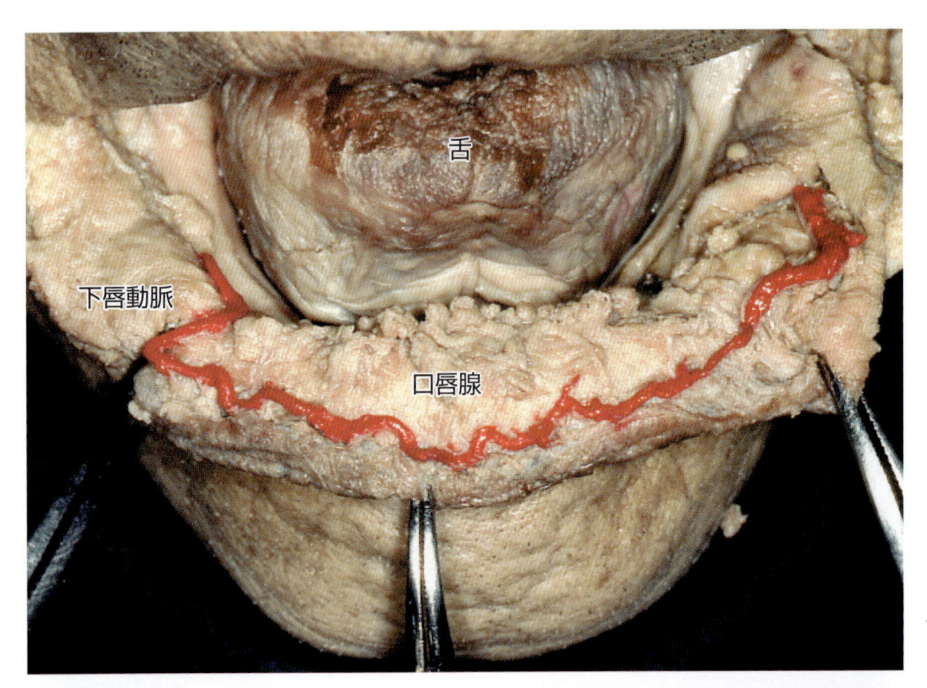

1-3-10 口唇粘膜の腺組織と動脈．図は下唇を示します

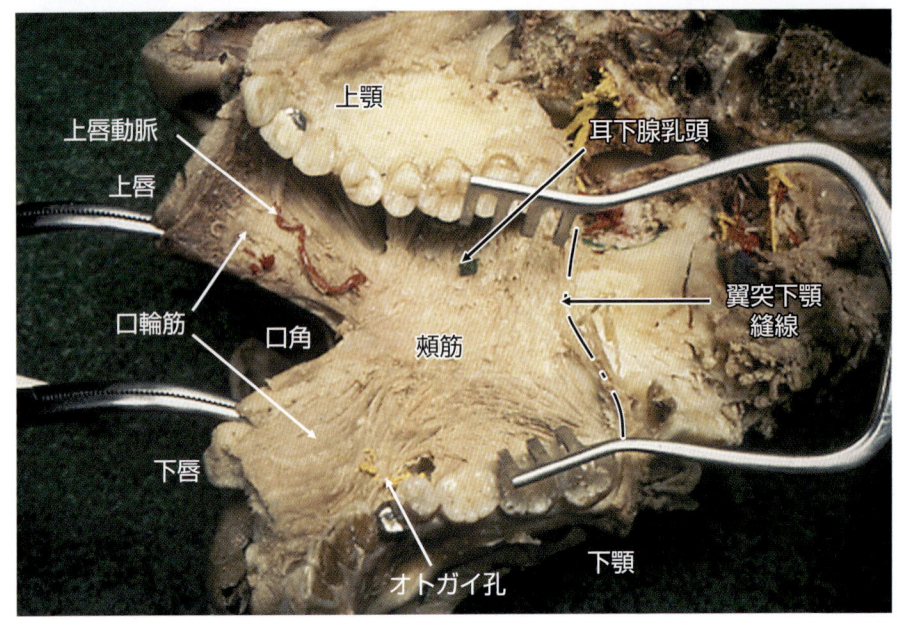

1-3-11 頰内面の筋肉

　口唇の粘膜下に口唇腺が存在します（1-3-10）．口唇腺の存在は，口唇内面を舌でなぞった際の凸凹感で知ることができます．頰内面では得られない感触です．口唇の動脈は，口唇腺に埋まる形で，口裂辺縁に沿います（1-2-12 参照）．口唇では，皮膚側に皮下組織は少なく，その分，粘膜側が粘膜下組織に富み，血管・神経の通路を構成します．

　一方，頰内面には粘膜下組織はなく，頰粘膜は頰筋に固着し，頰筋の動きに追随できます（1-3-11）．頰筋が閉口時に収縮するのと相まって，閉口時に頰を噛まないようにするシステムの一つです．頰では，血管・神経の通路は頰筋の顔面側にあります（1-2-11 参照）．

　1-3-12 は，口角より後方で頰筋を除去したもので，頰神経と顔面動・静脈が剖出されています．下顎骨は骨膜を残して除去されています．さらに，骨

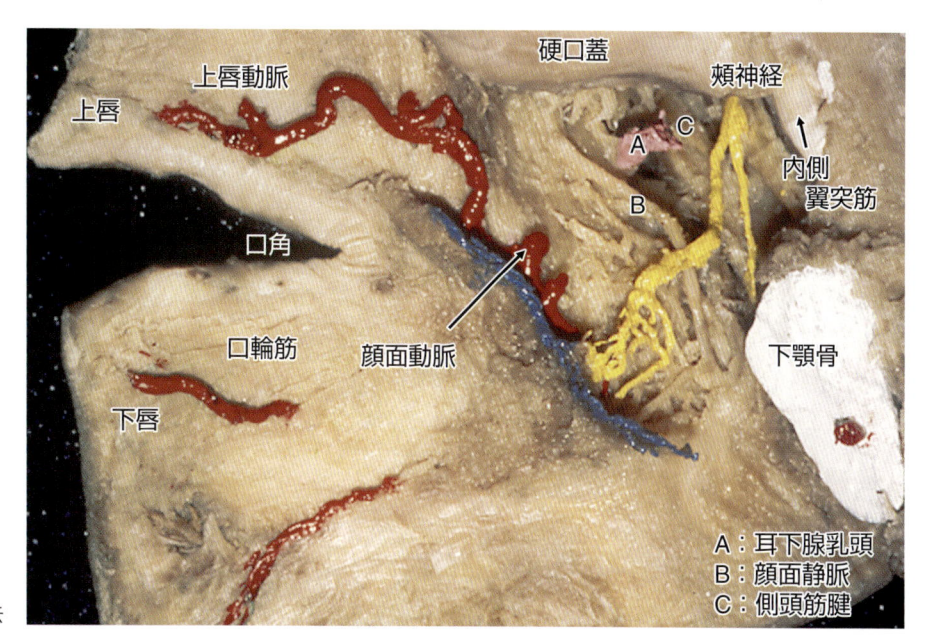

1-3-12 頬筋と下顎骨を除去

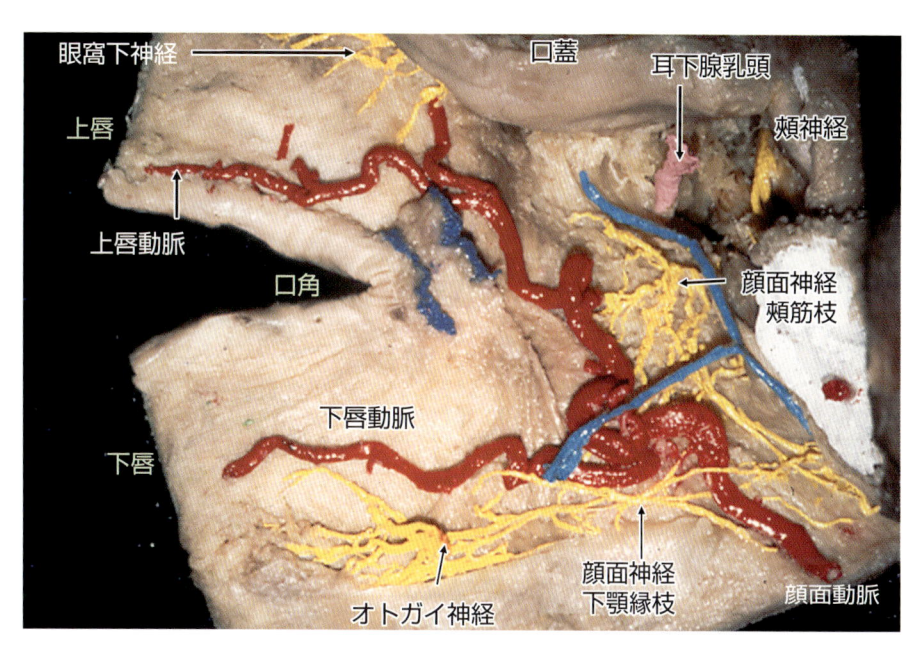

A：耳下腺乳頭
B：顔面静脈
C：側頭筋腱

1-3-13 骨膜と頬神経も除去

膜と頬神経などを除去し，オトガイ神経をオトガイ孔のところで切断します（**1-3-13**）．下唇では，顔面神経耳下腺神経叢の下顎縁枝がオトガイ神経の枝と吻合します．頬では，同じく頬筋枝が頬神経と吻合します．上唇では，頬骨枝が眼窩下神経と吻合します．顔面側から見た（**1-2-11** 参照）のと同じ血管・神経の局所関係が，頬内面で再現されています．

同じものを表と裏から見ているので当然ですが，口腔から遠い存在と思っていた顔面神経・顔面動脈が口腔に接しているのに驚きます．口腔からの処置であっても，顔面麻痺・顔面動脈損傷が起こる可能性を示しています．

しかし，これらは頬筋より顔面側を走り，口腔側を大きな血管・神経は走りません（**1-3-11**）．前庭円蓋や頬では，粘膜はメスで切開しても，それより深部では鈍的に操作する必要があります．

なお，耳下腺管は，後方から来て，咬筋前縁で直角に向きを変えて耳下腺乳頭に達するので，耳下腺乳頭より前方での切開では損傷されません．

3 口腔前庭――外科的処置に失敗しないために

顔面深部への切開部位としての前庭円蓋

　顔面深部に到達するには，審美性の面からも，前庭円蓋からの切開を利用することが有利です．歯槽粘膜直下の筋肉の損傷を軽減するため，切開線は前庭円蓋のやや歯槽寄りに設定します（1-3-14）．

　骨膜を切開し，すぐに骨膜下で組織を剥離することがコツです（1-3-15）．

　表情筋は，骨からというよりは，骨膜から生じます．骨膜下で組織を剥離することで，骨膜の外側を走る粘膜下の主要な血管・神経，さらに骨膜より生じる表情筋の起始部を損傷から守ることができます．丁寧な骨膜の切開と剥離を行えば，出血はほとんどありません．

　また，前庭円蓋の粘膜は骨膜とゆるく結合し，その間に脂肪組織が介在するため，粘膜切開部と骨膜が離れてしまいます（1-3-16）．

　創の離開を防ぐには，骨膜をきっちりとつかまえて縫合することが重要です．粘膜下の主要な血管・神経が，前庭円蓋の基盤をなす頰筋と口輪筋の深層を走ることから，やむをえず，骨膜の外側にアプローチしていく場合には，筋肉より深層では鈍的に操作する必要があります．

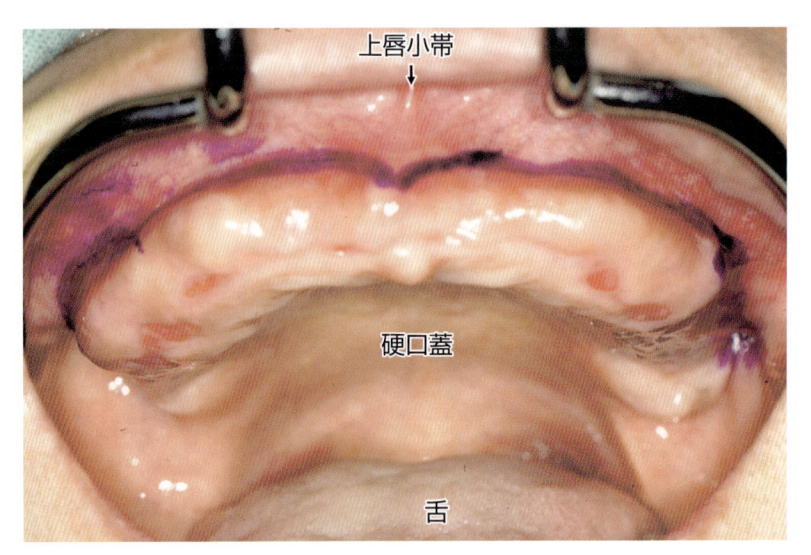

1-3-14　切開線の設定

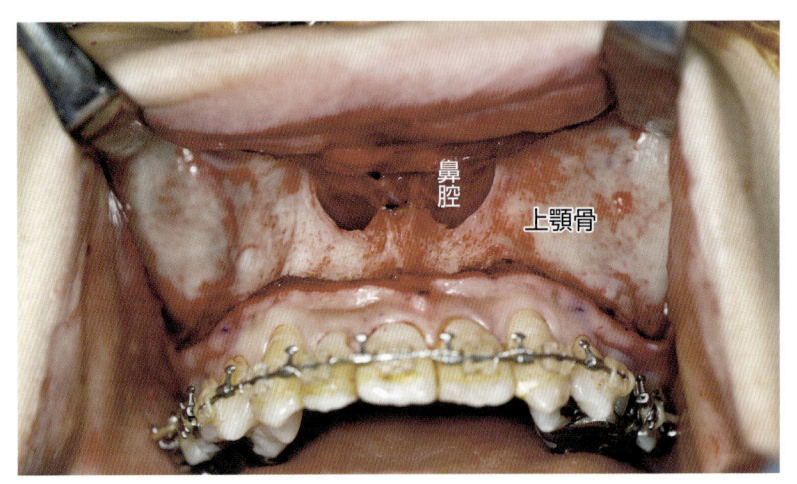

1-3-15　骨膜を剥離

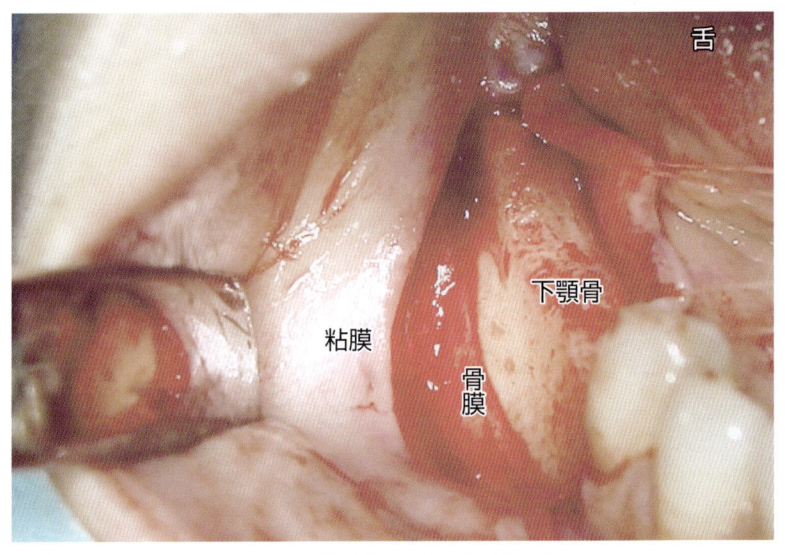

1-3-16　縫合時に注意すべきこと

歯肉弁を剝離する際の注意事項

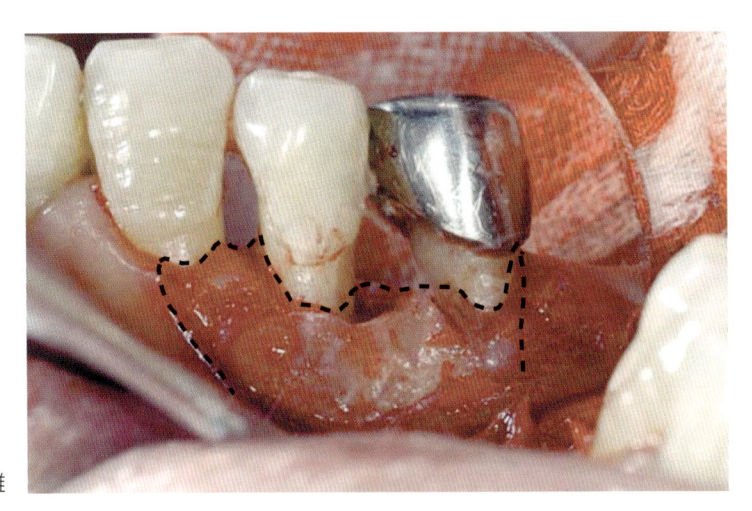

1-3-17 歯周外科治療時の歯肉弁剝離

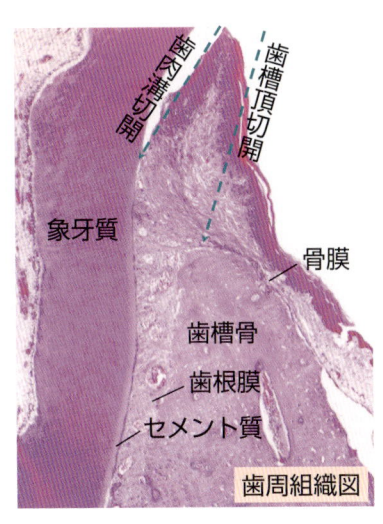

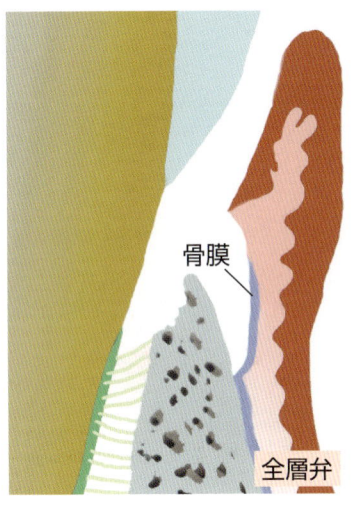

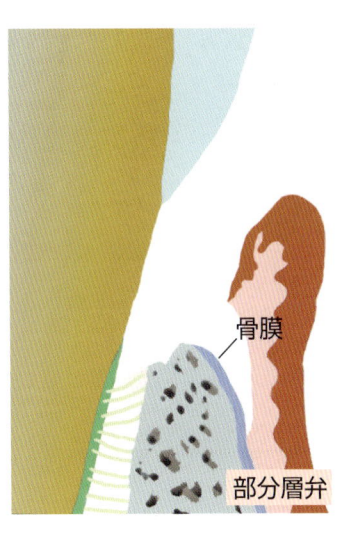

1-3-18 全層弁剝離と部分弁剝離

　歯周外科処置を行う際に重要なのは、切開線の設定と歯肉弁の剝離です。剝離に際しては、患歯の前後1歯分くらいから、歯頸部に歯肉溝切開あるいは歯槽頂切開を行い、歯肉弁を大きく翻転します（1-3-17）が、術野を確保する際には縦切開も入れます。縦切開の始点は、患歯の隣接歯の近遠心隅角の歯間乳頭寄りに設定します。

　縦切開を入れる際に、頰側・唇側面で気をつけるのはオトガイ孔です。オトガイ孔のある下顎小臼歯部根尖端あたりに深い切開を入れるのは避け、必要ならばその前後の下顎第二小臼歯の遠心か、下顎犬歯の部に切開線を設定するのが安全です。また、付着歯肉の幅が十分ある場合には、骨膜下で剝離する全層弁としますが、付着歯肉の幅が少なく、歯肉弁の移動を伴う必要がある場合には、骨面に骨膜を残した部分層弁で剝離します（1-3-18）。

　部分層弁例では、施術部位が前庭円蓋に近いことがあり、縦切開や弁の剝離が深部に及び、口輪筋や頰筋を損傷しないように注意する必要があります。

4 舌下部
―この恐い部位を克服するために

北村清一郎　益井孝文　宮本洋二

本項のねらい

　舌とともに口腔底（口底）を構成する舌下部は，舌下"隙"を構成しており，炎症が波及しやすく，扱いの難しい部位です．"隙"とは，解剖構造間に生じる隙間の部のことで，脂肪組織に富んだ疎性結合組織で充たされ，血管や神経の通り道をなすとともに，炎症や圧入された空気などの波及路となります．
　本項では，舌下部の粘膜下構造を知ることで，舌下隙への外科的アプローチの解剖学的エビデンスを理解していきます．なお，この部に関連する臼後三角，舌下隙から周辺への炎症波及路および下顎総義歯とのかかわりについては，第2章の2と6でも触れられています．

■ 外　観

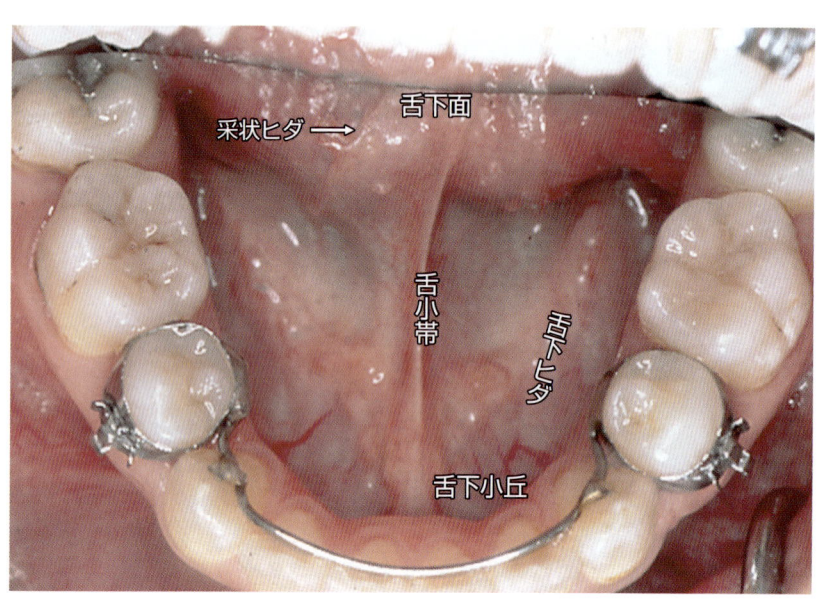

1-4-1　舌下部

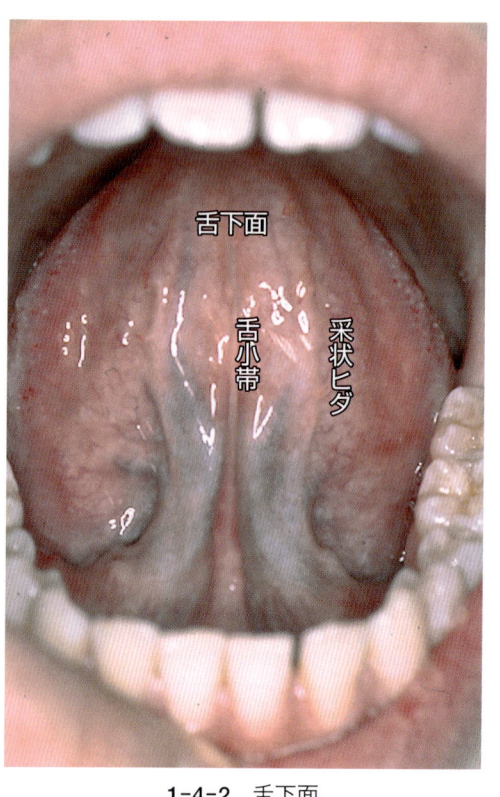

1-4-2　舌下面

　舌をよけると，舌の下方に舌下部が見えます（1-4-1）．下顎歯槽部と舌との間は下顎義歯の舌側床縁が入る部で，補綴学的に歯槽舌側溝と呼ばれます．これは舌下部の周縁の部です．舌下部粘膜は，薄く柔らかで角化せず，また粘膜下に豊富な疎性結合組織をもつ（1-4-3）ことから，可動性に富みます．
　舌下部のランドマークとして，舌小帯，舌下小丘，舌下ヒダが挙げられます．舌小帯は舌下部を左右に分け，歯槽部側の付け根付近の両側に舌下小丘があります．舌下小丘の後方に続く舌下ヒダは，舌下腺による隆起です．舌下部から反転する舌下面（1-4-2）の粘膜も，舌下部粘膜と同様に薄く，また角化せず，舌小帯の両側に静脈が透けて見え，その外側で采状ヒダが舌尖に向かいます．

舌下隙とは

　下顎骨をはずして，舌下部の粘膜下を外側から見ています（1-4-3）．舌下部粘膜の下，顎舌骨筋までの間にあり，両側を下顎骨で挟まれた部は，脂肪組織に富んだ疎性結合組織で充たされ，舌下隙を構成します．舌下部が柔らかくふわふわしているのはこのためです．舌下隙に炎症が及ぶと，炎症は隙全体に容易に広がり，舌下部粘膜を盛り上がらせます（1-4-4）．いわゆる"口底膿瘍"と呼ばれる状態です．

　疎性結合組織を除去し，舌下隙に含まれる解剖構造を上から見ています（1-4-5）．舌下隙には舌下腺，顎下腺管，大舌下腺管，舌神経，舌下神経，舌動・静脈などが存在します．顎舌骨筋後縁の後方に顎下腺があり，その後端上部前面から顎下腺管が出て，顎舌骨筋上を前方に進みます．顎下腺の存在する部が顎下三角隙ですから，舌下隙の炎症は容易に顎下三角隙にも波及することになります．

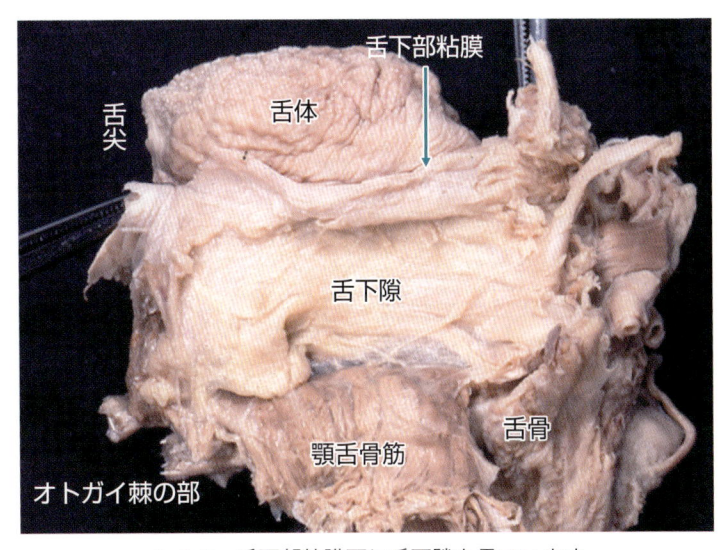

1-4-3　舌下部粘膜下に舌下隙を見ています

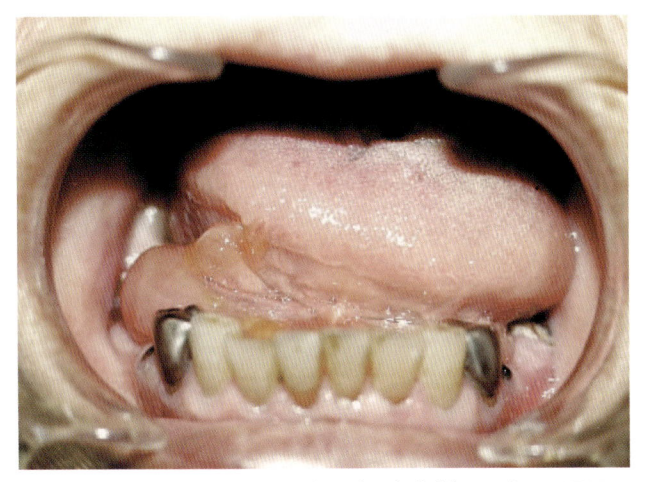

1-4-4　舌下隙への炎症の波及（口底膿瘍）．写真は，原田耕志氏（徳島大学大学院ヘルスバイオサイエンス研究部口腔疾患制御外科学分野元助教）のご厚意によります

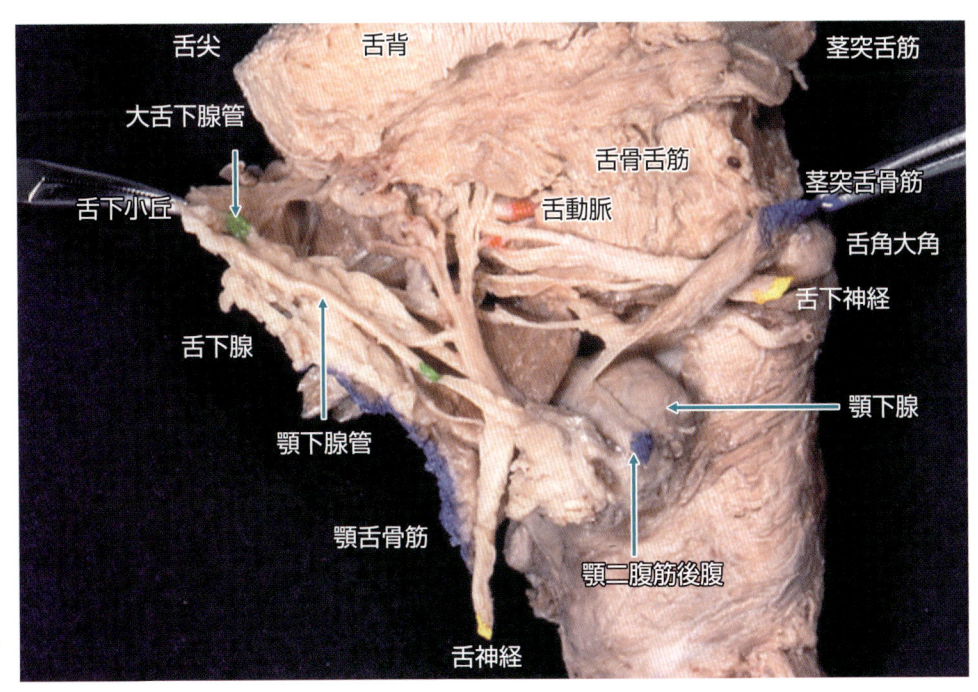

1-4-5　舌下隙の内容を上方から見ています

舌下部・舌下面を口腔側より解剖する

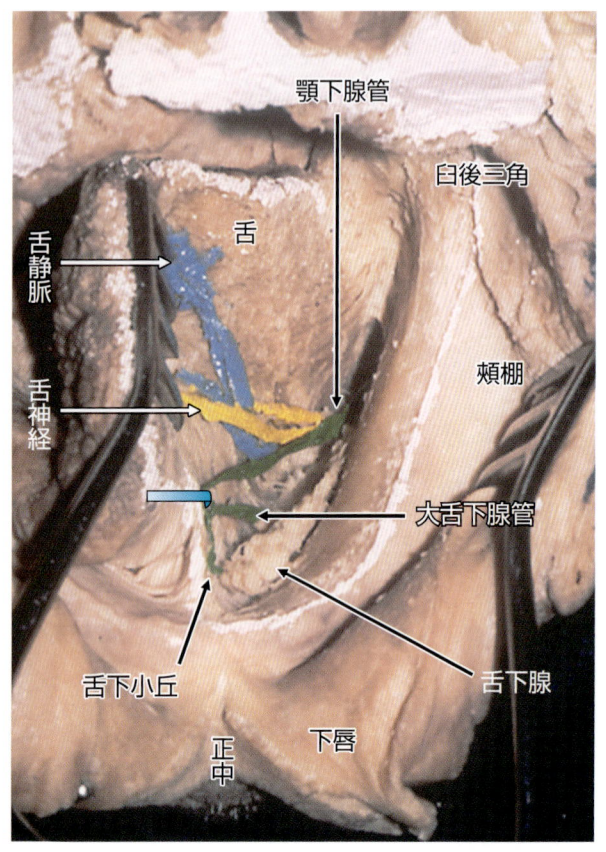

1-4-6　舌下部・舌下面の粘膜を剥ぎます（顎下腺管にフックをかけ，大舌下腺管が見えるようにしてあります）

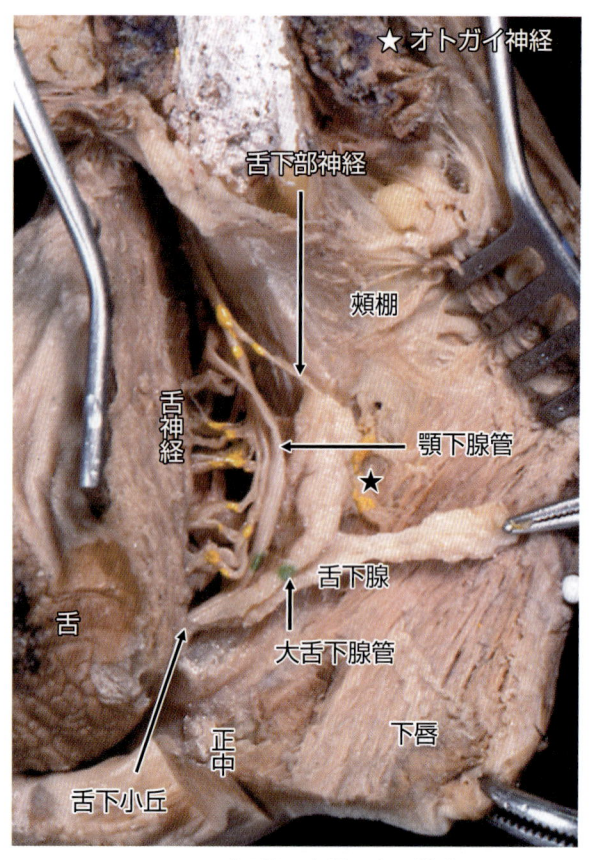

1-4-7　舌下腺の内側にある構造

　舌下部粘膜直下の最も外側で，歯槽部の前方舌側面に接して舌下腺があります（1-4-6）．舌下腺の外側には，主要な脈管・神経・腺管は見られません．これに対して内側では，顎下腺管や舌神経などが前後方向に走ります（1-4-7）．したがって，舌下部では舌下ヒダより外側に粘膜切開を加え（1-4-19），舌下腺の外側に向かってアプローチする（1-4-8）のが安全と考えられます．

　しかし，後方にいくと目安となる舌下腺はありませんし，顎下腺管や舌神経は，歯槽部舌側の粘膜下の浅層を走っています（1-4-6）．したがって，切開を後方に伸ばしたり，下顎大臼歯部舌側で粘膜切開をするには注意を要します．舌神経は，この部で外科的損傷を最も受けやすいと考えられます．

　顎下腺管は，舌下腺の内側に沿って比較的浅い位置を前方に向かい，舌下小丘に開く直前に大舌下腺管と合流します（1-4-5〜7）．舌神経は，舌下隙に入ったのち，顎下腺管の下方で交叉して，顎下腺管の内側に出ます（1-4-5〜7）．この交叉も下顎大臼歯部舌側の後方寄りで生じます．顎下腺管内唾石の摘出のため，やむをえず舌下ヒダの内側に沿って粘膜切開することがあります（1-4-20）が，その際には，顎下腺管と舌神経が近接していることに留意する必要があります．

　一方，舌下隙には舌下神経も存在します（1-4-9）．舌下神経は，舌体に向かう枝と舌下部に向かう枝に分かれ，舌神経より深部を走ります（1-4-13）が，舌体に向かう枝は比較的浅層に出てきます．舌動脈

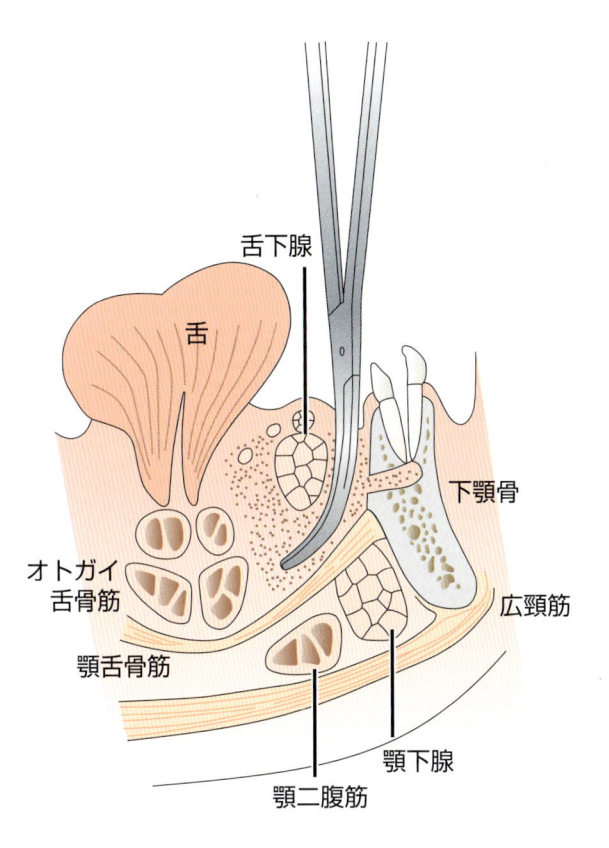

1-4-8 舌下隙への外科的アプローチ[1]

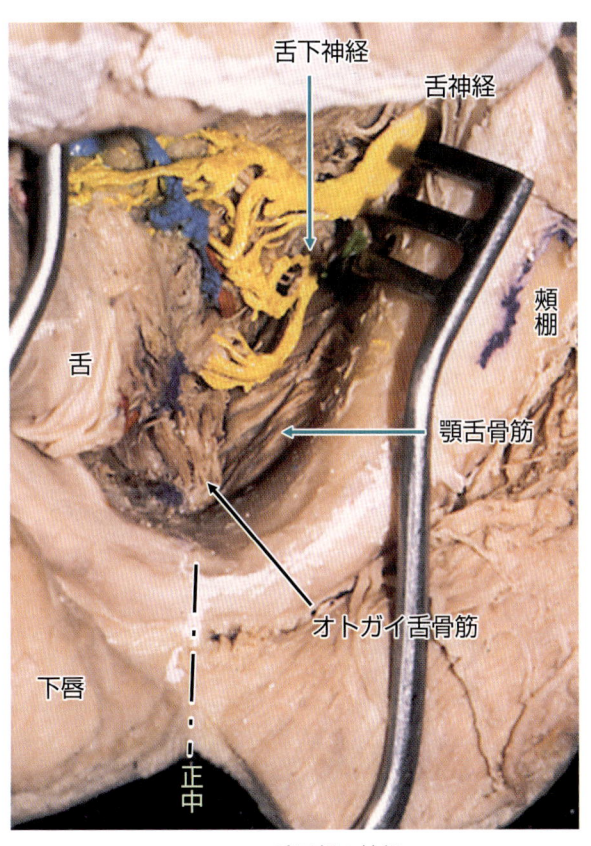

1-4-9 舌下部の神経

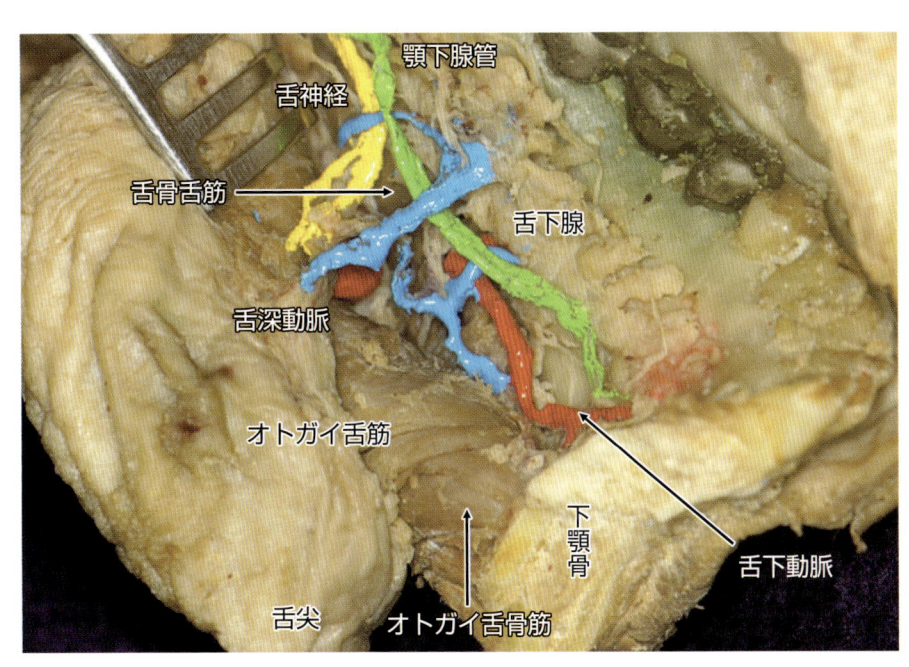

1-4-10 舌下部の動脈

は舌骨舌筋の内側を走り，舌骨舌筋の前縁で舌深動脈と舌下動脈に分かれます（1-4-10，1-5-14参照）．

舌深動脈は舌内を走りますが，舌下動脈は舌下部に入り，下顎歯槽部近くを舌下腺の下縁に沿って前方に向かいます．そのため，舌下動脈は，インプラント埋入時の下顎舌側への穿孔で損傷される可能性があります．

4 舌下部――この恐い部位を克服するために

舌下部と舌下面を外側より解剖する

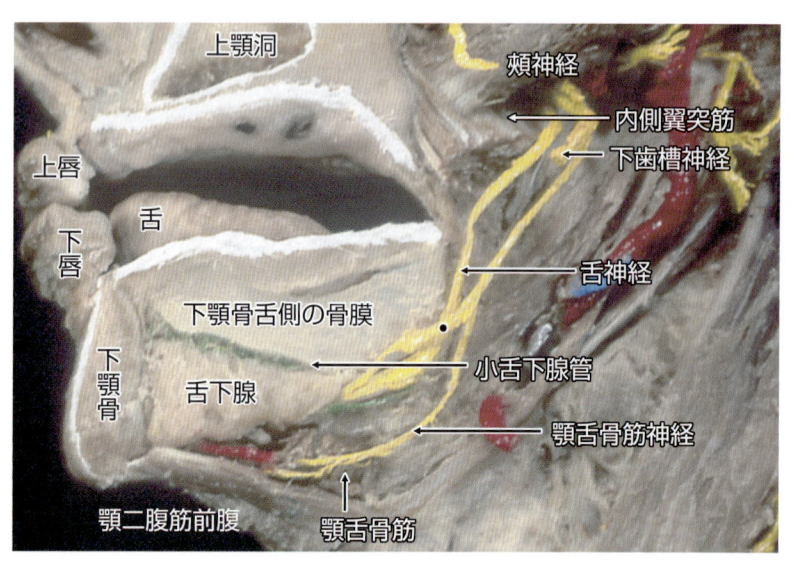

1-4-11 下顎骨をはずし，舌下腺を見ています

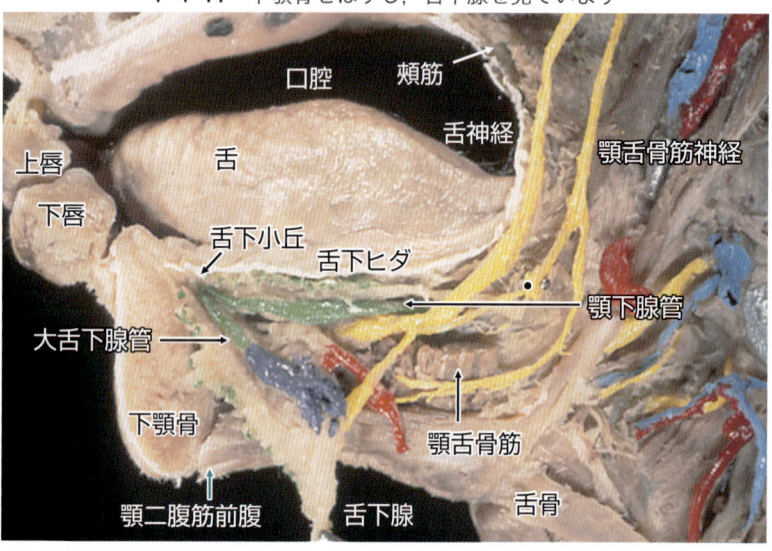

1-4-12 舌下腺を翻し，その内側の構造を見ています

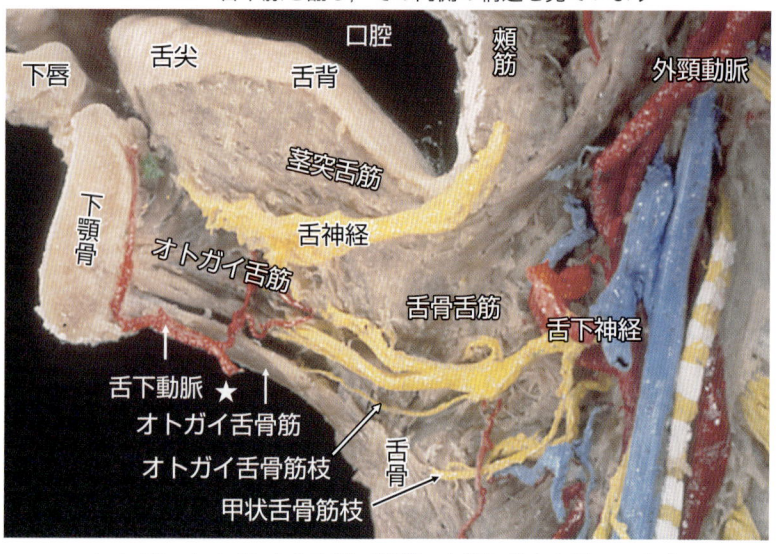

1-4-13 1-4-12 より内側で神経・血管の分布を見ています

舌下腺は下顎骨のすぐ内側に位置し，上縁から多数の小舌下腺管が出て，舌下ヒダに開口します（1-4-11）．

一方，舌下腺の内面下部の腺葉から出た大舌下腺管は，顎下腺管と合流して舌下小丘に開きます（1-4-12）．さらに内側で，舌下面や舌下部にある神経と血管を見ていきます（1-4-13）．

舌神経と舌下神経は，オトガイ舌筋と茎突舌筋の間から，舌内に枝を送ります．舌深動脈もこの部を走り，枝を舌内に送ります（1-5-14 参照）．オトガイ舌筋と茎突舌筋の間が，舌における血管・神経の出入口に相当します．

なお，この図では，舌下動脈とオトガイ下動脈が吻合して，吻合枝（1-4-13☆印）がむしろ太くなり，舌下動脈がオトガイ下動脈の続きであるような観を呈しています．

いずれにせよ，舌下動脈は舌下部深部を前方に走り，オトガイ棘の際で下顎骨内面を上行して骨内に入っています．これは，下顎骨前歯部舌側で骨膜剥離した際の出血の原因となります．

舌下部の底をなす筋肉

舌の左半部を切り取り，顎舌骨筋と，その口腔側正中のオトガイ舌骨筋を見ています（1-4-14）．オトガイ舌骨筋は，オトガイ舌筋とともに，舌下隙を左右に隔てます．

口腔隔膜とも呼ばれる顎舌骨筋は，舌下隙を下方から閉ざし，顎下三角隙と隔てています（1-4-15）が，筋束間に間隙が存在し，顎舌骨筋後縁より後方の部とともに，舌下隙と顎下三角隙の間の交通路をなしています．この間隙を，オトガイ下動脈-舌下動脈間の吻合枝や，舌神経-顎舌骨筋神経間の吻合枝（1-4-11, 12 黒丸）が通ります．

また，この間隙を介して，舌下腺が顎下三角隙に逸出することもあります（1-4-16）．

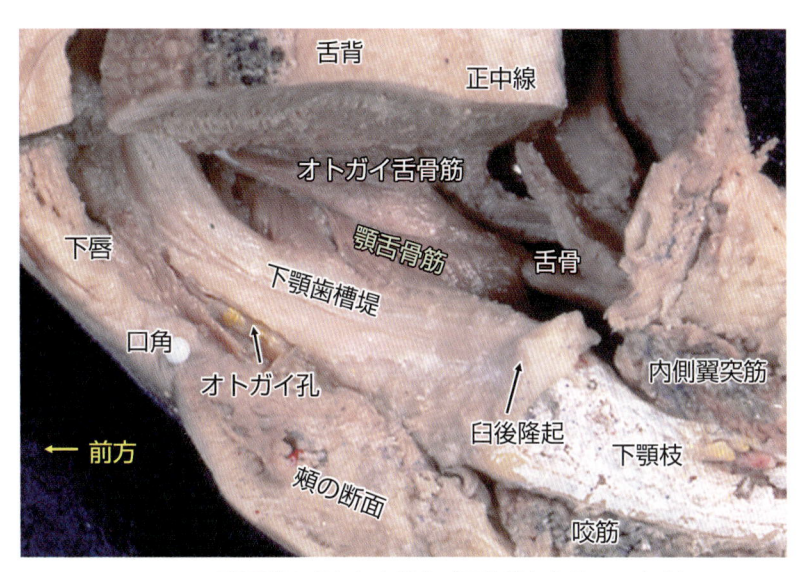

1-4-14　舌下部の底をなす筋肉（口腔側から見ています）

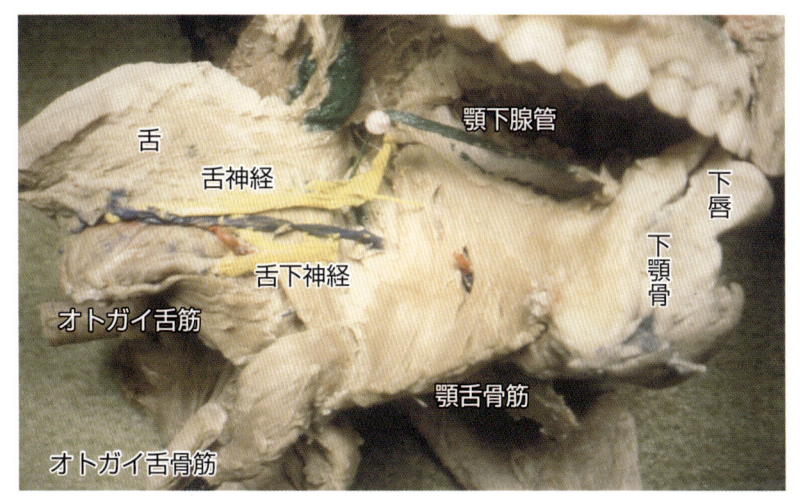

1-4-15　舌と下顎骨の間を広げて顎舌骨筋を見ています

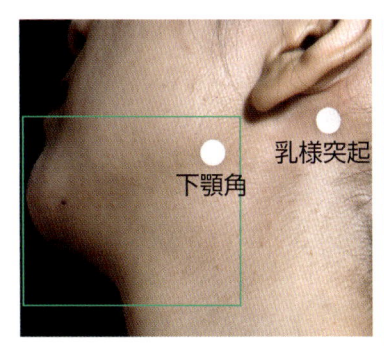

右の図では，この角度から，緑線で囲った範囲を見ています

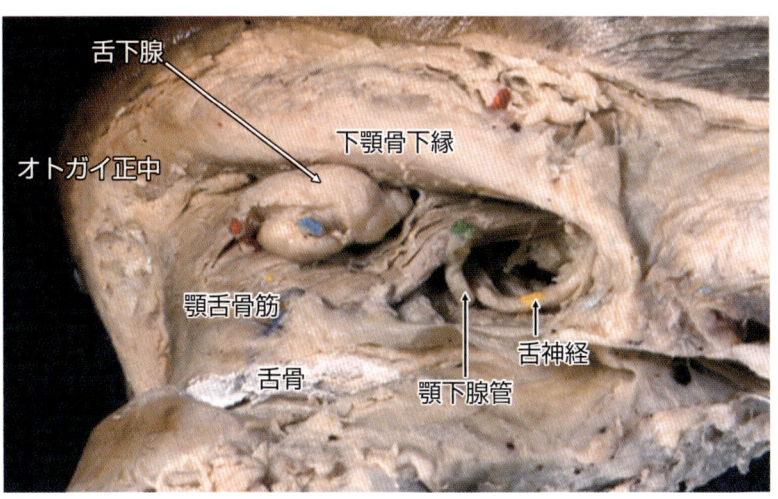

1-4-16　顎下部で舌下腺の顎下三角隙への逸出を見ています

4 舌下部——この恐い部位を克服するために

顎舌骨筋線の臨床的意義

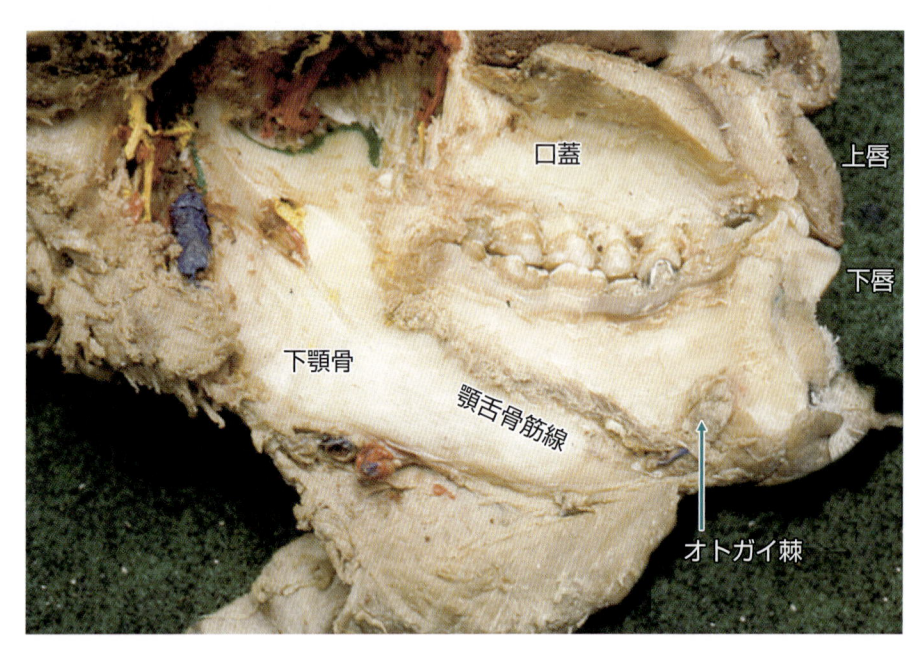

1-4-17 顎舌骨筋線

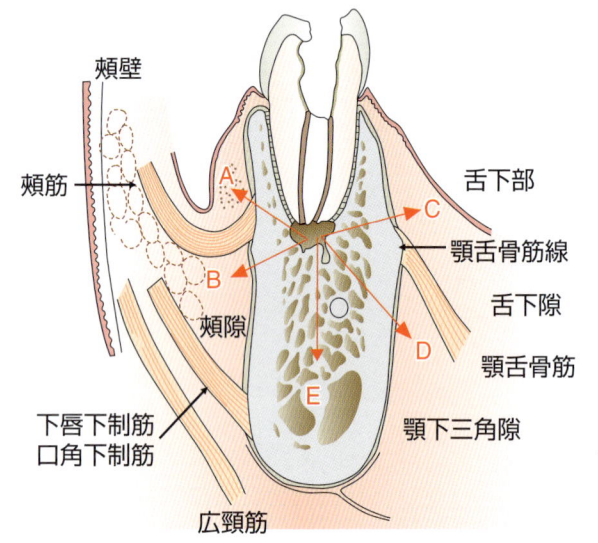

1-4-18 下顎大臼歯根尖病巣からの炎症波及路[1]
(A：歯槽膿瘍, B：頬部皮下膿瘍, C：口底膿瘍, D：顎下膿瘍, E：骨髄炎)

　顎舌骨筋が下顎骨に付着する部である顎舌骨筋線は，前歯部では下顎底近くに位置しますが，後方に向かうにつれて歯槽部に近づきます（1-4-17）．したがって，第二大臼歯や第三大臼歯では，根尖は顎舌骨筋線より下方に位置することが多くなります．

　下顎の根尖病巣からの炎症波及路は，下顎骨への筋付着に関連しています．大臼歯部（1-4-18）を例に取ると，頬側では，頬筋付着部と関連しており，頬筋付着部より上方に波及すれば歯槽膿瘍，下方に波及すれば頬部皮下膿瘍を生じます．舌側では，顎舌骨筋線より上方では口底膿瘍，下方では顎下膿瘍を生じ，顎骨内に波及すると骨髄炎の形を取ります．

　部位別に見ると，前歯部では頬側壁が薄く，オトガイ筋以外の表情筋の付着が根尖より低いため，炎症の波及は，多くは歯槽膿瘍の形を取ります（1-10-18 参照）．

　臼歯部では，1-4-18 のいずれの経路も取りえますが，顎舌骨筋腺と根尖の位置関係から，第一大臼歯より前方で口底膿瘍，第二，第三大臼歯で顎下膿瘍の形を取ることが多くなります．

舌下隙への外科的アプローチ

根尖病巣が舌下隙に波及すると，炎症は急速に広がって口底蜂巣炎となり，膿が舌下隙に限局・貯留すると口底膿瘍となります（1-4-4）．

口底膿瘍に対する外科的処置では，口腔内から切開・排膿を行います．舌下ヒダより外側には，問題となる血管・神経は走行しないので，切開は歯槽粘膜と口底粘膜の移行部で下顎骨内側に沿って行います．舌下ヒダを横切る切開を行ってはいけません．粘膜切開後は，止血鉗子などで鈍的に組織を離開させ，排膿させます（1-4-8，1-4-19）．

顎下腺管内唾石の場合は，舌下小丘から涙管ブジーを挿入して，顎下腺管の走行を確認し，粘膜切開は顎下腺管の直上か，やや外側で平行に行います（1-4-20）．顎下腺管は，疎性結合組織に覆われるので，鈍的剥離で容易に露出できます．唾石が大臼歯部付近や，さらに後方にある場合には，手術に熟練を要します．

この部では，舌神経が顎下腺管の下を潜って，外側から内側に走行していること（1-4-5〜7）が手術の要点になります．

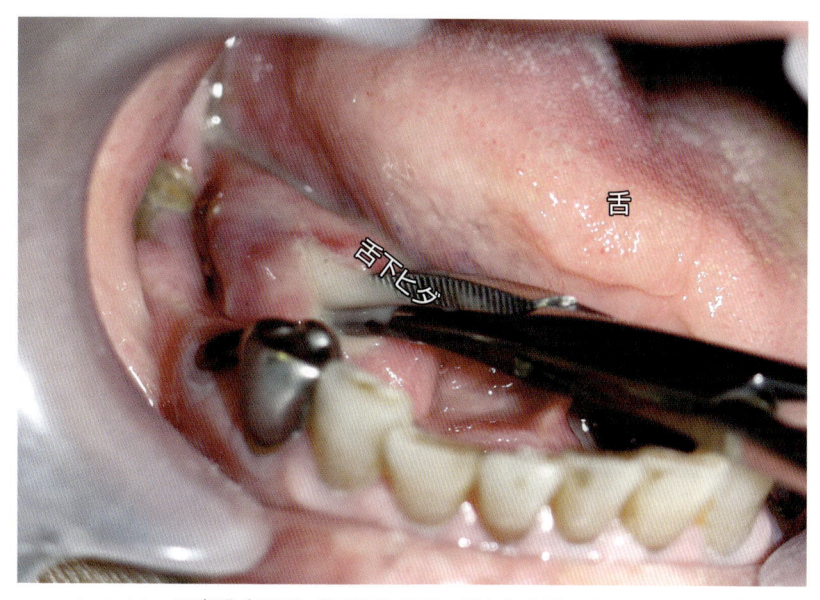

1-4-19 口底膿瘍切開（切開は舌下ヒダより外側でなされています）

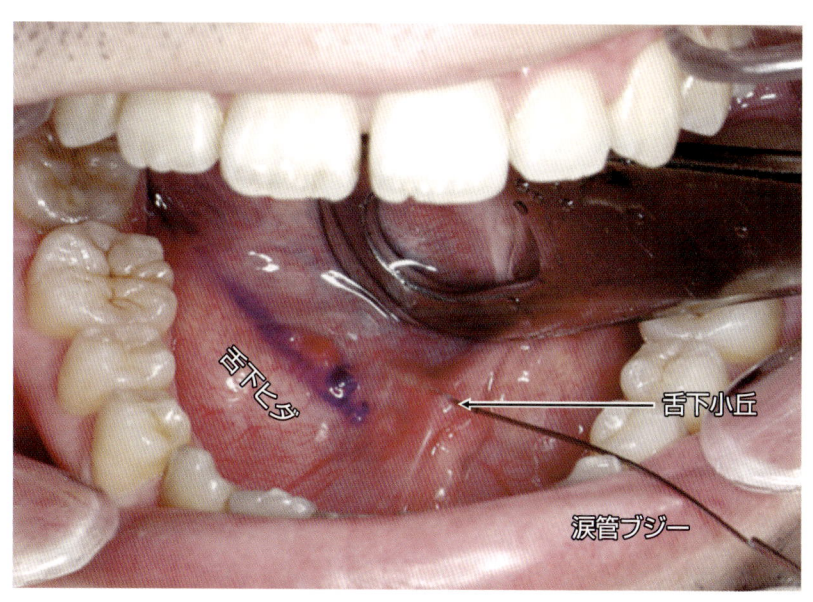

1-4-20 顎下腺管内唾石の摘出時の切開線（やむをえず，切開線は舌下ヒダの内側に引かれています）

5 舌と下顎骨
—口腔機能の立役者である舌の機能を理解する

北村清一郎　山下菊治　宮本洋二

本項のねらい

　舌は"食物を硬口蓋に押し付けてすりつぶす"，"咀嚼時に舌側に落ち込んだ食物を歯の咬合面に乗せる"，"咀嚼後の食物を唾液とからめ，飲み込みやすい形に丸める"，"咀嚼後の食物を咽頭に送る"など，咀嚼・嚥下と深くかかわる重要な器官です．また，発音とも密接にかかわります．歯の役割は調理でまだ代行できますが，舌の代わりになるものはありません．

　本項では，舌の動きの根本をなす解剖構造と，歯の喪失に伴う下顎骨の変化や下顎管について解説します．下顎骨については，総義歯（第2章の2）やインプラント植立（第2章の4），さらに歯科局所麻酔（第2章の5）やX線解剖学（第2章の9）の観点からも扱っています．

舌の外観

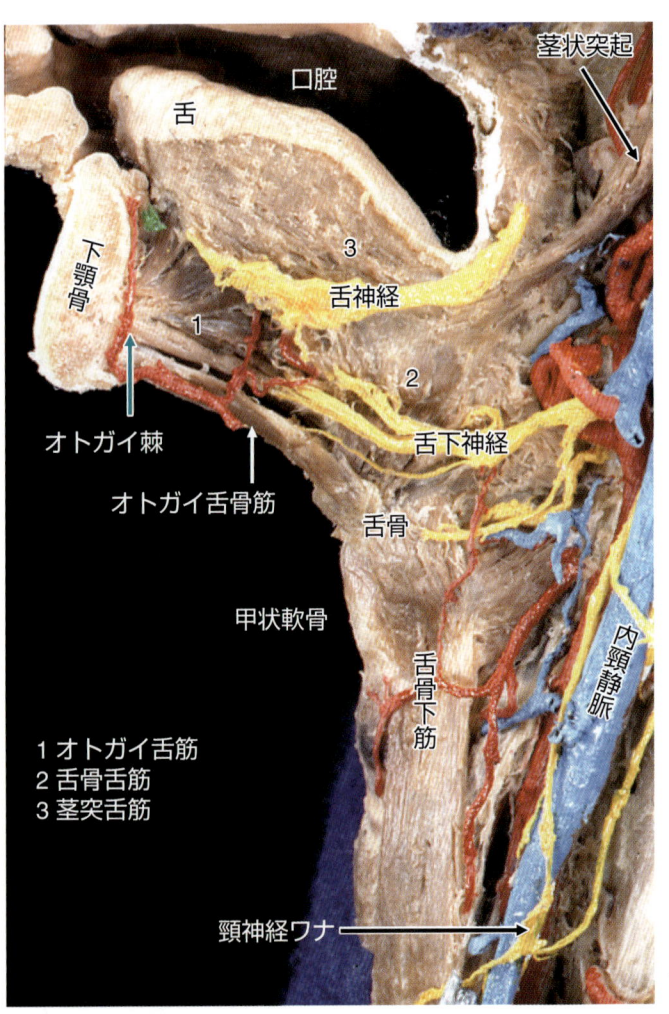

1-5-1　舌とは[1]．茎状突起，舌骨，オトガイ棘が外舌筋の起始部になります

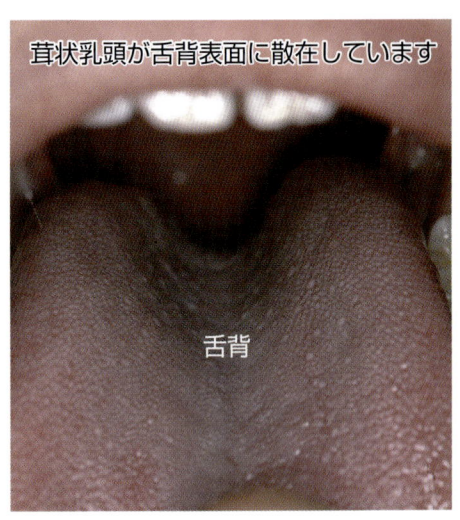

1-5-2　舌背

　舌は口腔底から突出する筋性器官で，その運動は舌下神経が支配します（1-5-1）．一般に，口腔顎顔面の筋肉は発生学的に鰓弓（鰓の基本構造）の筋肉に由来し，口腔顎顔面の筋肉の運動を支配する神経（三叉神経や顔面神経など）も，魚では鰓弓の筋肉を支配しており，鰓弓神経と呼ばれます．

　これに対して，舌筋は上肢など他部の筋肉と同様，体節に由来し，舌下神経も体節神経に属します．"体節"，"体節神経"の解説は略しますが，平たくいうと，舌は喉から手が出た状態と

いえます．舌の多彩な働きも，"喉から出た手"と考えると理解できます．

舌の上面の舌背は，食物が滑らないようにざらついています（1-5-2）．粘膜も厚く，上皮も角化し，機械的刺激に抵抗します．舌背がざらついているのは，舌乳頭が突出するからです（1-5-3）．舌背で密生して白っぽく見えるのが糸状乳頭で，上皮は角化しています．その中に散在する粒状の突起が茸状乳頭で，上皮は角化していません．舌の側縁後部で前後に平行に並ぶのが葉状乳頭で，舌背最後部でV字状に1列に並ぶのが有郭乳頭です（1-5-4）．

有郭乳頭より後方が舌根で，そこには舌扁桃があります（1-5-3, 5）．味蕾は糸状乳頭以外にあり，茸状乳頭と葉状乳頭では，舌神経経由で顔面神経由来の味覚神経線維，有郭乳頭では，舌咽神経の味覚神経線維が分布します．葉状乳頭や有郭乳頭では，乳頭溝の側壁に味蕾があり（1-5-3），味物質を含む液を溝によどませ，じっくり味わえるようにしています．乳頭溝の底に開口する漿液腺（1-5-3）には，味わった後の液を洗い流す役割があります．

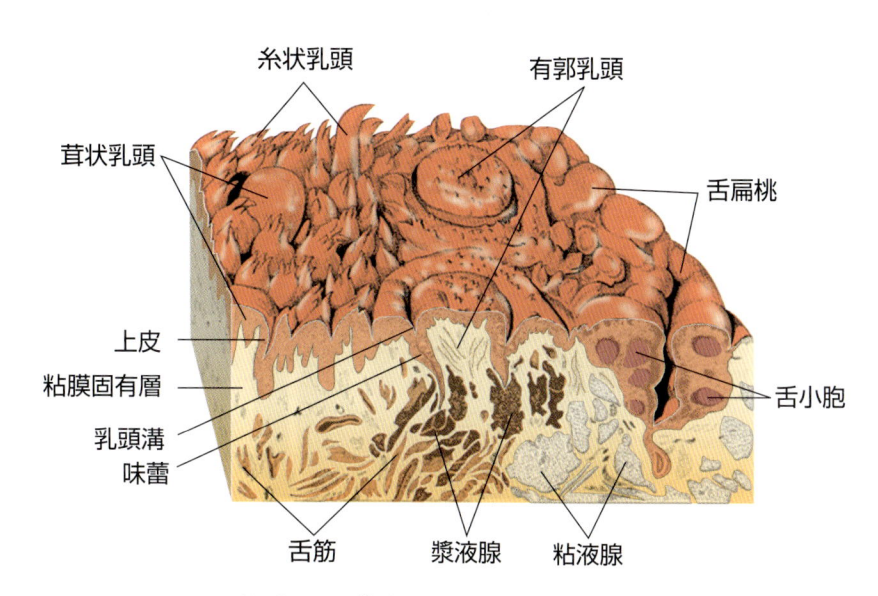

1-5-3　舌粘膜の表面[2]（図は舌背と舌根の移行域を示します）

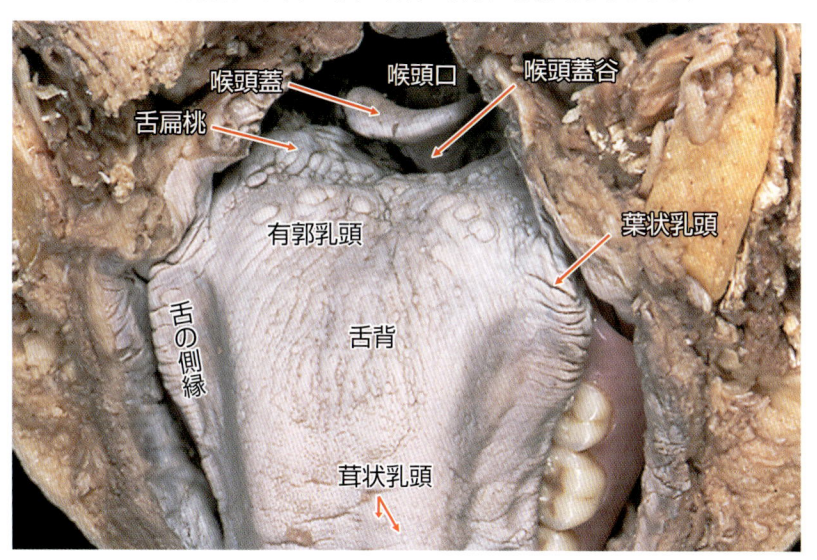

1-5-4　舌乳頭

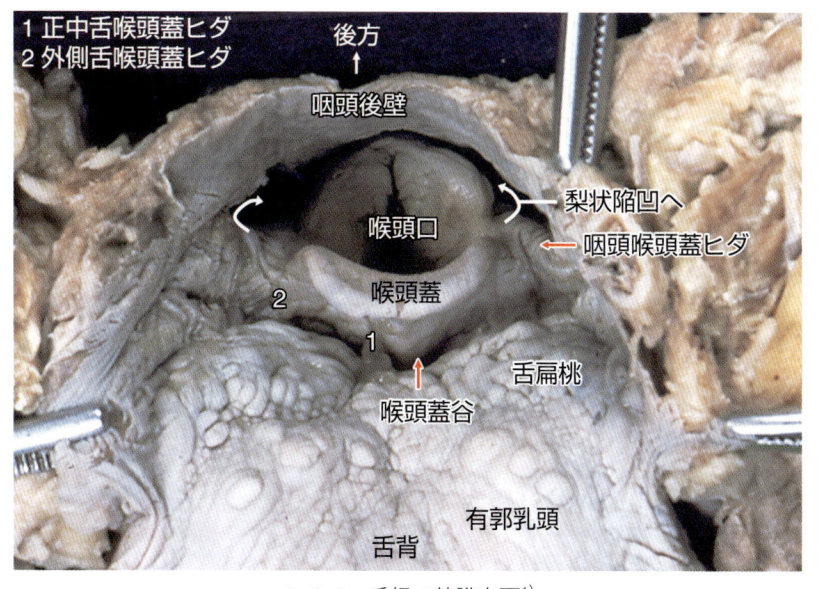

1-5-5　舌根の粘膜表面[1]

舌筋と舌運動

舌背粘膜の直下を上縦舌筋が縦走します（1-5-6）．舌尖下面の粘膜下に前舌腺があり（1-5-7），この部の瘢痕から粘液嚢胞を生じることがあります．

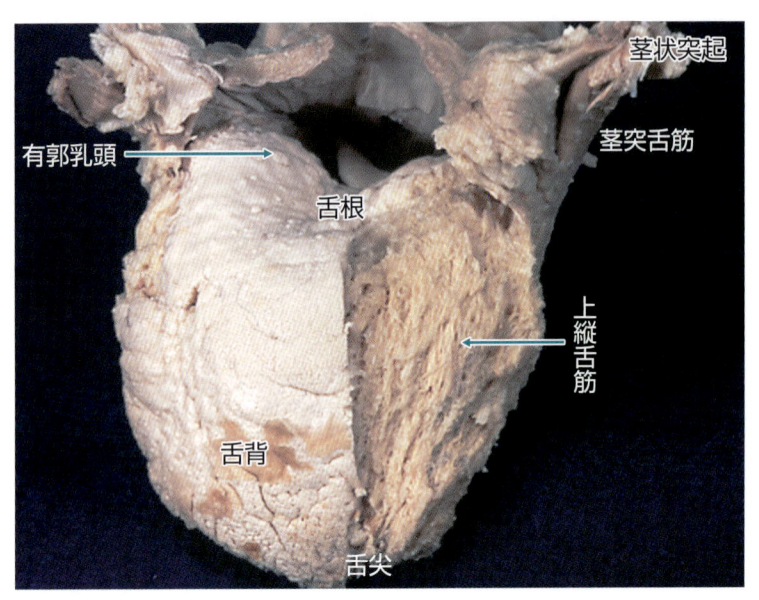

舌背では，粘膜下組織が舌腱膜をなして筋組織と固く付き，正中の舌中隔に続きます（1-5-8）．舌中隔から横舌筋が側方に向かいます．下縦舌筋は舌下面近くを縦走し，垂直舌筋は舌背と舌下面を垂直方向につなぎます．これらは舌内から起こって舌内に着く内舌筋で，舌の形を変えます．縦舌筋は舌を短縮させ，横舌筋は狭くすると同時に延長させ，垂直舌筋は平らにします．

これに対し，舌外から舌に入って舌を動かすのが外舌筋で，茎突舌筋，舌骨舌筋，オトガイ舌筋があります（1-5-9）．茎突舌筋は茎状突起から起こり，舌の側縁に沿って舌尖に達します．舌骨舌筋は舌骨から起こり，茎突舌筋の内側を舌背に

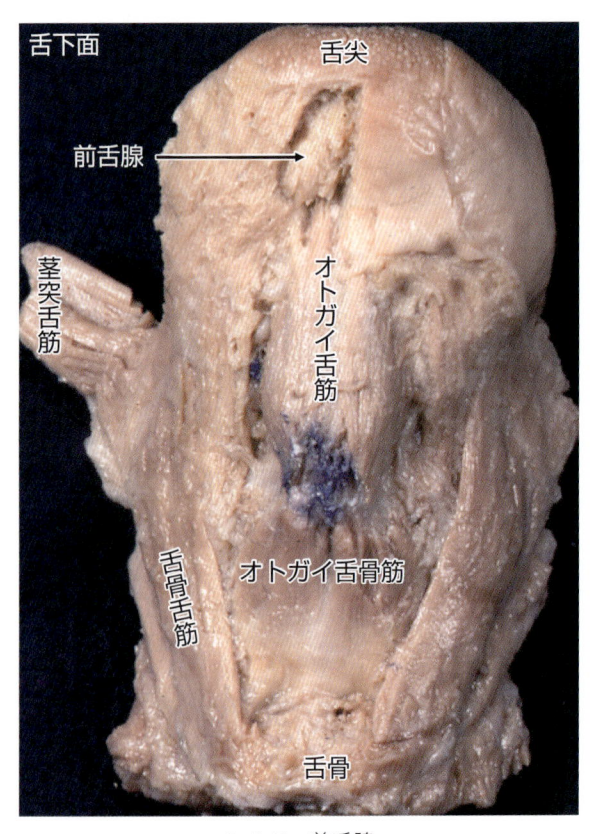

1-5-6 舌背粘膜下の筋

1-5-7 前舌腺

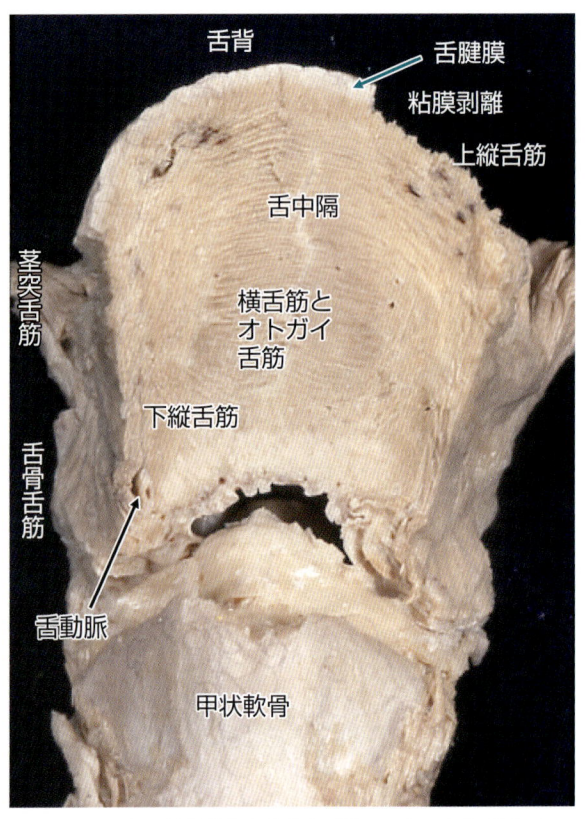

1-5-8 舌の前額断面（垂直舌筋ははっきり見えません）

向かいます．最内側のオトガイ舌筋は，オトガイ棘から起こり，扇状に拡がって舌背に向かいます．

舌筋の構成を舌下面から見ます（1-5-10）．オトガイ舌筋は舌背中央を下方に引き，食塊を乗せる舌背中央のくぼみ（1-5-2）をつくります．また，オトガイ舌筋は舌を前方に引き，嚥下咽頭期には舌根を前方に引いて，咽頭口部を拡げます（1-5-11）．

オトガイ舌筋直下のオトガイ舌骨筋は，舌骨を前方に引きます（1-5-11）．下顎を前方位で固定すると，両筋が引っ張られて反射的に収縮し，舌根や舌骨を前方に引きます．睡眠時無呼吸症候群のスプリント療法は，このことを利用しています．

なお，舌を後方に引くのは茎突舌筋と舌骨舌筋で，舌骨舌筋は舌の側縁を下方にも引きます．舌の側縁には口蓋舌筋も入ります（1-5-9）．口蓋舌筋や茎突舌筋の一部筋束は，舌内を横走して対側筋束につながります[3]．これによって舌背を高め，硬口蓋と接触できるようになります．舌はこのようにして，嚥下時の食塊輸送や嚥下圧の維持にかかわっています．

ここで注意してほしいのですが，舌の形を変える内舌筋と，舌を外から動かす外舌筋は，別々に働くわけではありません．

たとえば，舌の突き出しは，オトガイ舌筋が舌を前方移動させ，横舌筋で左右幅，垂直舌筋で上下幅を狭め，舌の前後への伸びのうち，後方への伸びをオトガイ舌筋で抑えることで行っています[4]．したがって，舌の多彩な動きは内・外舌筋の協同作用によるものです．

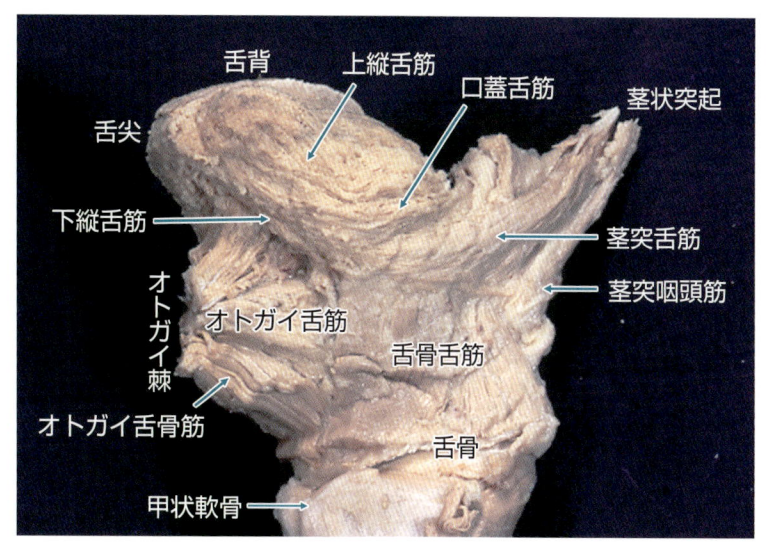

1-5-9 外舌筋の側面観（外舌筋の起始部については 1-5-1 を参照）

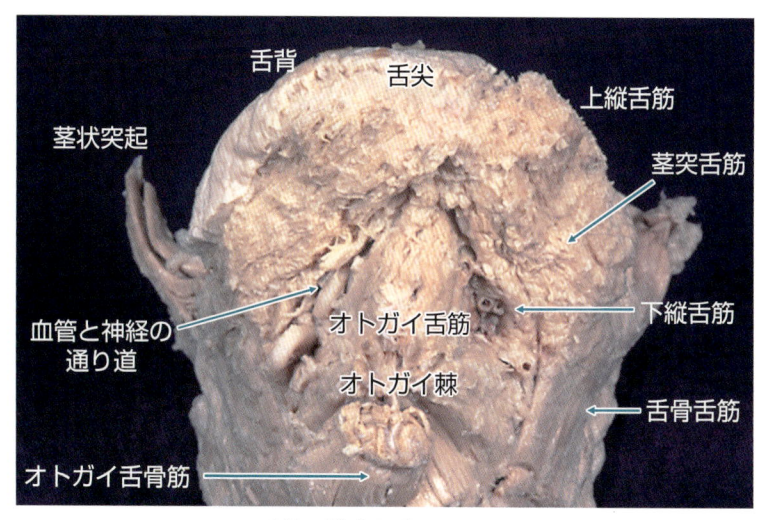

1-5-10 舌筋の構成を舌下面から見ています

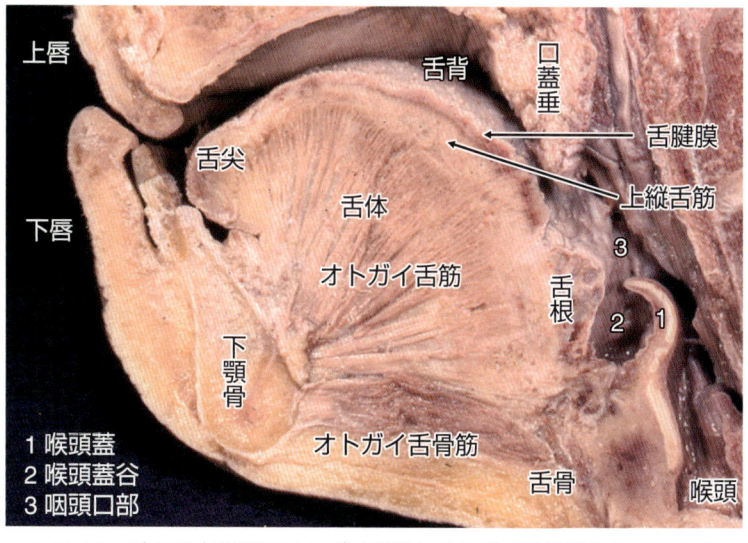

1-5-11 舌の正中断面でオトガイ舌筋とオトガイ舌骨筋を見ています

舌周辺の構造

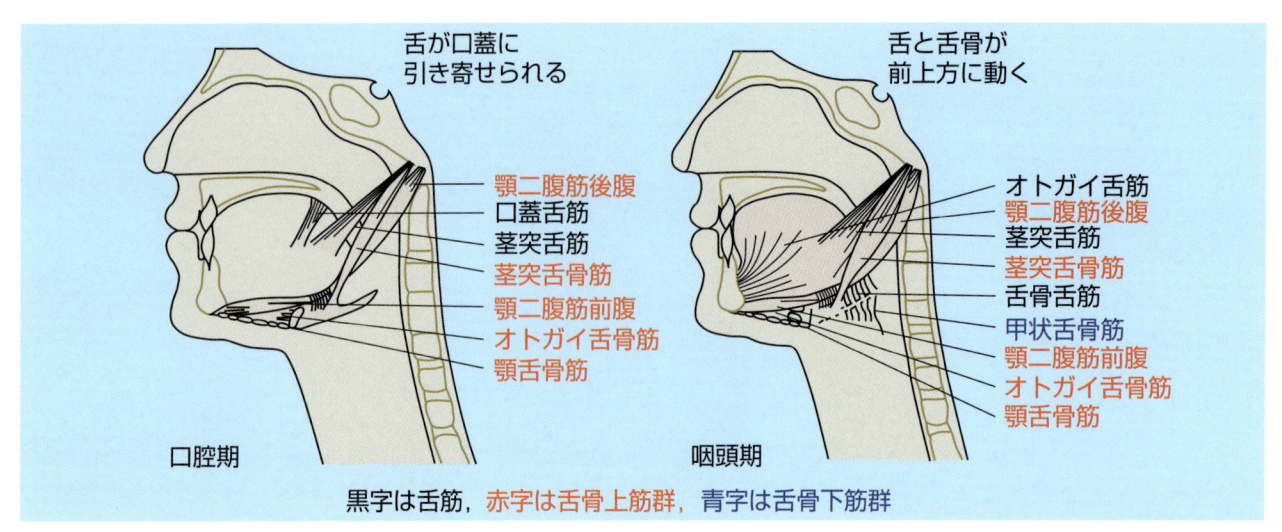

```
舌が口蓋に                    舌と舌骨が
引き寄せられる                 前上方に動く
```

左図（口腔期）ラベル:
- 顎二腹筋後腹
- 口蓋舌筋
- 茎突舌筋
- 茎突舌骨筋
- 顎二腹筋前腹
- オトガイ舌骨筋
- 顎舌骨筋

右図（咽頭期）ラベル:
- オトガイ舌筋
- 顎二腹筋後腹
- 茎突舌筋
- 茎突舌骨筋
- 舌骨舌筋
- 甲状舌骨筋
- 顎二腹筋前腹
- オトガイ舌骨筋
- 顎舌骨筋

黒字は舌筋，赤字は舌骨上筋群，青字は舌骨下筋群

1-5-12　舌の動きと舌骨上・下筋（文献5）より改変）．図は掲載していませんが，食道期に舌根部が後方に動く際には，茎突舌筋と舌骨舌筋が働きます．嚥下が終了し，舌と舌骨が安静位に復する際には，オトガイ舌筋とオトガイ舌骨筋，さらに舌骨下筋が働きます

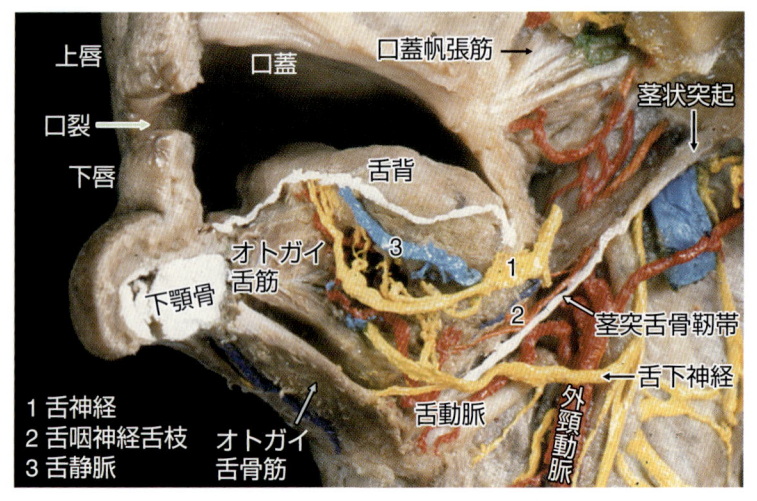

1-5-13　舌に分布する神経と血管

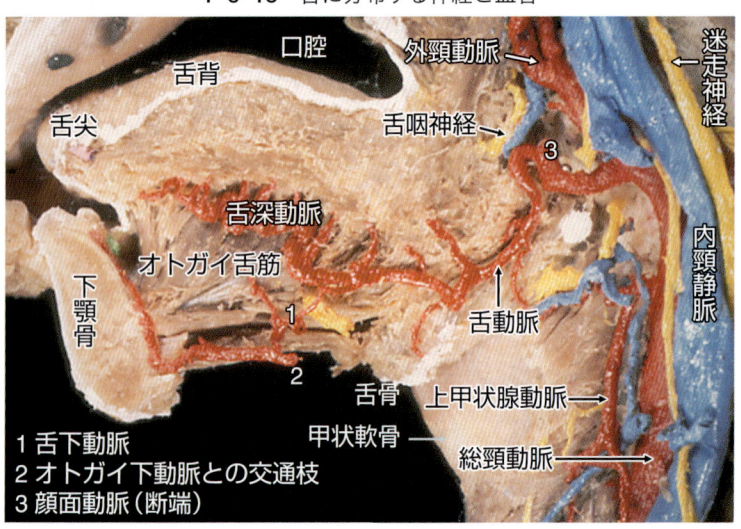

ラベル: 上唇, 口蓋, 口蓋帆張筋, 茎状突起, 口裂, 下唇, 舌背, オトガイ舌筋, 下顎骨, 3, 1, 2, 茎突舌骨靱帯, 舌下神経, 舌動脈, 外頸動脈, オトガイ舌骨筋
1 舌神経
2 舌咽神経舌枝
3 舌静脈

1-5-14　舌骨舌筋を除去して舌動脈を見ています

ラベル: 口腔, 外頸動脈, 迷走神経, 舌背, 舌咽神経, 舌尖, 3, 舌深動脈, オトガイ舌筋, 舌動脈, 内頸静脈, 下顎骨, 1, 2, 舌骨, 上甲状腺動脈, 甲状軟骨, 総頸動脈
1 舌下動脈
2 オトガイ下動脈との交通枝
3 顔面動脈（断端）

嚥下時の舌の動きには，外舌筋のみならず舌骨上筋群，ときに舌骨下筋群もかかわります[5]（1-5-12）．舌骨上・下筋群は，舌骨を上下・前後に動かします．舌は舌骨上に乗ります（1-5-9）から，舌は舌骨という可動性の土台の上で動くことになり，運動性が高まります．

嚥下時以外でも舌と舌骨は，動きのうえで連動し，舌の突出時に舌骨が挙上され，巻き上げ時に下方に引かれます[6]．口の機能回復訓練としての舌体操は，舌のみならず舌骨の動き，ひいては嚥下全体の機能改善につながる可能性があります．

また，舌神経，舌下神経および舌動・静脈の舌内通路は，舌下面での茎突舌筋とオトガイ舌筋の境にあり（1-5-10，13），この部の横切開は避けねばなりません．舌動脈は舌骨舌筋の内側から出ると，舌下動脈を分枝し，舌深動脈となって舌に入ります（1-5-14）．舌深動脈の蛇行走行は，舌の伸展に適応した形になっています．

歯の喪失に伴う下顎骨の形の変化

歯を喪失すると，外斜線からオトガイ孔に続く線より上方の歯槽部が，吸収されます（1-5-15）．吸収のされ方には部位差があり（1-5-16），切歯部では唇側上方から吸収が進み，上方は舌側に向かってとがり，下顎底は前方に突出します（1-5-15）．オトガイ棘は，歯槽堤上縁に位置するようになります（1-5-17）．

小臼歯部では，切歯部とほぼ同様の吸収で，オトガイ孔が歯槽堤近くに開口するようになります（1-5-17）．

大臼歯部では，上方から水平的に吸収が進み，舌側では顎舌骨筋線が歯槽堤近くに位置するようになり（1-5-15），頬側では下顎底上面が頬棚を形成します（1-5-17）．下顎管も歯槽堤近くに位置するようになります．

このように，無歯顎になると下顎骨の形は大きく変化します．無歯顎患者への施術に際して留意すべき事柄です．

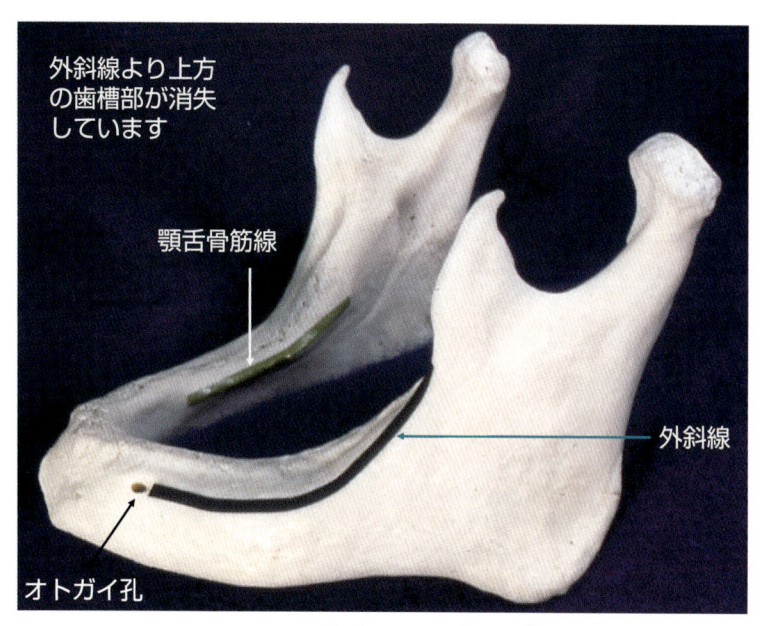

1-5-15　無歯下顎骨の側面観[1]

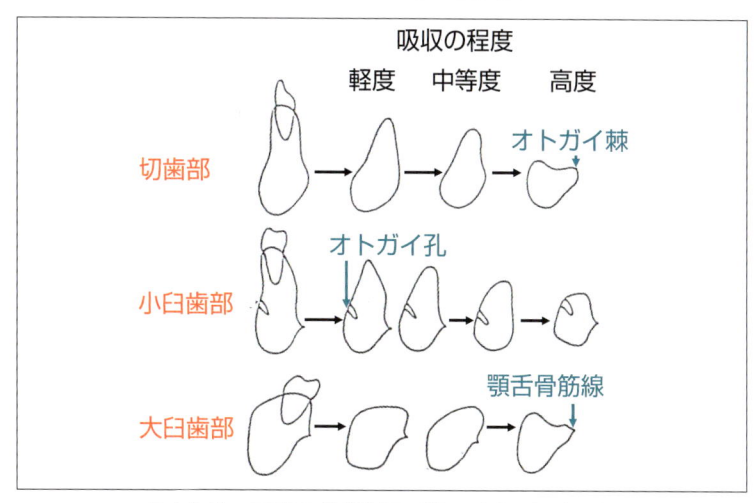

1-5-16　歯喪失後の下顎歯槽部断面形態の変化（文献7）より改変）

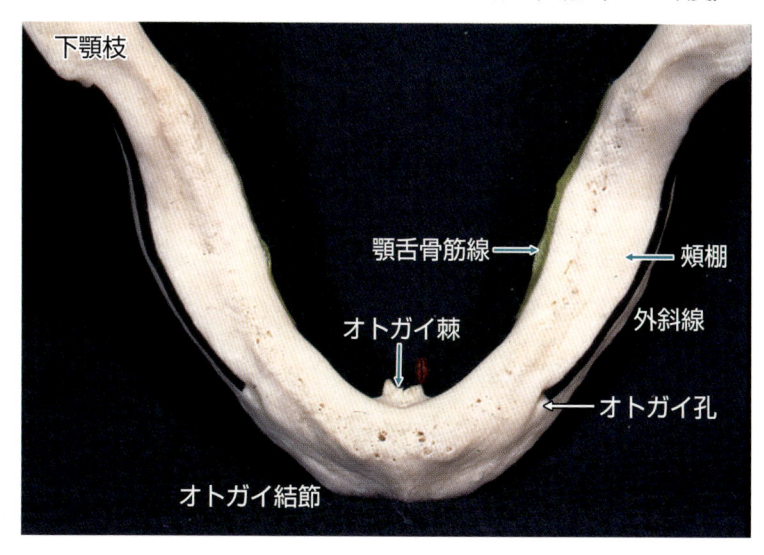

1-5-17　無歯下顎骨の上面観[1]

臨床の立場から見た舌

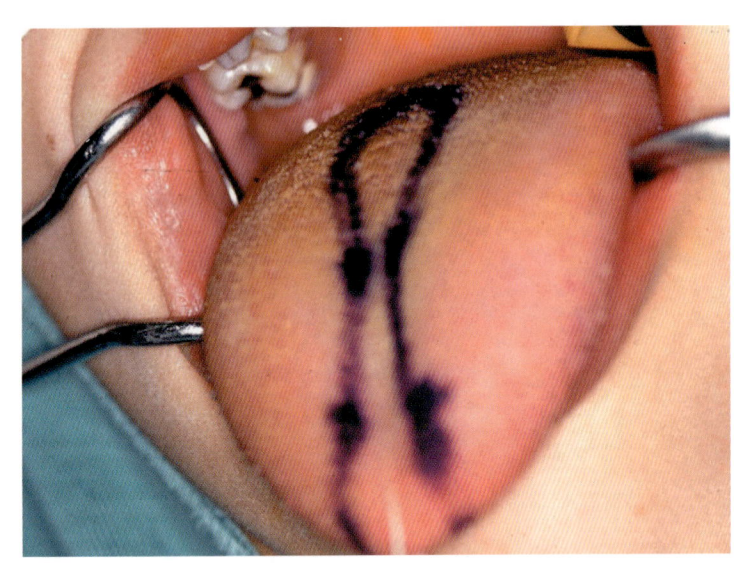

1-5-18　巨舌症における舌縮小術時の切開線

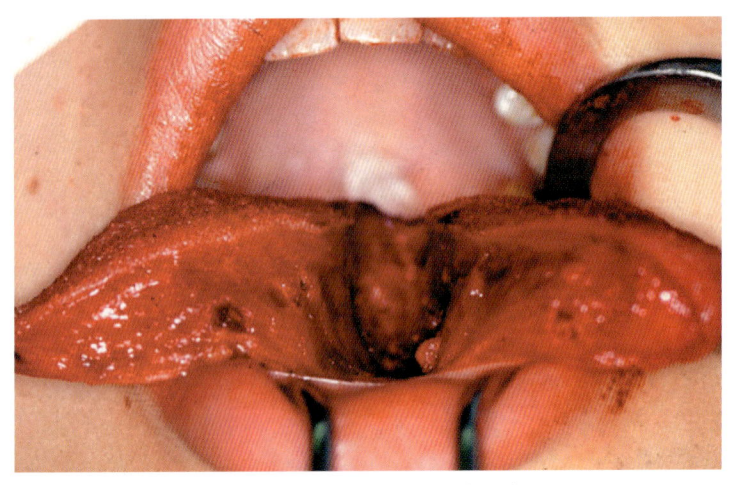

1-5-19　舌縮小術時の術中写真

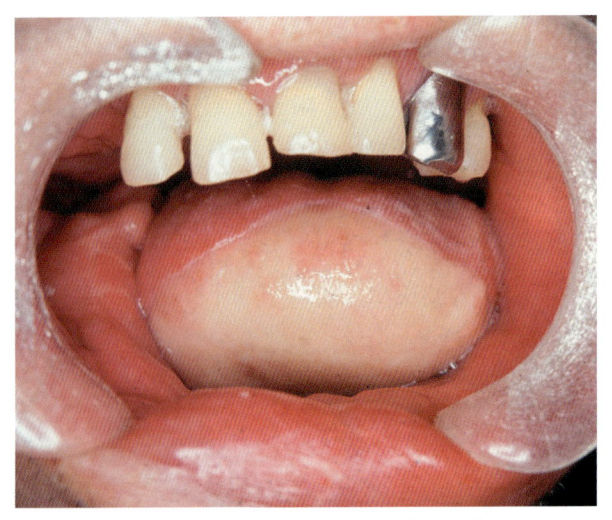

1-5-20　悪性腫瘍摘出後の舌の再建

舌が大きく，安静時に固有口腔からはみ出す状態が，巨舌症（1-5-18）です．種々の全身疾患に関連して発症しますが，病的とはいわないまでも舌が大きいために，下顎が突出したり，開咬や空隙歯列を呈することがあります．

巨舌症に対しては，Egyedi-Obwegeser法による舌縮小術が一般に行われます．この方法では，舌の中央部をくり抜きます（1-5-18, 19）．主要な血管・神経は，舌の両側を走行する（1-5-10）ため，この術式により血管・神経の損傷を最小限に留めることができます．

また，舌中央部の触覚はやや鈍く，味覚もおもに苦味を感じるとされており，この部の切除は，知覚・味覚障害の軽減からも有利です．

1-5-20 は，舌癌手術後に再建された舌です．切除範囲の拡大に伴い，言語障害や知覚・味覚障害，摂食・嚥下機能面で，食塊の早期咽頭流入，食塊の送り込み障害，食塊の口腔内残留，咽頭期嚥下の開始遅延などを生じ，また，舌骨上筋群も切除されることが多いことから，嚥下時の喉頭挙上障害や喉頭の下垂なども生じます[8]．

術後のリハビリの観点からは，残存組織の機能温存を考えて，知覚・運動のいずれにせよ神経機能を損なわないようにするとともに，切除部の形態的回復が重要です．

この症例では，再建された舌は十分な隆起をもって口蓋に接し，口峡を狭めているため，嚥下圧の低下を防ぎ，かつ口蓋音などの構音機能に好影響を及ぼしていると思われます．

下顎管の臨床解剖学

　下顎管は第二大臼歯と智歯，特に水平埋伏智歯では根尖に近接しているため（1-5-21），抜歯時や根管治療時に下歯槽血管神経束が損傷される可能性があります．

　1-5-21 では，智歯の近心根尖に重積する部位（白矢頭）で下顎管（黒矢印）の曲率が変化しており，かつ限局的に透過性が亢進しており，両者の近接を疑わせます．

　このような症例での外科的処置に際しては，CT 画像などで，両者の位置関係を正しく把握することが必要です．

　骨格性の下顎前突症や開咬症に対して，下顎枝を矢状分割する（1-5-22）ことで，下顎を前後に移動させたり，下顎の角度を変えることができます．やはり下顎管が問題になりますが，海綿質を挟んだ内外 2 枚の骨片からなる下顎枝を，下歯槽神経血管束を内側片に付けた状態で，矢状面で分割します．

　インプラント治療では，下顎枝からしばしば移植骨を採取します．この際も同様の手技が用いられます．採取は下顎枝前縁近くに限られますが，下顎管の損傷を防ぐためには，骨片の剥離をあまり下方に及ぼさないことと，鋭匙による海綿質の採取を避ける必要があります．

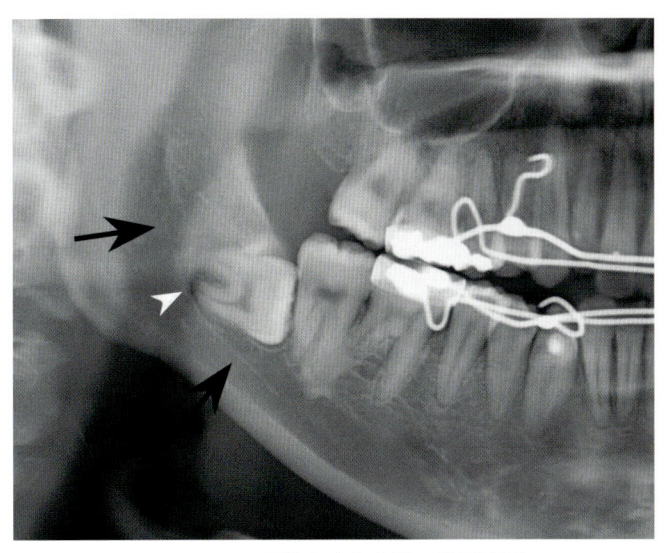

1-5-21　下顎管と歯根先端の位置関係

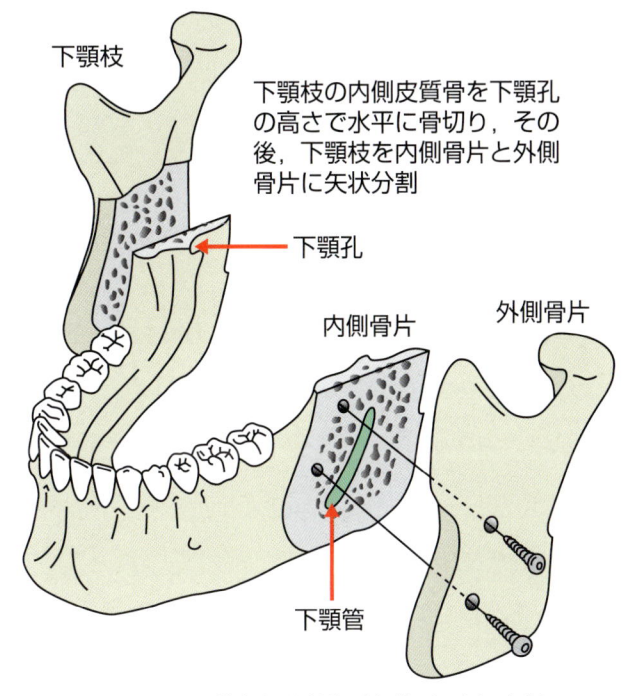

1-5-22　下顎枝矢状分割術（文献 9）より改変）

6 口蓋と上顎骨
―外科的処置に失敗しないために

北村清一郎　山下菊治　二宮雅美

> **本項のねらい**
>
> 口腔の"天井"である口蓋では，おもに硬口蓋を扱います．上顎総義歯の口蓋床の置かれる部であり，口蓋膿瘍などに際して切開が加えられ，また粘膜・骨膜弁が作られる部位でもあります．本項では，これらの処置の解剖学的エビデンスを理解していきます．また，"口腔と上顎洞の関係"や"歯の喪失に伴う上顎骨の形の変化"についても解説します．なお，上顎総義歯や上顎インプラント，歯科局所麻酔やX線解剖学とのかかわりについては，第2章の1と3および5と9で記されています．

口蓋の外観と粘膜下の構造

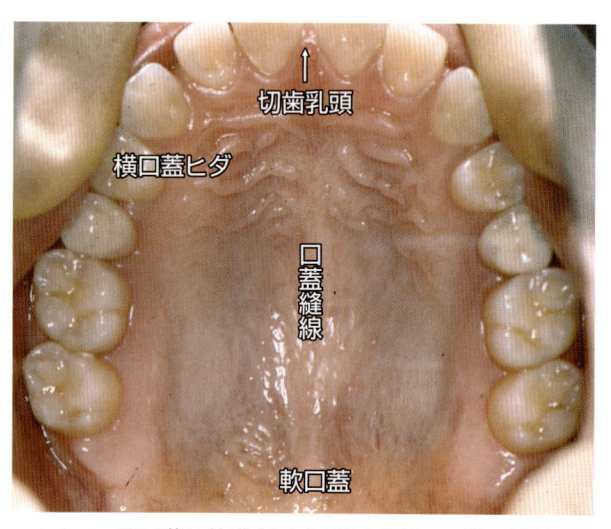

1-6-1　硬口蓋の粘膜表面（口蓋小窩はこの例では認められません）

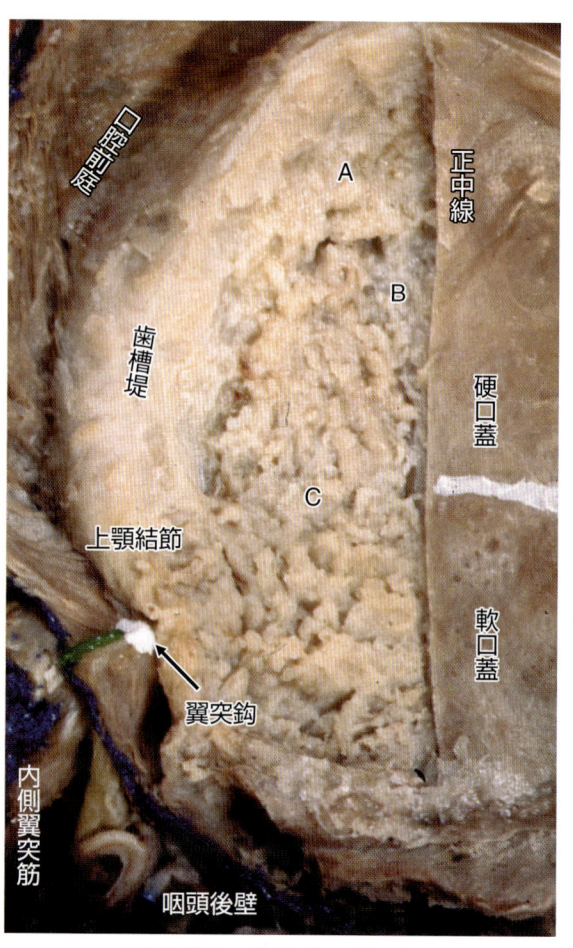

1-6-2　口蓋粘膜下の構造（A：横口蓋ヒダの部，B：口蓋縫線の部，C：口蓋腺の部）

口蓋の粘膜表面には切歯乳頭，横口蓋ヒダ，口蓋縫線，口蓋小窩（2-1-15参照）が存在し（1-6-1），粘膜下の構造（1-6-2）を知るうえで重要なランドマークとなります．切歯乳頭や横口蓋ヒダの部は，粘膜下組織に脂肪組織を多く含みますが，口蓋縫線の部では粘膜下組織を欠きます．これら以外の部では，粘膜下に口蓋腺が存在します（1-6-2，3口蓋腺の部）．

口蓋腺は粘液腺で，口蓋縫線を挟んで左右が前方に突出し，全体としてM字形を呈します．前方は第一大臼歯あたり，後方は軟口蓋後縁にまで達します．厚さは軟口蓋で厚く，硬口蓋ではこれより薄くなります．

口蓋腺を除去して，口蓋の血管・神経を剖出しま

す（1-6-3）．切歯乳頭粘膜下の切歯窩（切歯孔，1-6-12）からは，鼻口蓋動・静脈や鼻口蓋神経が出てきます．歯槽突起（歯槽堤）後端（臨床的にいう上顎結節）のやや前方では，歯槽突起のすぐ口蓋側にある大口蓋孔（1-6-12）から大口蓋動・静脈や大口蓋神経が出て，歯槽突起に平行に骨膜上を前方に向かいます．したがって，口蓋粘膜の切開は歯槽突起に平行になされるべきで，大口蓋動・静脈や大口蓋神経を横切るように切開してはいけません．口蓋に分布する神経は，翼口蓋窩に位置する翼口蓋神経節（1-6-4）の枝で，その神経中の知覚神経線維は，翼口蓋神経を介して上顎神経から（2-5-5 参照），副交感神経線維は，大錐体神経（1-2-8）から翼突管神経を介して顔面神経からやってきます．

次に，軟口蓋の筋肉を口腔側から見ます（1-6-5）．軟口蓋の外観は 1-7-1 で説明します．硬口蓋の後縁に口蓋腱膜が接します．その後方に側方から口蓋帆挙筋が入り，正中で左右が合します．そして，口蓋舌弓内にあった口蓋舌筋が，下方から口蓋帆挙筋の口腔面に合流します．口蓋咽頭弓内にあった口蓋咽頭筋は，口蓋舌筋の外方を前走し，口蓋帆挙筋の前方に出て，口蓋腱膜に達します．

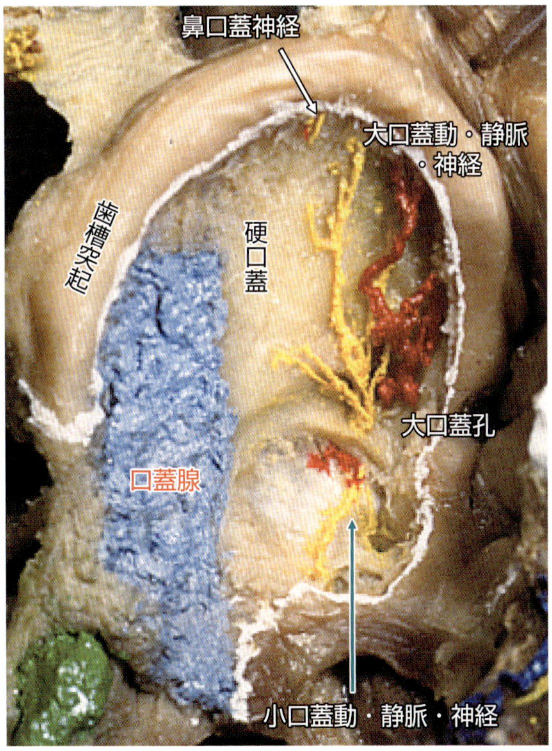

1-6-3 硬口蓋の粘膜下の血管・神経（動・静脈は区別されずに着色されています）

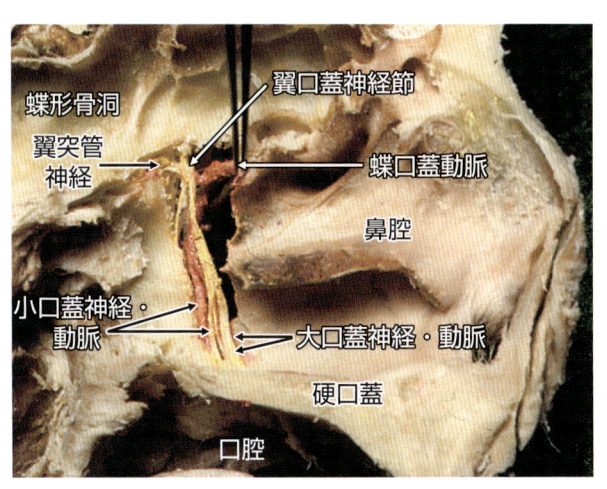

1-6-4 口蓋の神経と翼口蓋神経節（鼻腔側壁から翼口蓋窩を開いています）

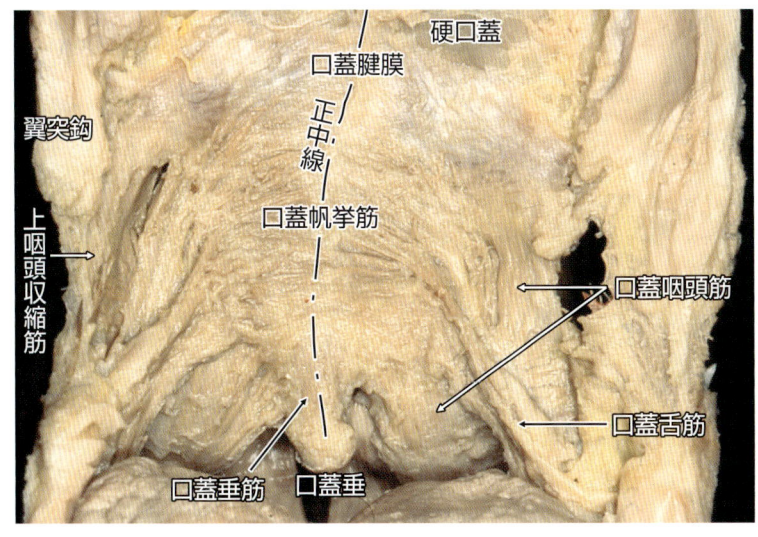

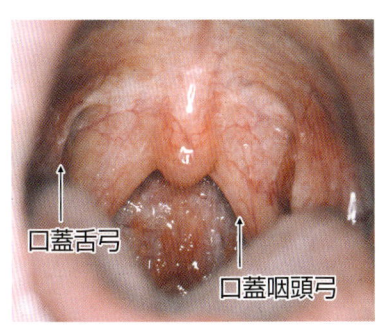

1-6-5 軟口蓋の粘膜下の筋肉（右の写真は，左の写真のアングルを示します）

6 口蓋と上顎骨——外科的処置に失敗しないために

口腔と上顎洞の関係

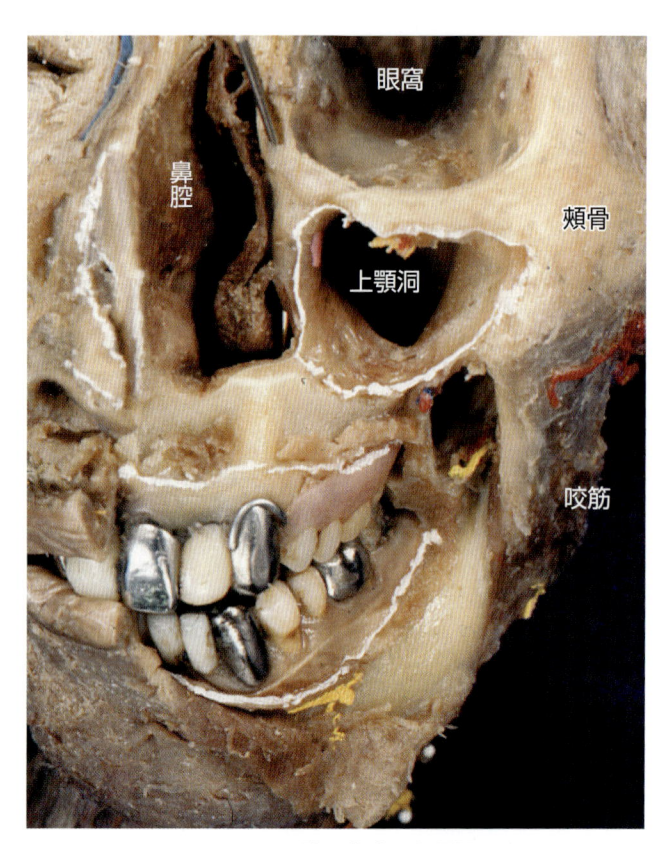

1-6-6 口腔と鼻腔・上顎洞

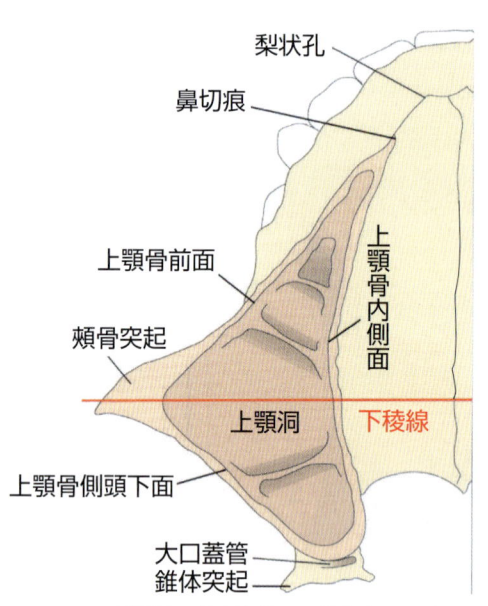

1-6-7 上顎洞の拡がり[1]. 下稜線とは，頬骨下稜の中心を通る前額断面をいいます

上顎での処置にあたり，前歯部では鼻腔，臼歯部では上顎洞が問題となります（1-6-6）. 特に上顎洞は外から見えないので，口腔との位置関係を把握することが必要です．

上顎洞は，上顎骨内で頬骨突起を頂点に前後・上下・内方に錐体状に拡がります（1-6-7）. 頬骨突起は上顎前庭円蓋で触知できます（1-6-9）. 口腔からは，上顎骨の前面と側頭下面の境をなす頬骨突起下縁（頬骨下稜）が，上顎洞中心部を示すランドマークとなります[1].

上顎洞は，半月裂孔で鼻腔の中鼻道に開口します（1-6-8）. 半月裂孔を介して粘膜が連続するため，鼻腔の炎症は容易に上顎洞に波及します．また，半月裂孔は上顎洞の高位に位置しており，上顎洞炎の際の排膿を困難とし，治癒を遅らせる要因となります．

口腔から鼻腔を見ます（1-6-9）. 歯槽突起内側壁

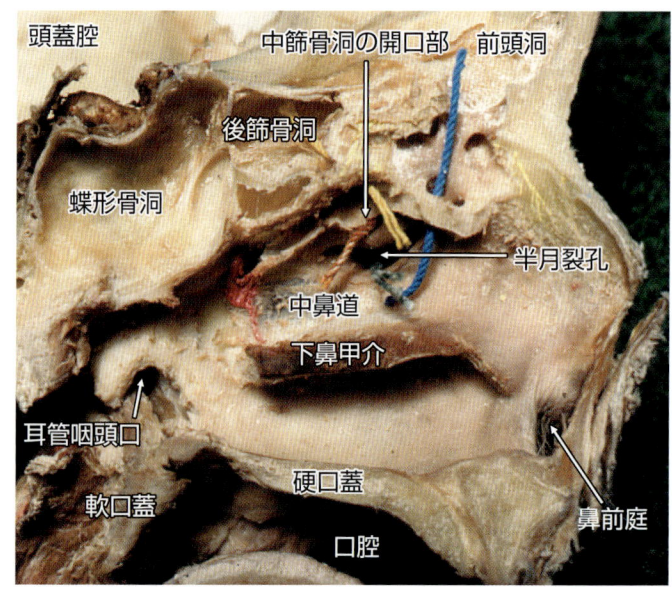

1-6-8 上顎洞の鼻腔への開口部. 中鼻甲介は完全に，下鼻甲介は下半部が除去されています

が鼻腔外側壁（上顎洞内側壁）に続く位置を占めており，頬骨突起から裾野を拡げるように，歯槽突起臼歯部にいたる範囲に上顎洞が含まれます．

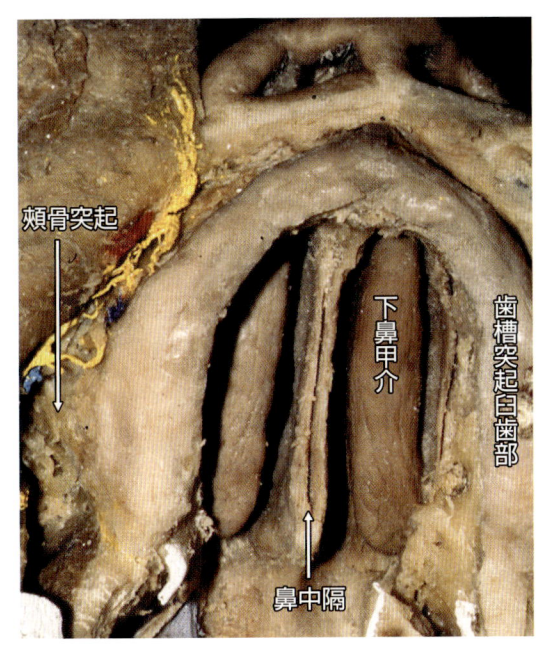

1-6-9　口蓋を除去し，口腔側から鼻腔を見ます

歯槽突起が狭く高い場合　　　歯槽突起が広く低い場合

1-6-10　上顎洞と歯槽突起[2]

上顎洞底は上顎臼歯の根尖に近接し，根尖がときに上顎洞内に突出します（1-6-10）．このことは，歯性上顎洞炎，抜歯時の口腔上顎洞瘻孔の形成や上顎洞への歯根迷入などを引き起こす要因となります．根尖と上顎洞底の距離は，第一・二大臼歯で小さく，根尖が上顎洞底に突出する頻度も，第一・二大臼歯の口蓋根で高く，上顎洞底が第一・二大臼歯部で低い位置を占める（2-3-1参照）のがわかります．

なお，一般に歯槽突起が低く，その基底が広い場合，上顎洞の発達がよく，根尖が上顎洞底に突出する可能性が高い（1-6-10）といわれています[2]．

また，上顎洞上壁には眼窩下神経が走り，前・中上歯槽枝（眼窩下神経の枝）や後上歯槽枝（上顎神経の直接の枝）が上顎洞外壁に向かいます（1-6-11，外壁での走行は2-5-2参照）．

上顎洞疾患時の神経症状を考える際や，これらの神経枝には血管も伴行するので，上顎洞外壁開窓時の意外な出血を考えるうえでも重要です．

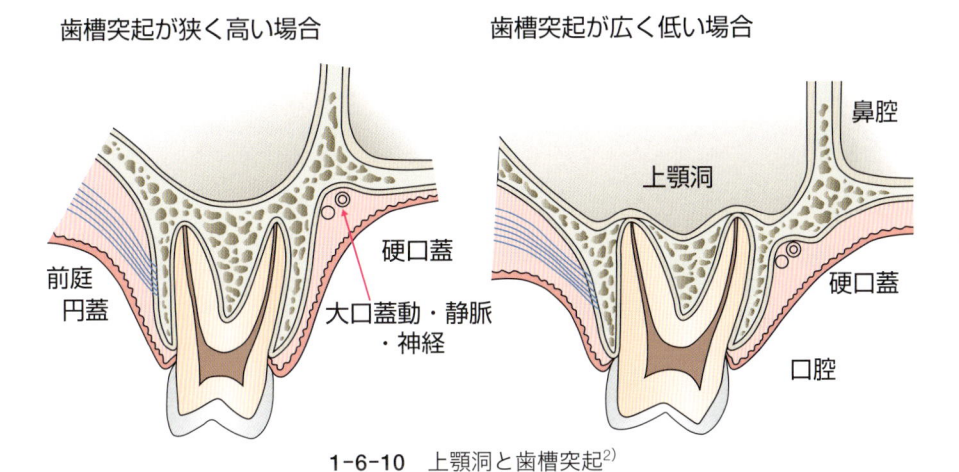

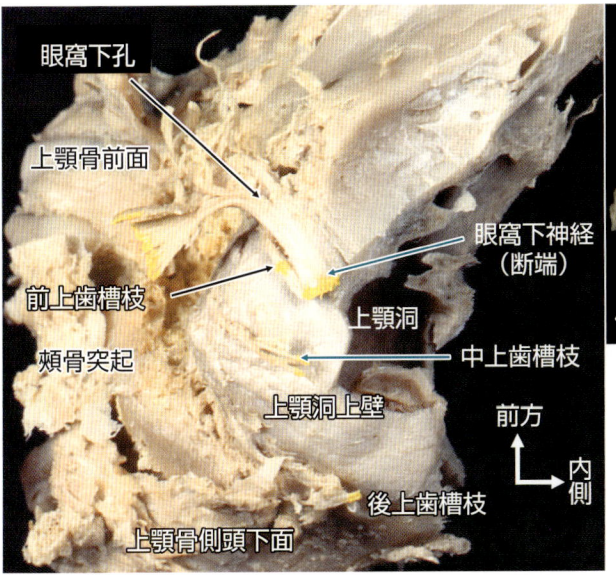

星印は頬骨突起

1-6-11　上顎洞上壁と神経．上顎洞上壁を上方から見ています（右の写真は上顎骨で，左の写真のアングルを示します）

6 口蓋と上顎骨 — 外科的処置に失敗しないために

歯の喪失に伴う上顎骨の形の変化

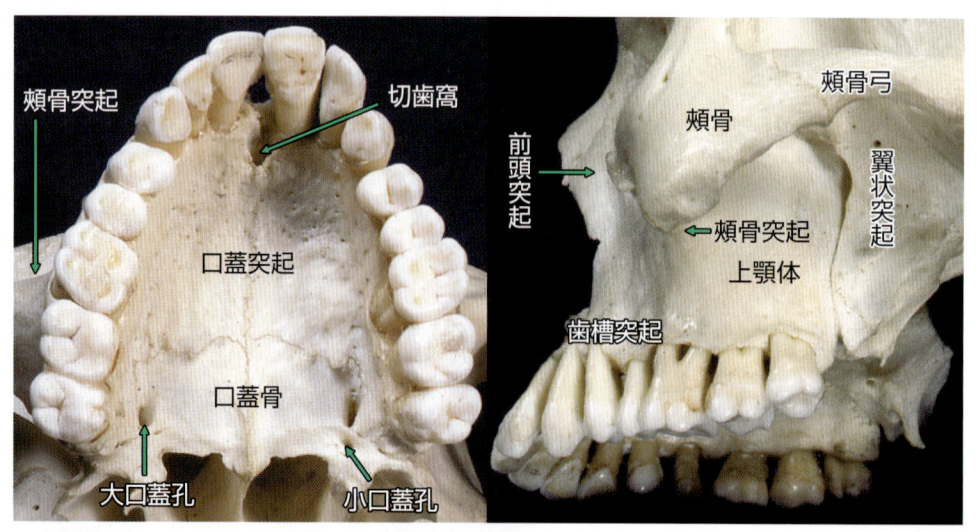

1-6-12 有歯上顎骨の外観

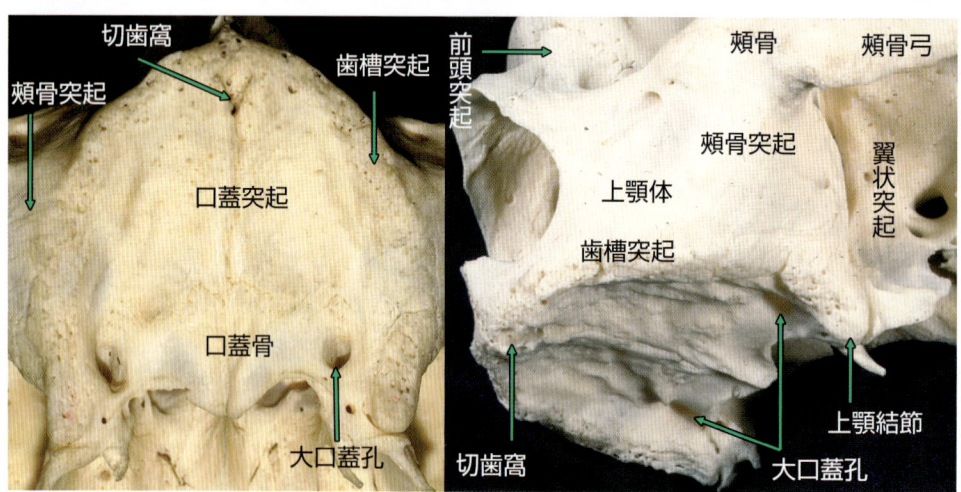

1-6-13 無歯上顎骨の外観．下外方から見ると（右），硬口蓋の口腔面で，大口蓋動・静脈・神経を入れる溝が大口蓋孔から前方に走るのがよくわかります

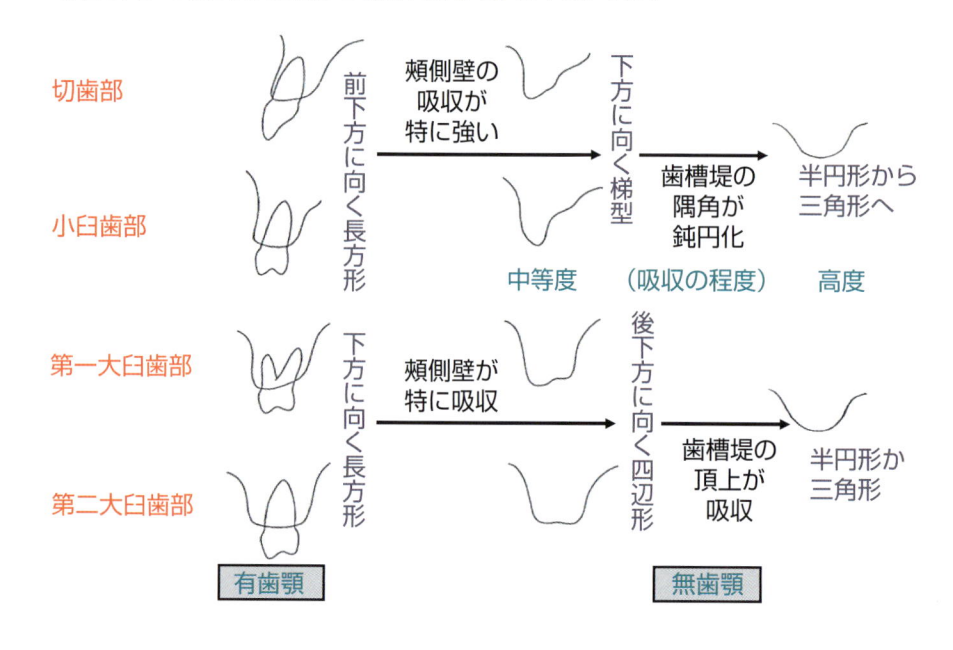

1-6-14 歯喪失後の歯槽突起断面形態の変化[3]

46

この部の記載は，東京歯科大学解剖学講座の業績によります．上顎骨は主部の上顎体と，そこから突出する前頭突起，頬骨突起，歯槽突起および口蓋突起で構成されます（1-6-12）．上顎洞は上顎体に含まれます．

　歯を喪失すると，歯槽突起が吸収されます（1-6-13）．このため，口蓋突起との段差が減少し，吸収が進むと段差は消失します．翼状突起に接する歯槽突起の後端（臨床的にいう上顎結節）がやや高く残りますが，この部にはもともと歯がなかったこと，後面に内側翼突筋が付着する（1-6-2）ことが関連しています．上顎では，唇・頬側に傾斜していた歯槽突起の唇・頬側壁が歯の喪失で吸収されて（1-6-14），歯槽突起のアーチが狭くなり，切歯窩は歯槽堤上に位置するようになります（1-6-13）．

　咬合圧低下に伴う上顎骨の形の変化を考えます．下顎骨は上顎骨をたたくハンマーとして作用し，上顎骨は衝撃を分散させながら緩衝する構造になっています．したがって，咬合圧の低下に伴う影響は，分散した衝撃の伝達経路（1-6-15）に関連して，① 上顎洞の骨壁が薄くなる，② 口蓋突起の厚さも薄くなる，③ 頬骨突起が薄くかつ細くなる，という形で出現します．

　また，歯槽突起の吸収で，上顎洞底と歯槽堤の間の距離は減少します．吸収が著しい場合，歯槽堤の軟組織が加わって厚みがあるように見えても，骨壁そのものは紙一重というような例が，大臼歯部で見られます．

　1-6-16 は，無歯上顎骨（1-6-13右）の内部から光を照射させたものです．光の透過から，上顎洞壁の薄さがわかります．したがって，上顎洞の疾患は容易に周囲に波及します．上顎洞を内部に含むことから，上顎骨はかなり脆弱なつくりで，咬合圧は，① 比較的骨量の豊かな前歯部から梨状口外縁を経て眼窩周縁，② 頬骨下稜から頬骨，③ 臨床的上顎結節から翼状突起，という3つの骨梁を介して頭蓋底で支えられます．上顎骨への処置に際しては，このような背景を理解しておく必要があります．

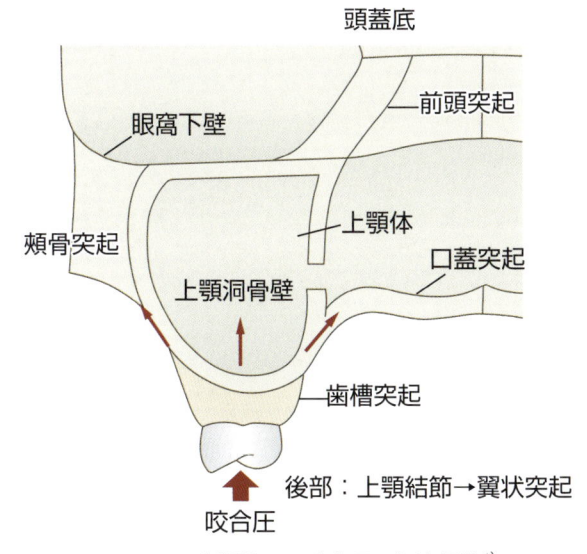

1-6-15　上顎骨での咬合圧の伝達経路[4]

1-6-16　上顎骨のつくりは脆弱

臨床的観点から口蓋と上顎骨を見る

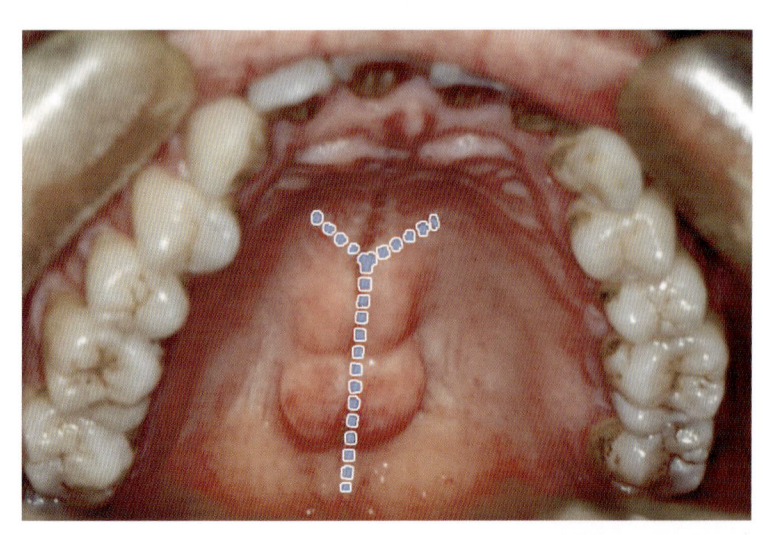

1-6-17　口蓋隆起とその切除のための切開線

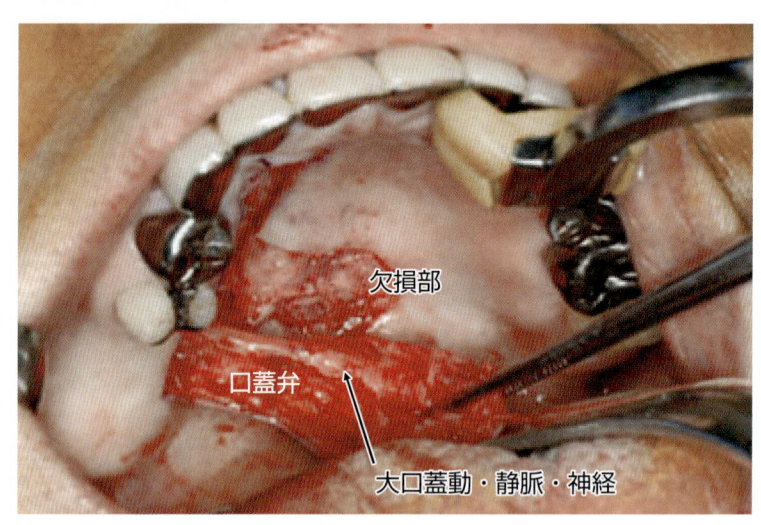

1-6-18　挙上した口蓋弁
欠損部
口蓋弁
大口蓋動・静脈・神経

　口蓋隆起（1-6-17）は，口蓋正中での骨の過剰発育で，治療の必要はありませんが，義歯装着の障害になる場合や，被覆粘膜に対する刺激で，びらんや潰瘍を繰り返す場合に切除の適応となります．その場合，直上に切開線を設定しますが，口蓋正中に大きな脈管が走行しない（1-6-3）ので，出血はほとんどありません．

　1-6-17のように，正中切開の前方から側方に向けて補助切開を加え，粘膜骨膜弁を両側に観音開きにすることで，血管や神経（1-6-3）への損傷を最小限に留められます．骨隆起はラウンドバーや骨ノミで除去します．

　1-6-18のように，口蓋に欠損が生じ，上顎洞や鼻腔に通じる瘻孔が残遺することがあります．この瘻孔の閉鎖に，大口蓋動脈を栄養血管とする口蓋弁（1-6-18）がしばしば利用されます．

　弁の切開線は大口蓋動・静脈を温存するように設定されます．大口蓋動・静脈・神経は，硬口蓋の口腔側骨表面を前後方向に走る溝（1-6-13）の中で，骨膜より浅層を走るので，血管・神経を損傷しないためには，剝離は骨膜と骨との間で行い（本書の見方と読み方図4参照），溝の浅い前方から始めて，後方に向かい弁を挙上するのがコツです．

　挙上した弁を，大口蓋孔を中心に回転させることにより，硬口蓋後ろ半分と軟口蓋の欠損を再建することができます．

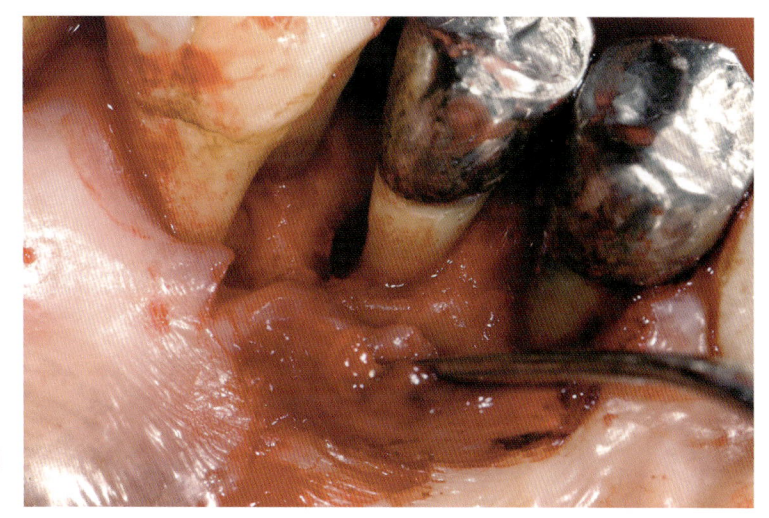

1-6-19 歯周外科時の大臼歯部口蓋側の歯肉弁剥離

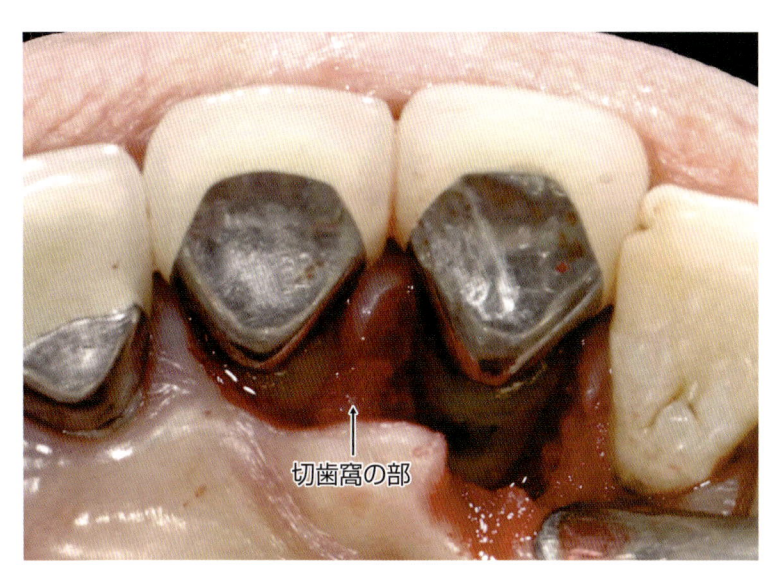

切歯窩の部

1-6-20 歯周外科時の前歯部口蓋側の歯肉弁剥離

1-6-19は，大臼歯部口蓋側歯肉弁の剥離です．口蓋側歯肉は，唇・頬側歯肉に比べて結合組織が厚いのが特徴です．

上顎大臼歯部では，歯槽突起のすぐ口蓋側を大口蓋動・静脈や大口蓋神経が走り，後方では大口蓋孔が開口します（1-6-3）ので，縦切開は入れないで，骨膜も含めて袋状にそぐよう剥離します．術野の確保のため縦切開が必要な場合も，切開が口蓋粘膜に及ばないよう，最小限に留める必要があります．前歯部口蓋側でも袋状に歯肉弁を剥離します（1-6-20）が，正中部の剥離に際しては，切歯窩の存在に留意する必要があります．

いずれにせよ，口蓋側歯肉の歯肉剥離に際しては，骨膜も含めて剥離し，切歯窩や大口蓋孔の部分は剥離しないことが原則となります．また，無歯顎では歯槽突起が吸収されており（1-6-13），大口蓋動・静脈・神経や大口蓋孔の位置を見誤ることがあり，特に注意が必要です．

7 口峡とその周辺
―発音・嚥下機能を理解するうえで知っておくべきこと

北村清一郎　角田佳折　市川哲雄

本項のねらい

軟口蓋を含め，口峡とその周辺の粘膜下の構造を扱い，特に，嚥下時や発音時における口蓋筋の役割について解説します．また，口腔に隣接する筋膜隙のうち，茎突前隙（第1章の9）を口峡側から観察し，抜歯後の嚥下痛との関連を考えます．筋膜隙とは，筋膜に関連して生じる体内の'隙間の部'で，脂肪組織などで埋められます．血管や神経の通路となりますが，炎症や体内に入った空気（気腫）なども筋膜隙を通って拡がるため，臨床的に重要な意義をもちます．

軟口蓋と口峡の粘膜表面

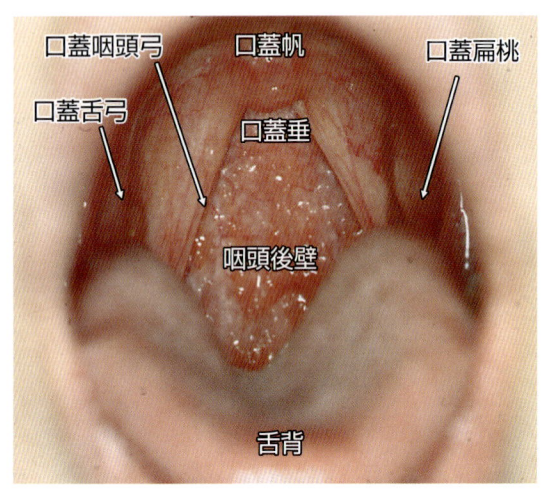

1-7-1　口峡を口腔側から見ています

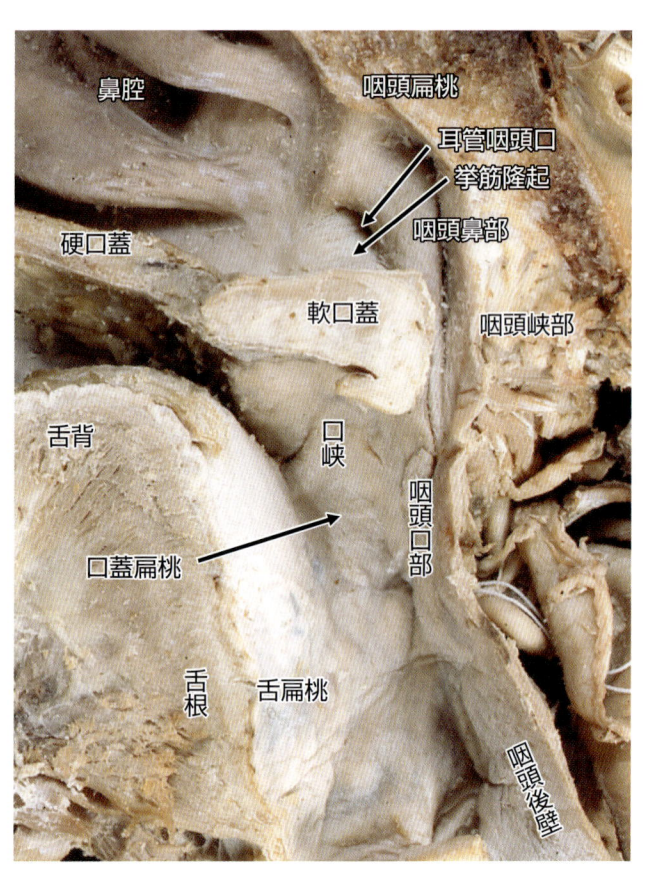

1-7-2　口峡と咽頭鼻部を内側から見ています

口峡（1-7-1）は口腔と咽頭の境で，上壁は軟口蓋後部の口蓋帆よりなり，正中に口蓋垂が突出します．口峡の側壁は，口蓋帆から外下方に向かう口蓋舌弓と口蓋咽頭弓より構成され，その間の陥凹に口蓋扁桃が入ります．また，下壁は舌根と喉頭蓋谷（1-5-5参照）で構成されます．

軟口蓋を挟んで口峡の上にある咽頭鼻部（1-7-2）では，耳管咽頭口に耳管が開口し，耳管を介して"みみ・はな・のど"はつながります．咽頭鼻部の天井付近には咽頭扁桃があり，肥大する（アデノイド）と，鼻呼吸が阻害されて口呼吸になるだけでなく，耳管咽頭口が塞がれて難聴をきたすこともありま

す．咽頭扁桃・口蓋扁桃・舌扁桃は，咽頭の入口を取り巻くように輪状に並び，空気や食物から粘膜表面を介して進入する異物に対する，免疫上の関門を形成しています．なお，咽頭鼻部は軟口蓋後方の咽頭峡部を経て，咽頭口部に続きます．

咽頭における呼吸路と食物路

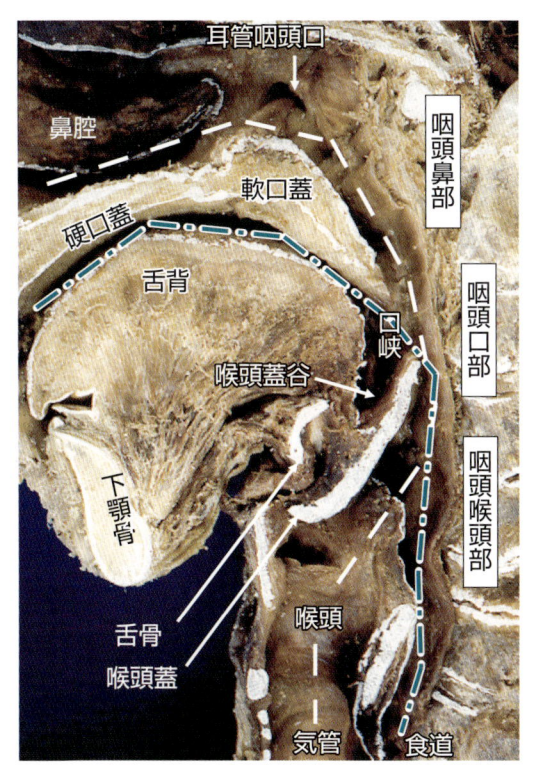

1-7-3 咽頭では呼吸路（白破線）と食物路（青色一点鎖線）が交叉します

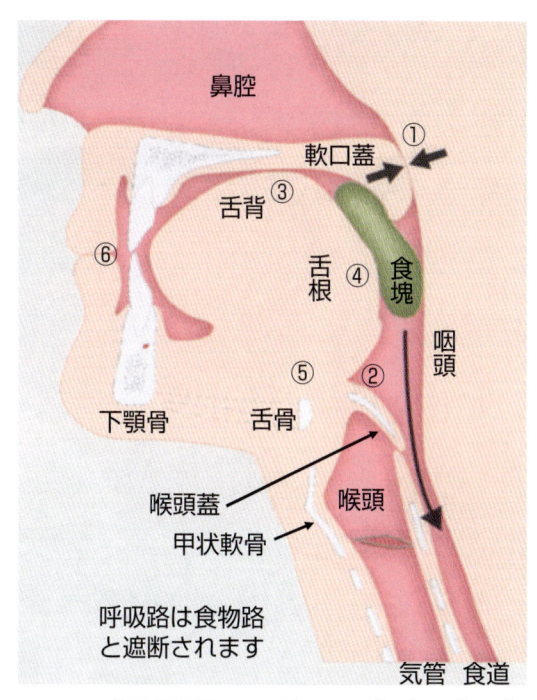

1-7-4 嚥下咽頭相での口腔と咽頭（図中の①〜⑥については，本文を参照）

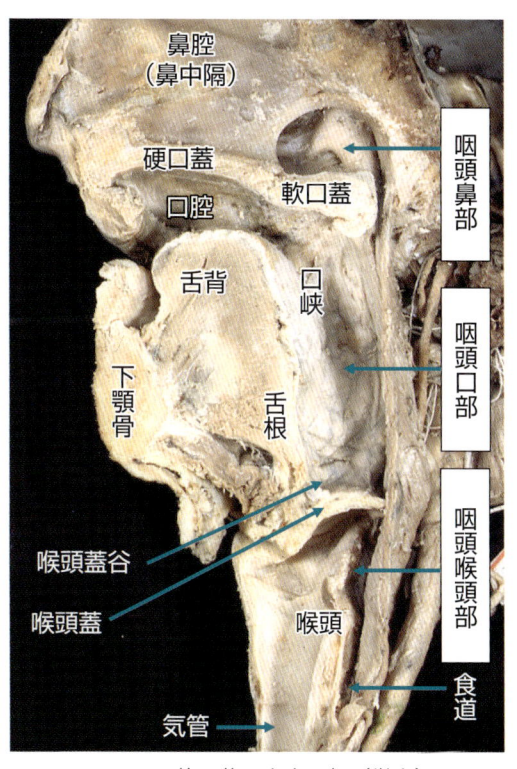

1-7-5 軟口蓋の上方回転（挙上）

　口峡とその周辺を正中断面で見ます（**1-7-3**）．鼻腔から入った空気は，咽頭鼻部から咽頭峡部を経て咽頭口部に達し，咽頭喉頭部から喉頭に入ります．一方，口腔から入った食物は，口峡から咽頭口部・咽頭喉頭部を経て食道に入ります．

　このように，呼吸路と食物路は咽頭で交叉します．嚥下時には，呼吸路を食物路から遮断すべく（**1-7-4**），①軟口蓋が上方回転され，②喉頭蓋が翻転して喉頭口を閉ざします．また，食塊を咽頭に送るべく，③舌背は硬口蓋に押し付けられて後方に動き，④舌根は前方に移動して咽頭口部が拡がります．

　1-7-5では，舌背は硬口蓋に押し付けられていませんが，軟口蓋や舌根，喉頭蓋の状態は，**1-7-4**で示す嚥下咽頭相に類似します．舌背の硬口蓋への押し付け，舌根の前方移動，喉頭蓋の翻転には，⑤舌骨が前上方に動かされることが前提で，そのため⑥下顎は咬合位に固定される必要があります．無歯顎で義歯を装着していない状態では，下顎を咬合位に固定するのが難しく，嚥下は困難になります（第2章の8を参照）．

7 口峡とその周辺——発音・嚥下機能を理解するうえで知っておくべきこと

軟口蓋の運動にかかわる筋肉（口蓋筋）

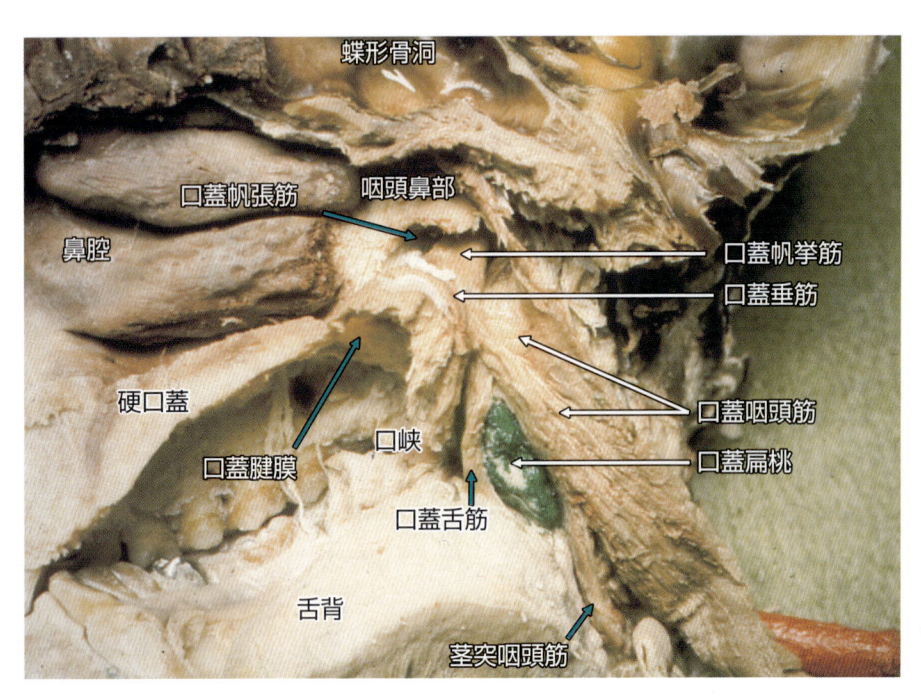

1-7-6 口峡と咽頭鼻部の粘膜下の筋肉

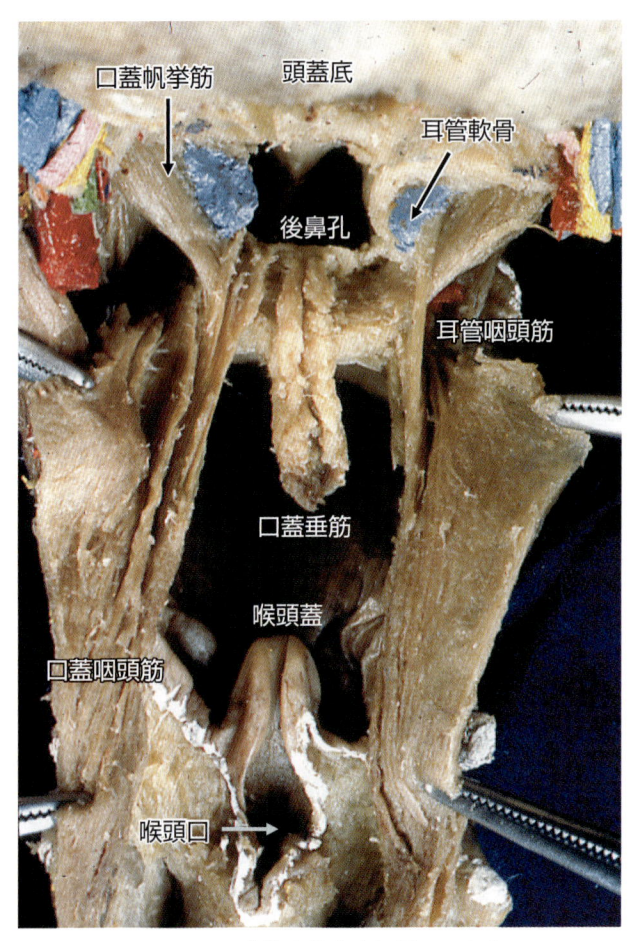

1-7-7 口蓋筋を後方より見ています

　軟口蓋の上方回転（挙上）にかかわる，口蓋帆挙筋と口蓋帆張筋が咽頭鼻部の粘膜下に，軟口蓋の下方回転（下制）にかかわる，口蓋舌筋と口蓋咽頭筋が口峡の粘膜下にそれぞれ存在します（1-7-6）．口蓋帆挙筋が軟口蓋挙上の主力をなす一方で，口蓋舌弓内を走る口蓋舌筋が上下方向に口蓋帆挙筋と直線的に並び，口蓋帆挙筋の拮抗筋としての位置を占めます．

　口腔側から見た口蓋筋の配列は，1-6-5 で示しました．ここでは，後方から口蓋筋を見ます（1-7-7）．頸動脈管外口より前方の頭蓋底と耳管軟骨から生じた口蓋帆挙筋が，斜め内下方に走り，咽頭鼻部の粘膜に挙筋隆起（1-7-2）を作って軟口蓋に入り，正中で対側同名筋と合します．左右合した口蓋帆挙筋はハンモック様を呈し，収縮すると筋長が短くなり，軟口蓋を上方回転します．口蓋舌筋は口蓋帆挙筋の口腔面に付着し（1-7-9），ハンモックの下面をつかむように軟口蓋を下方回転します（1-7-14）．

　口蓋垂筋は，硬口蓋後縁や口蓋腱膜の正中部より生じ，口蓋帆挙筋の鼻腔側を通って口蓋垂尖端に達

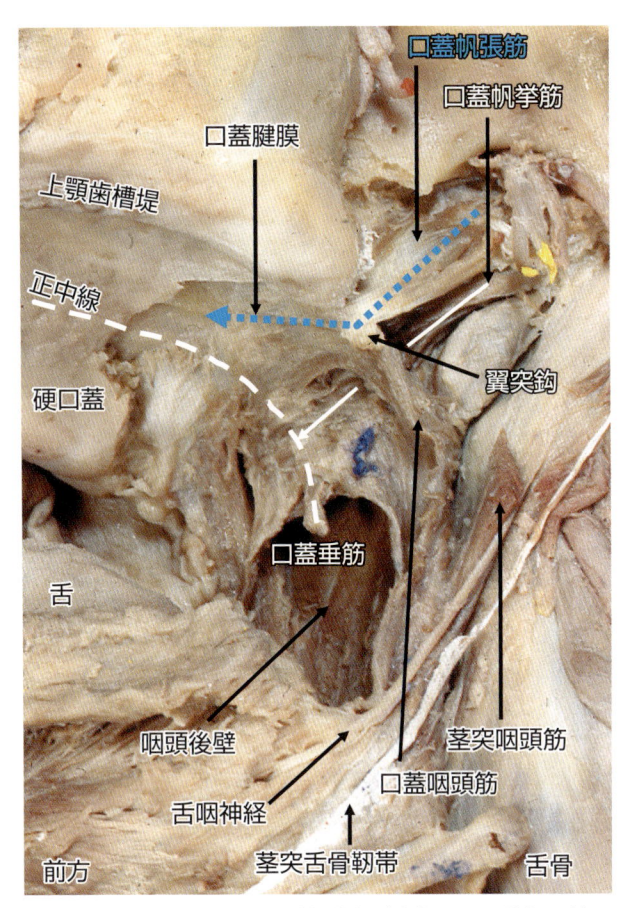

1-7-8 口蓋帆張筋と口蓋帆挙筋（青矢印は口蓋帆張筋の，白矢印は口蓋帆挙筋の走行をそれぞれ示します）

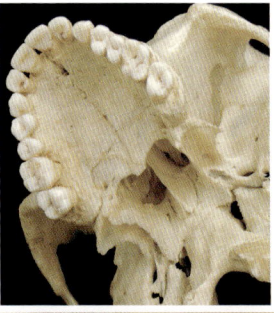

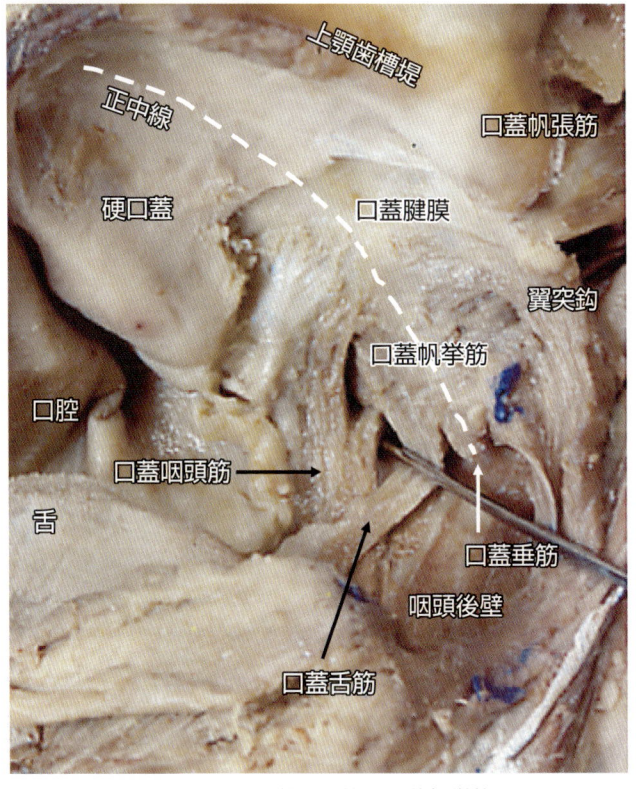

1-7-9 口蓋咽頭筋と口蓋帆挙筋

します．収縮すると口蓋垂を短く厚くし，結果的に軟口蓋を上方回転するなど，咽頭峡部の閉鎖を強めます．

口蓋帆張筋（**1-7-8**）は，口蓋帆挙筋の起始と耳管を隔てた前外側の位置で頭蓋底より生じ，前下走して翼突鈎で内側に向きを変え，軟口蓋に入って口蓋腱膜となります．口蓋腱膜は，このあと正中で左右が合して，口蓋帆挙筋の前方で軟口蓋の最前部を占めます．翼突鈎が硬口蓋より少し低い位置にあることから，口蓋帆張筋の収縮は口蓋腱膜をいくぶん低位に下げて緊張させ，軟口蓋を硬い水平板にし，咽頭峡部の閉鎖を助けます．また，耳管膜性板につくことから，口蓋帆張筋は耳管の開大にも働きます．気圧変化に伴う耳閉感が，唾液を飲み込むことで改善されるのはこの作用によります．

また，**1-7-8** を見ても，口蓋帆挙筋が起始部の頭蓋底から内下方に向かい，口蓋咽頭筋を貫いて口蓋腱膜の後方で軟口蓋に入り，正中で対側の口蓋帆挙筋に合する様子がわかります．

一方，口蓋咽頭筋（浅層の部[1]）は後下外方から軟口蓋に入り，口蓋帆挙筋を挟んで鼻腔側と口腔側の2つの筋束に分かれます（**1-7-7, 9**）．ハンモックを後方から両手で挟んで引き下ろしている様子が浮かびます．この2筋束は，口蓋帆挙筋の鼻腔側と口腔側をそれぞれ前走して口蓋腱膜に達し，一部は口蓋帆挙筋の前方で左右が正中で合します．

なお，口蓋帆挙筋の鼻腔側には耳管咽頭筋もあり（**1-7-7**），耳管軟骨の後端から出て後下走し，口蓋咽頭筋の鼻腔側筋束に合流します．

口蓋咽頭筋

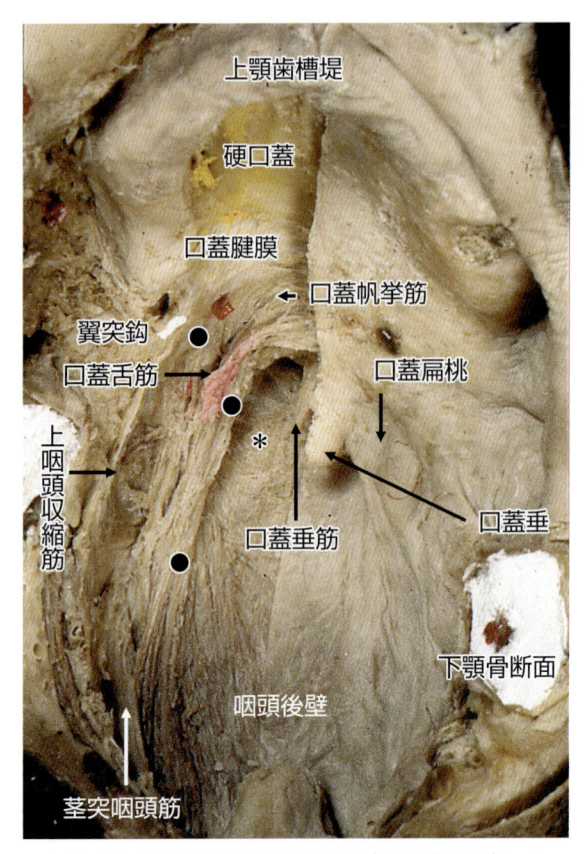

口蓋咽頭筋は浅層と深層の2部からなります[1]．

浅層の部を口腔側から見ます（**1-7-10**）．口蓋咽頭弓内を上行してきた口蓋咽頭筋の浅層の部は，口蓋帆挙筋を挟んで，鼻腔側に向かう筋束と口腔側に向かう筋束に分かれます（**1-7-7, 9**）．口蓋垂側縁に向かう筋束もあります（**1-7-12**）が，**1-7-10**では除去されています．口腔側筋束は口蓋腱膜の後縁につき，対側の同じ筋束に合流すべく，一部が正中に向かいます．

口腔側筋束を除去すると，深層の部が剖出されます（**1-7-11**）．深層の部は口蓋腱膜の後縁より生じ，口蓋帆挙筋の口腔側を後方に向かうものの，口蓋咽頭弓には入らず，咽頭峡部を取り巻くように横走し，咽頭後壁正中に達して対側の同名筋層に合します．

1-7-12は，口蓋咽頭筋を鼻腔側から見ています．口蓋咽頭筋が軟口蓋の基盤を作り，口蓋帆挙筋がこれを貫いて口腔側に向かいます．その結果，浅層の部の鼻腔側筋束と口蓋垂筋が口蓋帆挙筋の鼻腔側，それ以外の口蓋咽頭筋が口腔側に位置することになります．鼻腔側筋束は結合組織に置き換えられつつ口蓋腱膜に達し，一部は口蓋垂筋の口腔側を経て，正中で対側の同じ筋束と合します．

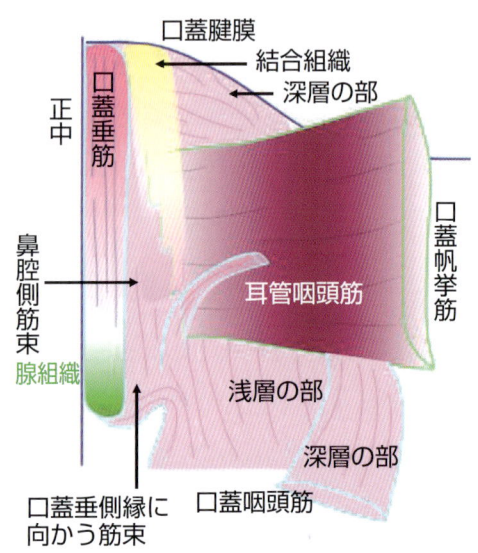

1-7-10 口蓋咽頭筋の浅層の部（●は浅層の部，＊は深層の部を示します）

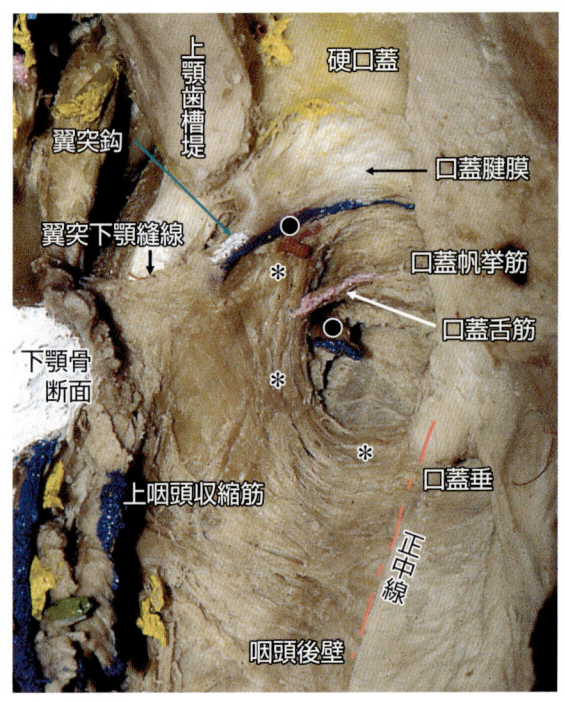

1-7-11 口蓋咽頭筋の深層の部（●は浅層の部の断端，＊は深層の部を示します）

1-7-12 口蓋咽頭筋の構成を鼻腔側から見ています[1]

口蓋筋の作用

1-7-13〜15 は，口蓋筋の相互的位置関係を立体的に示した Fritzell[2]の図で，口蓋筋の作用を知るうえで役立ちます．なお，原図では"口蓋咽頭筋の深層の部"のところは"上咽頭収縮筋"となっていますが，われわれは，この部は"口蓋咽頭筋の深層の部"とみなしています[1]．

口蓋帆挙筋は軟口蓋を上方回転（挙上）し，口蓋舌筋は口蓋帆挙筋に拮抗して軟口蓋を下方回転（下制）し，また，軟口蓋と舌背を近づける際にも働きます（1-7-13, 14）．口蓋咽頭筋には浅層と深層の2つの部があります（1-7-15）．浅層の部は，口蓋腱膜から生じて後下方に向かいます．浅層の部もやはり軟口蓋を下制します．また，浅層の部には，口蓋舌筋とともに口峡を狭める役割もあります（1-7-14, 15）．

一方，深層の部は，軟口蓋からそのまま後方に向かい（1-7-15），咽頭口部の後壁を手前に引き（パッサーバン隆起の形成），口蓋帆張筋による口蓋腱膜緊張や，口蓋帆挙筋による口蓋帆挙上との協同で，咽頭峡部を閉鎖します．咽頭峡部を閉鎖する機能は，臨床的には鼻咽腔閉鎖機能と呼ばれます．

口蓋帆張筋は，翼突鈎でほぼ直角に向きを変えることにより，口蓋腱膜を緊張させます（1-7-14）．口蓋腱膜の緊張は口蓋咽頭筋の付着部を固定させ，深層の部の"咽頭口部の後壁を手前に引く"作用や，浅層の部のもう一つの作用である"咽頭を上方に引っぱる"作用の前提にもなります．

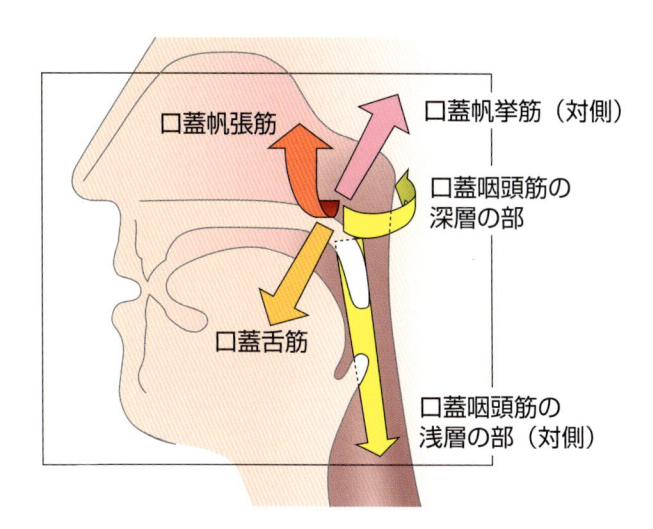

1-7-13　口蓋筋の配列[2]

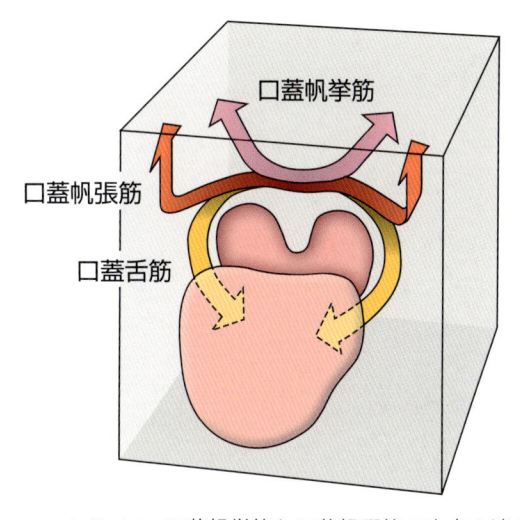

1-7-14　口蓋帆挙筋と口蓋帆張筋の走向の違い[2]

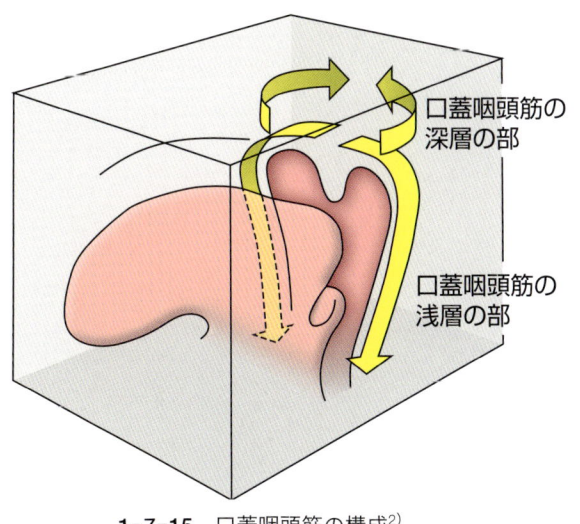

1-7-15　口蓋咽頭筋の構成[2]

発音障害や嚥下障害に対する歯科補綴学的対応

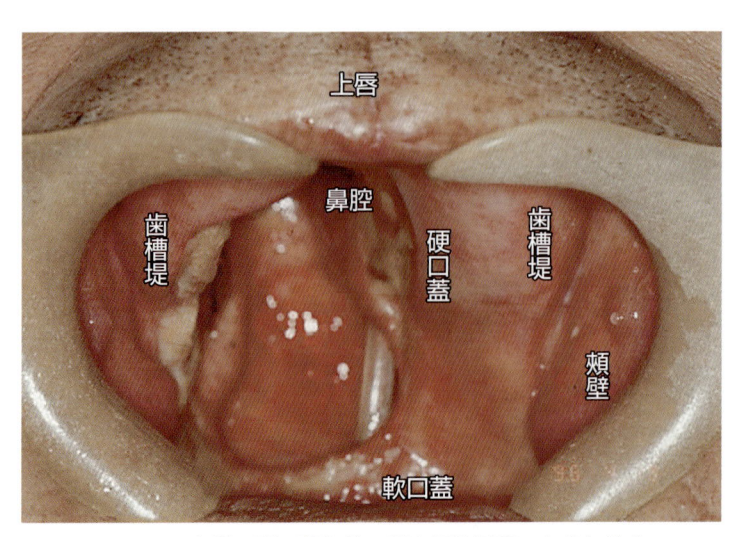

1-7-16 右側の硬口蓋と軟口蓋を悪性腫瘍のために除去

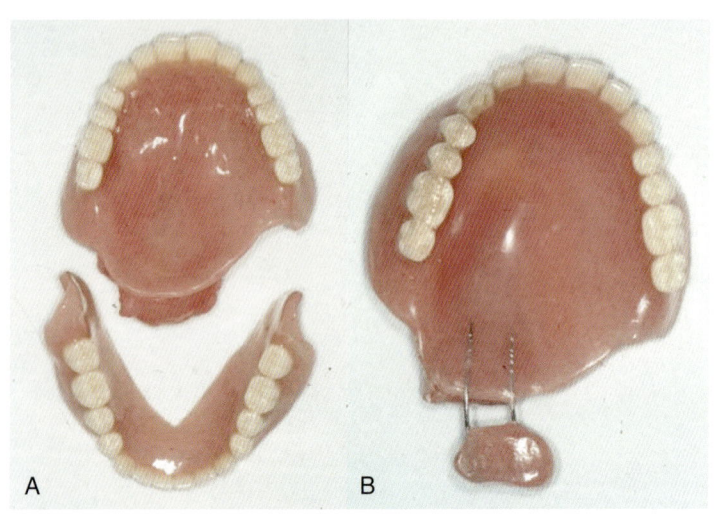

1-7-17 1-7-16 の症例の治療に用いた顎義歯．AとBについては，本文を参照

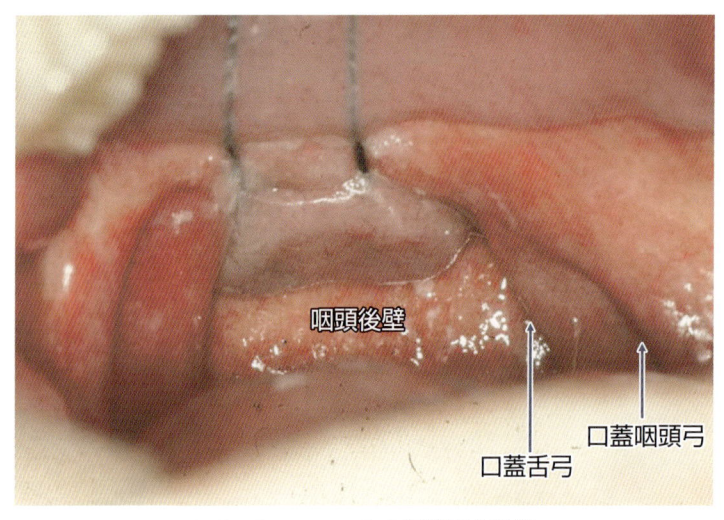

1-7-18 1-7-17Bの顎義歯を装着

1-7-16 は，右側の硬口蓋と軟口蓋を悪性腫瘍のために除去した症例で，軟口蓋辺縁のみが紐状に残されています．当初，欠損部を塞ぐだけの顎義歯（1-7-17 A）を製作しましたが，紐状に残存した軟口蓋辺縁だけでは，咽頭峡部はうまく閉鎖されず，構音障害が改善されませんでした．そこで，さらにスピーチエイドを延長した顎義歯（1-7-17B）を製作したところ，咽頭峡部の閉鎖，すなわち鼻咽腔閉鎖機能が獲得され，構音障害が改善されました（1-7-18）．

同様の閉鎖装置は，未手術口蓋裂患者や口蓋形成後の鼻咽腔閉鎖不全部の人工的補塡にも用いられます．また，たとえ欠損はなくとも，鼻咽腔閉鎖が機能的に阻害されている場合にも，構音障害や嚥下障害が起こり，発音時に空気が鼻腔にもれたり，食物が鼻腔に逆流したりします．これに対する補綴装置として，軟口蓋挙上装置（PLP）があります．これも同様な作りですが，軟口蓋が持続的に挙上されることで，鼻咽腔閉鎖機能が賦活されることが知られています[3]．

嚥下がうまく行われるためには，鼻咽腔閉鎖機能が十分働いていることが不可欠です．嚥下障害があると，嚥下造影などでどうしても喉頭周辺に目がいきがちですが，軟口蓋での所見にも留意する必要があります．

口腔側より見た茎突前隙―抜歯後の嚥下痛の発症機序を考える

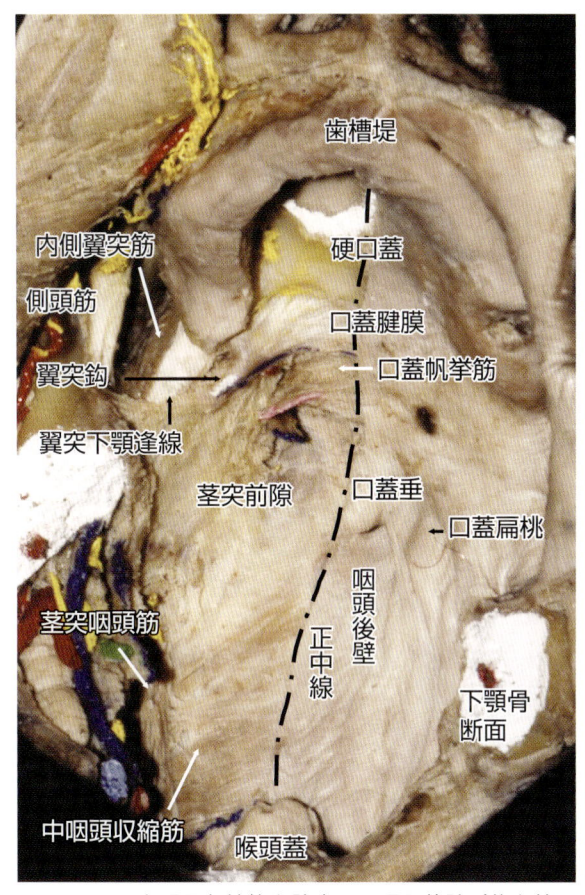

1-7-19 上咽頭収縮筋を除去して咽頭傍隙（茎突前隙）を見ています

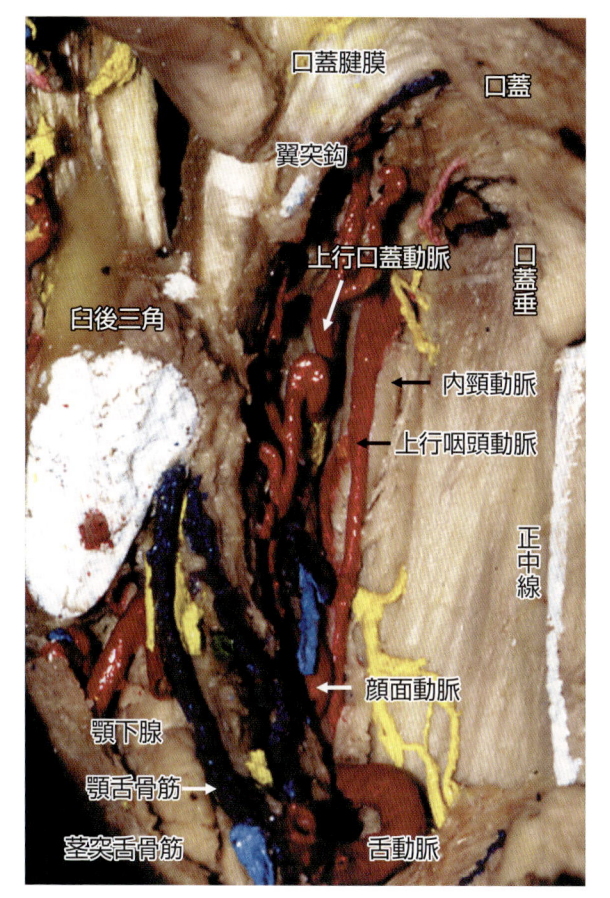

1-7-20 上行口蓋動脈と上行咽頭動脈

　咽頭後壁で上咽頭収縮筋をはずし，後側方に拡がる脂肪組織の部，すなわち咽頭傍隙の上半部である茎突前隙を見ます（**1-7-19**）．脂肪組織を除去し，顔面動脈の枝の上行口蓋動脈や，外頸動脈の枝の上行咽頭動脈，さらに，この後方に内頸動脈が縦走するのを剖出します（**1-7-20**）．

　内側に凸面を向けた内頸動脈の蛇行はまれでなく，蛇行は口峡付近の高さで生じ，著しい場合，内頸動脈は咽頭壁に近接します[4]．口峡とその後方の咽頭での施術に際しては，これらの動脈に留意する必要があります．また，下顎智歯の抜歯時に外科的侵襲を受ける臼後三角（第2章の6を参照）では，上咽頭収縮筋は損傷されやすい位置を占め（**1-7-11**），そのすぐ後内側に茎突前隙があります．

　上方の茎突前隙と下方の茎突後隙からなる咽頭傍隙や，この内側に続く咽頭後隙の存在（**1-10-1**参照）は，炎症の波及を容易にするほか，咽頭の可動性も高めているので，嚥下時に咽頭が動いて損傷部位や炎症部位を容易に刺激し，痛みを生じさせることになります．

8 咬筋・耳下腺部と側頭部，および下顎後窩
―耳下腺手術および下顎骨折時の対応のために

北村清一郎　高橋　章　宮本洋二

本項のねらい

耳の前方と上方に拡がる咬筋・耳下腺部と側頭部，および耳の後下方にくぼむ下顎後窩を取り上げます．顔の皮下組織については第1章の1で扱いましたが，本項では，さらに深部に掘り下げて，咬筋・耳下腺部と側頭部では咬筋と側頭筋，下顎後窩では耳下腺隙を剖出します．耳下腺の入る耳下腺隙では，口腔に関連する重要な血管・神経が耳下腺組織によって埋められており，これらの血管・神経は，ここを通って顔面深部に出入りします．耳下腺隙の構造を知ることは，耳下腺の手術を安全に行ううえで重要です．また，咬筋・側頭筋は下顎骨折時の骨片移動ともかかわります．

顔の深筋膜とそれより浅層の部

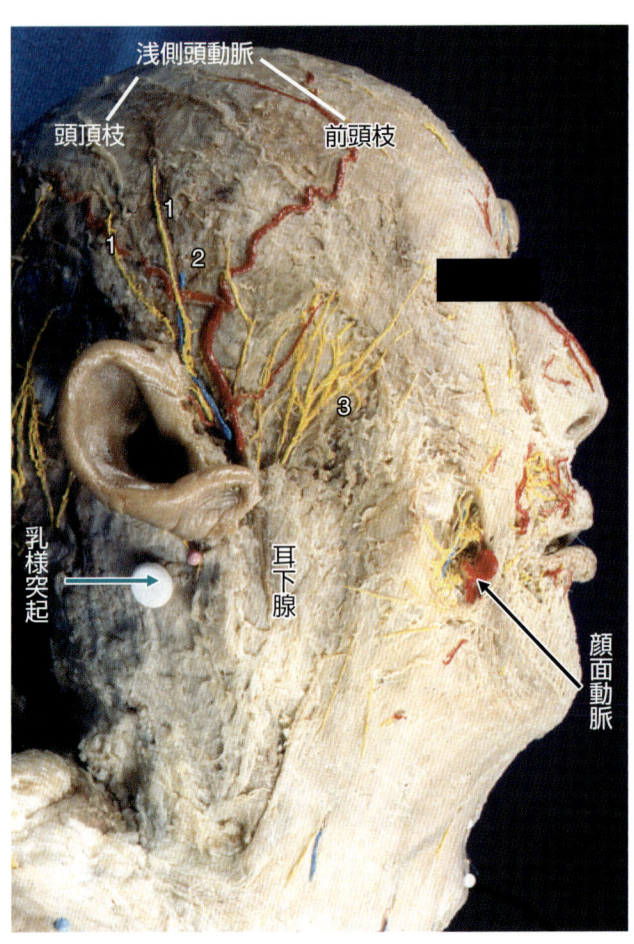

1-8-1　側頭部の動脈と神経（1：耳介側頭神経，2：浅側頭静脈，3：顔面神経耳下腺神経叢の側頭枝）

顔の皮膚を剥ぎます（1-8-1）．前方では解剖がやや進み，表情筋や浅顔面筋膜（1-8-2）の一部が除去され，顔面動脈などが剖出されています．咬筋・耳下腺部と側頭部では，浅筋膜（1-8-2）より浅層の構造が剖出されています．特にこめかみの部では，浅側頭動・静脈や耳介側頭神経，顔面神経耳下腺神経叢の側頭枝が剖出されています．

これらの血管・神経は，浅筋膜よりも浅い位置にあります．こめかみの動脈が浮き上がって見え，拍動を容易に触知できるのはこのためで，外頸動脈へ造影剤や抗癌剤を注入する際の，カテーテル挿入部位に選ばれることもあります．

これらの血管・神経は，耳珠の高さで耳下腺の上縁から皮下に出て上行します．この高さより上方での皮膚の横切開は避ける必要があります．

皮下組織は，浅筋膜により浅深2層に分けられます（本書の見方と読み方図2参照）．1-8-2は，頭と顔での浅筋膜に相当，あるいは相当した位置を占める表情筋や広頸筋，帽状腱膜，浅顔面筋膜，側頭頭頂筋膜を剖出したものです．

1-8-3では，浅顔面筋膜や側頭頭頂筋膜が剥がされ，これらと疎に結合する深部の筋膜（深筋膜）

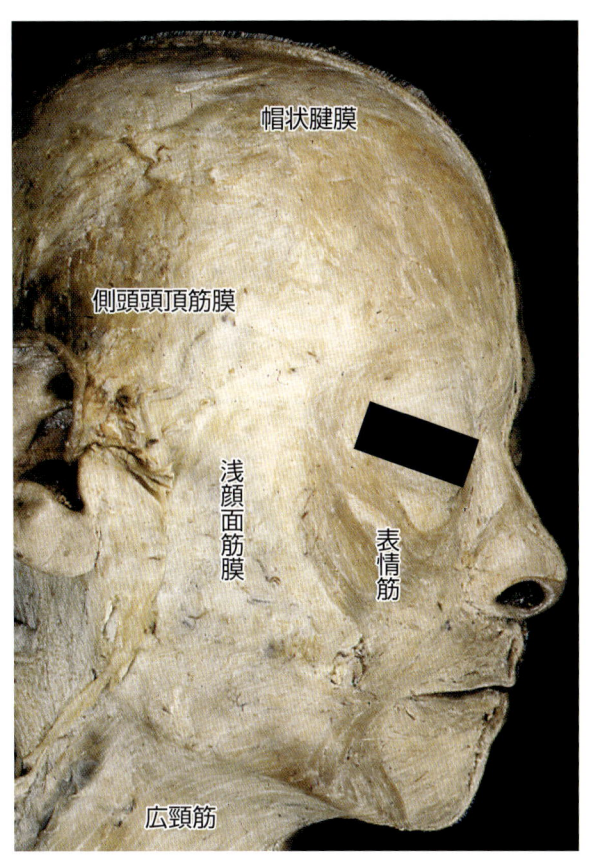

1-8-2　顔の浅筋膜

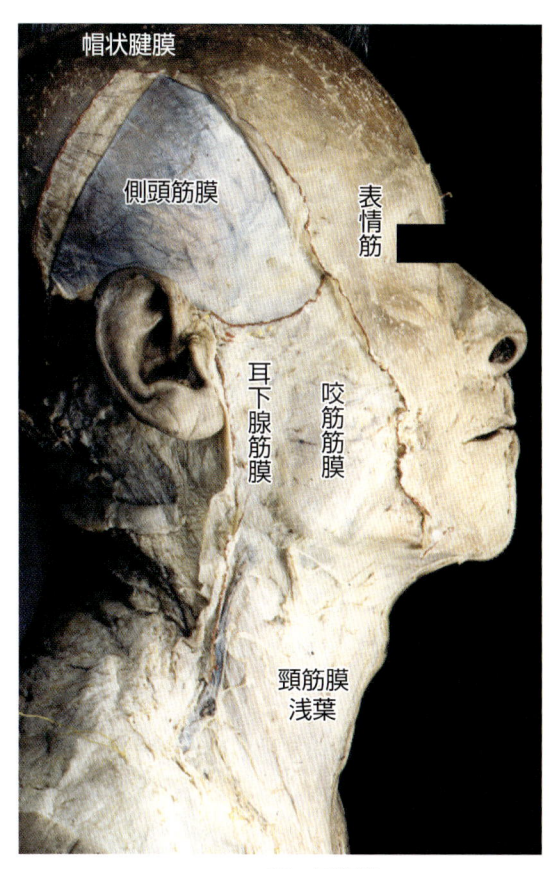

1-8-3　顔の深筋膜

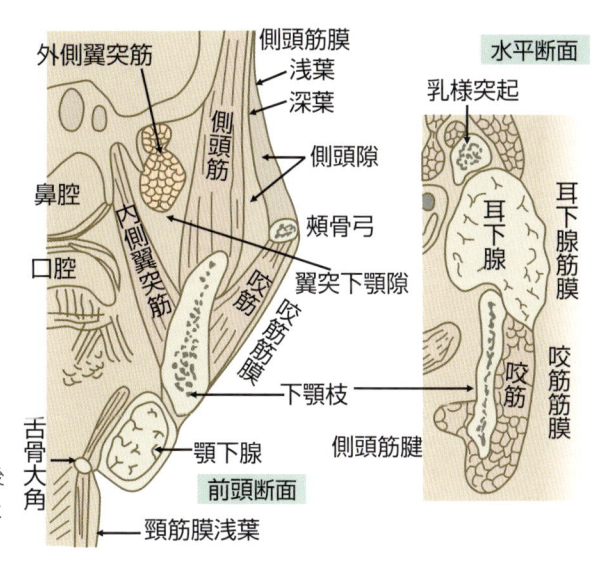

1-8-4　顔における深筋膜の拡がり．下顎枝の前後と上下の各中央の位置における前頭断面（左）と水平断面（右）を示します

が剖出されています．表情筋と広頸筋は，皮下組織に含まれて筋膜に覆われませんが，咬筋と側頭筋は体幹・四肢の筋肉と同様に深筋膜で覆われ，皮下組織と隔離されます．咬筋と側頭筋を覆う深筋膜が咬筋筋膜と側頭筋膜です（1-8-3）．

耳下腺も深筋膜である耳下腺筋膜に包まれます（1-8-3，4 水平断面）．咬筋筋膜は後方で耳下腺筋膜に接します．この2つの筋膜は，頸部の深筋膜である頸筋膜浅葉の上方延長であり，その上方は側頭筋膜に移行します（1-8-3，4 前頭断面）．

側頭筋と咬筋

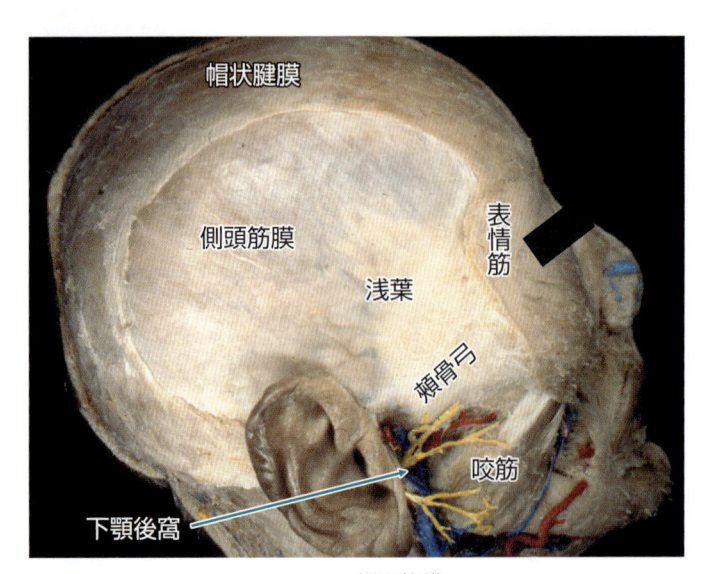

1-8-5 側頭筋膜

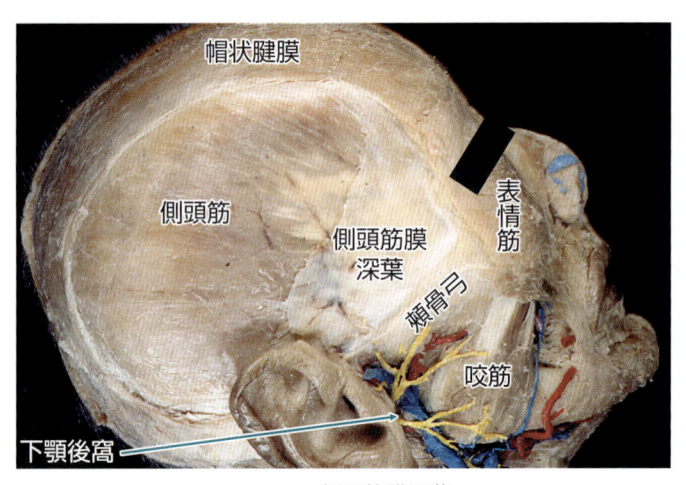

1-8-6 側頭筋膜深葉

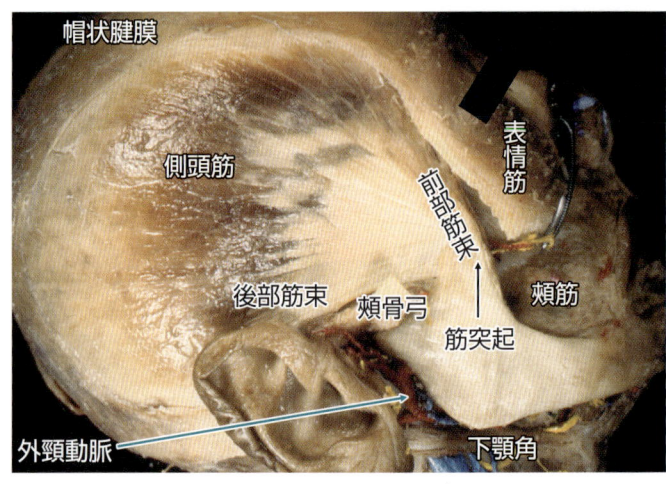

1-8-7 側頭筋の全貌[1]

　側頭頭頂筋膜を除去し，側頭筋膜を剖出します（1-8-5）．側頭筋膜は，浅筋膜の位置を占める帽状腱膜より深層で，頭蓋骨膜に続いて生じます．側頭頭頂筋膜と側頭筋膜の間の結合と同様，帽状腱膜と頭蓋骨膜の間の結合もゆるく，頭皮は帽状腱膜-側頭頭頂筋膜と頭蓋骨膜-側頭筋膜の間で容易に剥がすことができます．

　下部では，側頭筋膜は浅葉と深葉の2葉に分かれ（1-8-4 前頭断面），浅葉は頬骨弓の外側縁（1-8-5），深葉は内側縁（1-8-6）につきます．両葉間には脂肪組織が挟まれ，側頭隙の一部をなします．

　側頭筋膜深葉を頬骨弓とともにはずし，頬骨弓の内側で側頭筋との間の脂肪組織（1-1-17 参照，頬脂肪体の一部）も除去して，側頭筋の全貌を剖出します（1-8-7）．側頭筋は側頭骨鱗部外面と側頭筋膜深葉内面から起こり，下前方に集束して強い腱となり，下顎骨の筋突起を囲むようにつきます．側頭筋は下顎骨を上方に回転させますが，水平方向に走る後部筋束は下顎骨を後方に引き，垂直方向に走る前部筋束は，常に緊張して，重力に抗して下顎を咬合位に保ちます．居眠りで口が開くのは，この筋の弛緩によると思われます．

　咬筋筋膜を開きつつ，耳下腺前縁から出て咬筋表層を横走する耳下腺管，顔面神経耳下腺神経叢の頬骨枝と頬筋枝，および顔面横動脈を剖出します（1-8-8）．この部で顔面神経は皮下の浅い位置を走行しており，顔面皮膚側から外科的にアプローチする際には注意を要します．皮膚割線やしわに沿って，皮膚をまず真皮まで切開したのち，顔面神経の走行に沿って，鈍的に剥離していく必要があります．

　咬筋筋膜を除去し，咬筋を剖出します（1-8-9）．咬筋では浅部と深部が区別されます．浅部

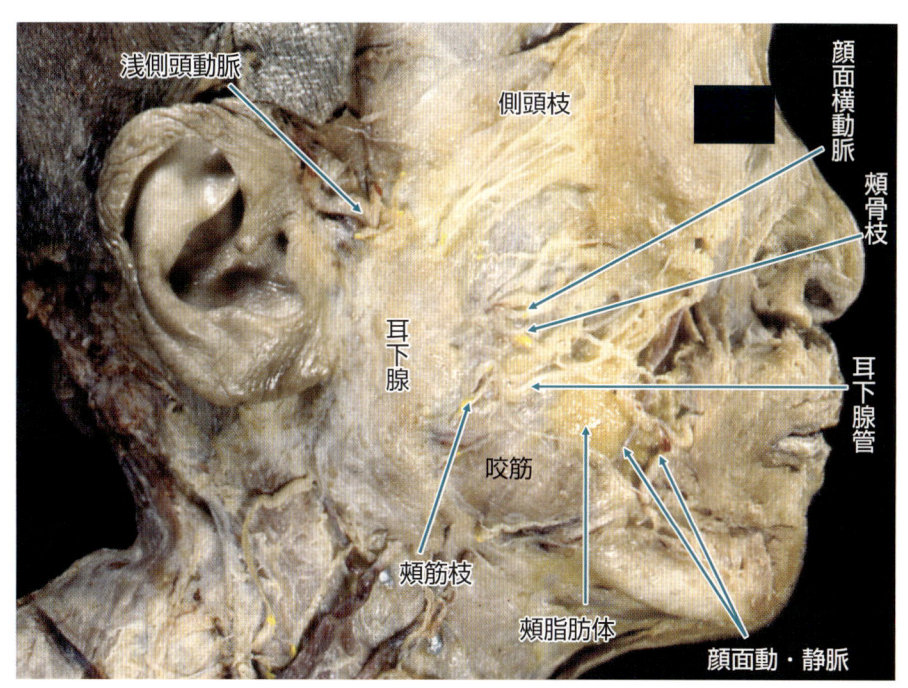

図 1-8-8　咬筋表層の構造

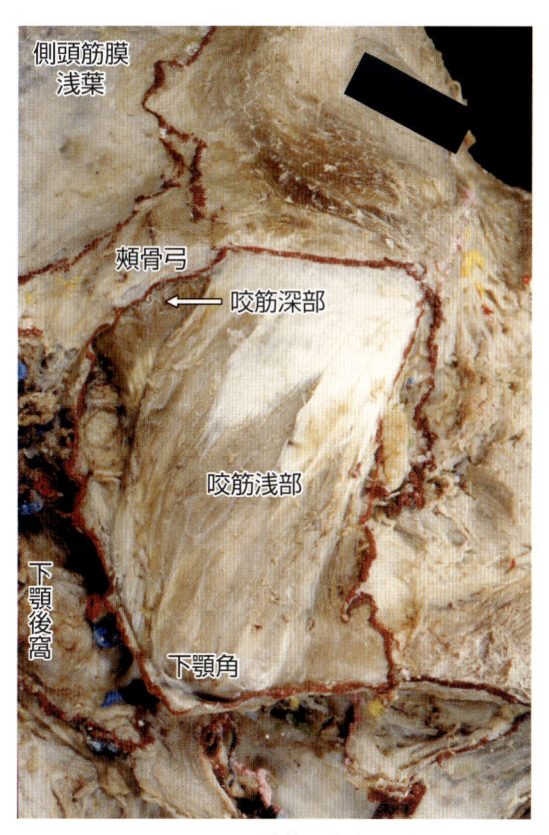

（浅側頭動脈／側頭枝／顔面横動脈／頬骨枝／耳下腺／耳下腺管／咬筋／頬筋枝／頬脂肪体／顔面動・静脈）

図 1-8-9　咬筋の全貌

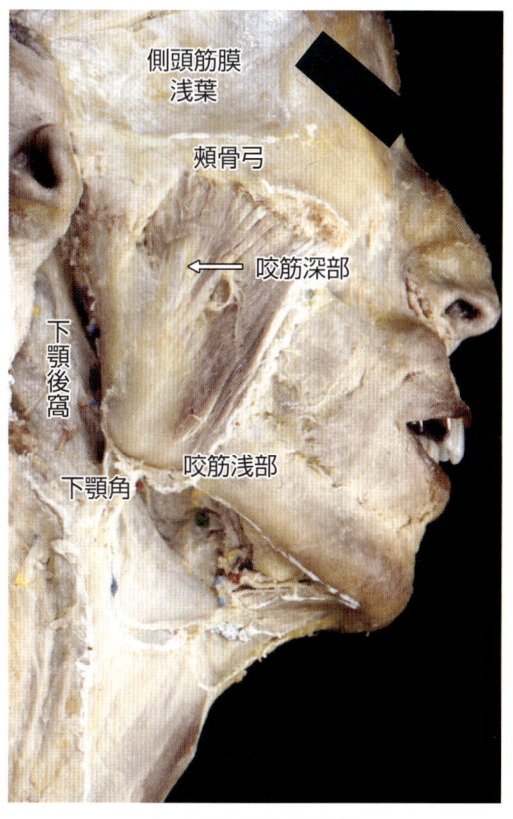

（側頭筋膜浅葉／頬骨弓／咬筋深部／咬筋浅部／下顎後窩／下顎角）

図 1-8-10　咬筋の深部

（側頭筋膜浅葉／頬骨弓／咬筋深部／咬筋浅部／下顎後窩／下顎角）

は頬骨弓下縁の前 2/3 より生じて後下方に走り，下顎角下縁や後縁下半部につきます．

　一方，深部（1-8-10）は頬骨弓下縁の後 2/3 より生じて下方に走り，下顎枝の比較的高い位置につき，大部分が浅部に覆われます．

　咬筋は，下顎角の内面につく内側翼突筋とともに下顎を抱え込むようにして上方に回転させており，これにより強い咬合力を発揮させると考えられます．

8 咬筋・耳下腺部と側頭部，および下顎後窩——耳下腺手術および下顎骨折時の対応のために

下顎後窩で耳下腺隙を開く

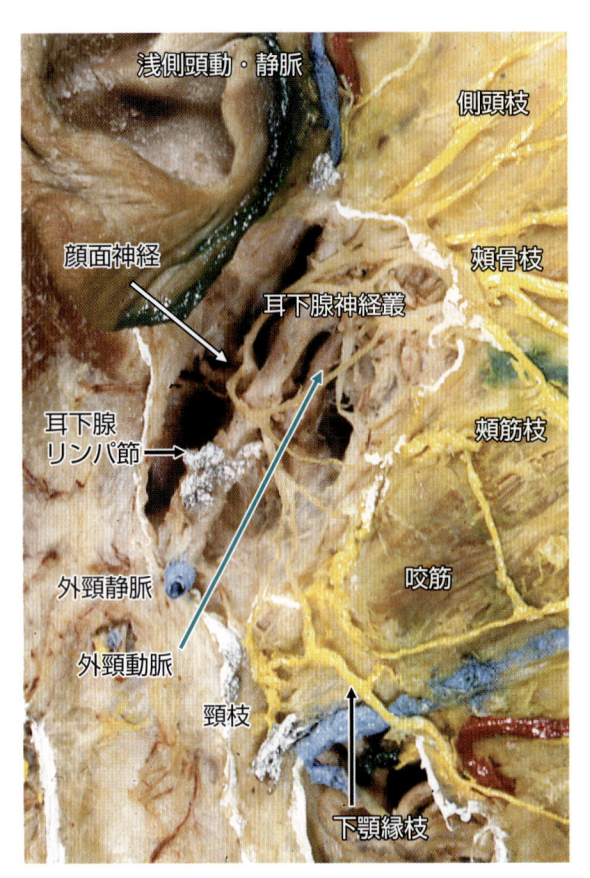

1-8-11 耳下腺隙とそこに含まれる解剖構造

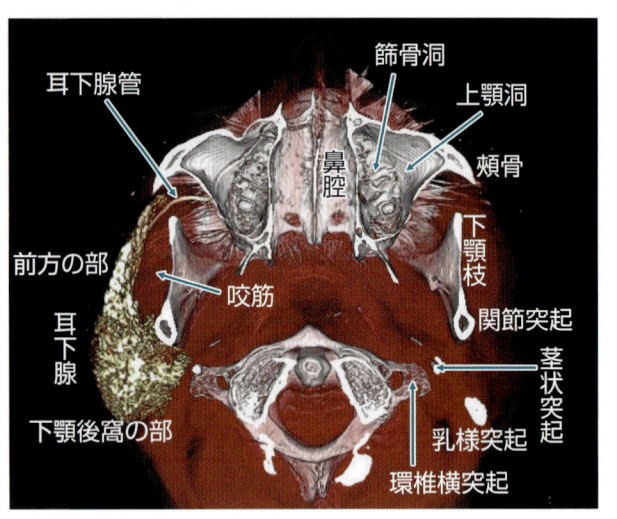

1-8-12 耳下腺隙の拡がりを CT 水平断面で見ています

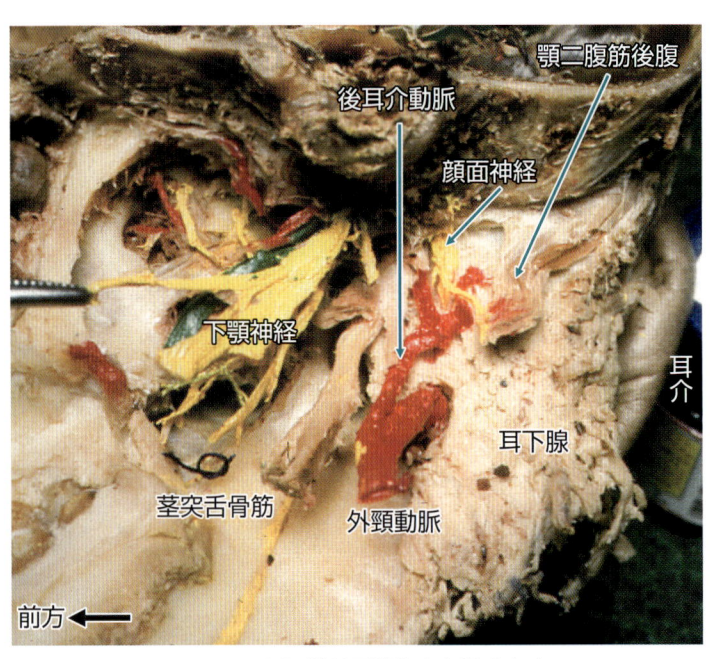

1-8-13 耳下腺は下顎後窩を埋めます

1-8-11 は，下顎後窩で血管や神経を残し，耳下腺組織のみを除去したものです．耳下腺を入れる空隙が耳下腺隙で，耳下腺隙を囲む耳下腺筋膜は，頸筋膜浅葉が内外に分かれて袋をなしたものです（1-8-4 水平断面）．耳下腺隙では顔面神経耳下腺神経叢，浅側頭静脈–外頸静脈，外頸動脈が耳下腺組織に埋もれます．血管・神経が横切らないため，耳下腺へのアプローチは後方からなされますが，その際には顔面神経本幹の同定が必要で，珠間切痕と外耳道軟骨尖端（1-8-15）を指標とする方法が推奨されています[2]．

耳下腺は，咬筋表層にある前方の薄い部と，下顎後窩に入る後方の厚い部からなります（1-8-12）．耳下腺管は前方の部の前端から出て咬筋上を横走し，咬筋前縁で内側に向き，頬筋を貫いて頬内面の耳下腺乳頭に達します．

下顎後窩にある耳下腺を内側から見ます（1-8-13）．内側に顎二腹筋後腹や茎突舌骨筋が接し，後耳介動脈分枝後の外頸動脈や茎乳突孔を出た直後の顔面神経が，耳下腺に入ります．

耳下腺隙の静脈の本幹を切除します（1-

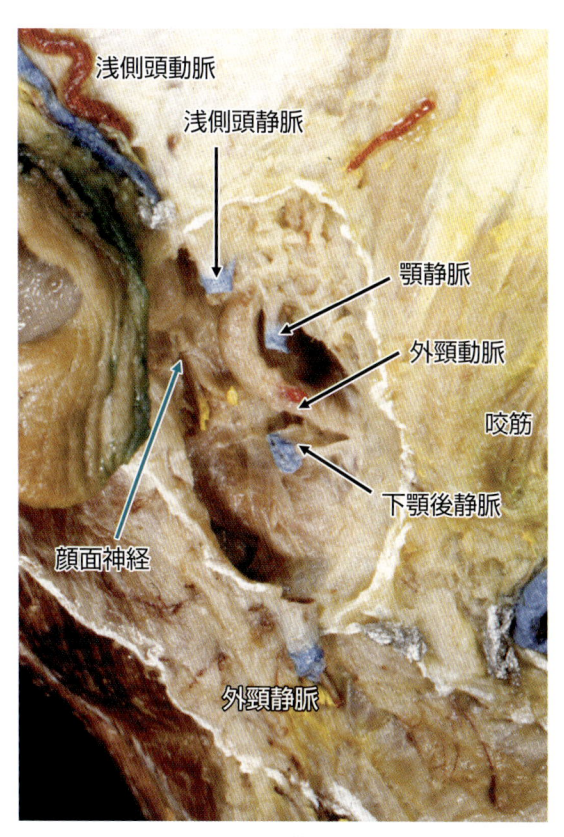

1-8-14 外頸動脈

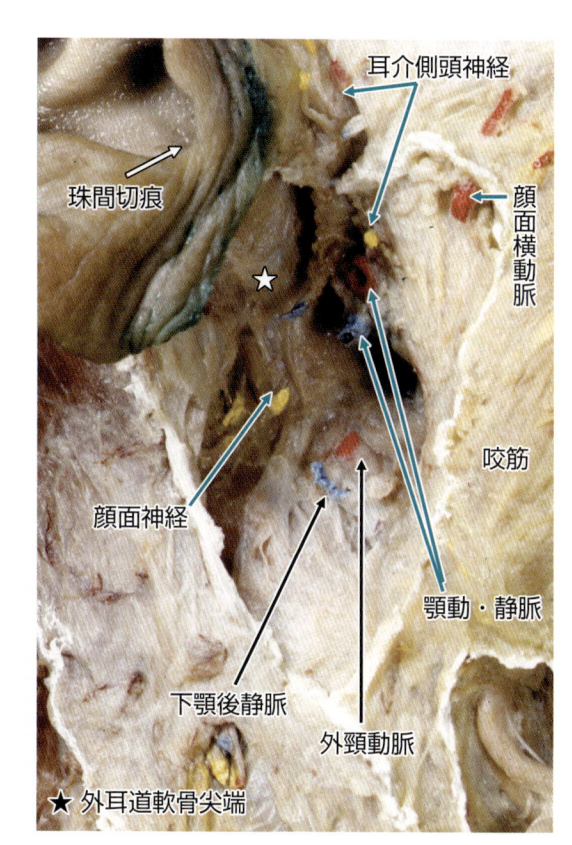

1-8-15 耳下腺隙の内側壁

★ 外耳道軟骨尖端

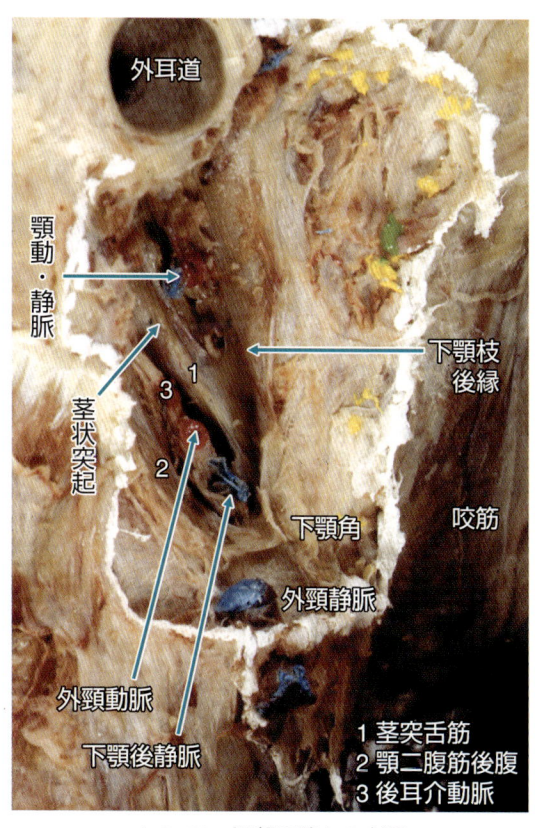

1-8-16 深部の隙との交通

1 茎突舌筋
2 顎二腹筋後腹
3 後耳介動脈

8-14).耳下腺隙に入った浅側頭静脈と顎静脈はいったん合流したのち,下顎後静脈と外頸静脈に分岐します(コラム103頁図4参照).下顎後静脈は外頸動脈に伴行し,深部に向かいます.

一方,外頸静脈は耳下腺筋膜を貫き,皮下に出ます(1-10-5参照).外頸動脈は下顎角すぐ後方の下顎後窩で浅い位置を取り,ここは頸動脈三角とともに,外頸動脈結紮部位として挙げられています.

外頸動脈を除去します(1-8-15).耳下腺隙内側壁の薄い筋膜を貫いて,顔面神経が耳下腺隙に入ります.外頸動脈と下顎後静脈は,茎突舌骨筋と茎突舌筋の間から耳下腺隙を出入りします(1-8-16).この経路が深部の茎突後隙との交通路をなします.耳下腺隙の前壁には,茎状突起と下顎枝後縁との間に顎動・静脈を通す孔が開き(1-8-16),ここが翼突下顎隙との交通路をなします.

外頸動脈は,顎動脈を介して口腔およびその周辺に動脈血を送り,静脈血は,顎静脈から下顎後静脈や外頸静脈を経て,心臓に還ります.

8 咬筋・耳下腺部と側頭部，および下顎後窩——耳下腺手術および下顎骨折時の対応のために

骨折時の骨片の偏位と側頭筋・咬筋

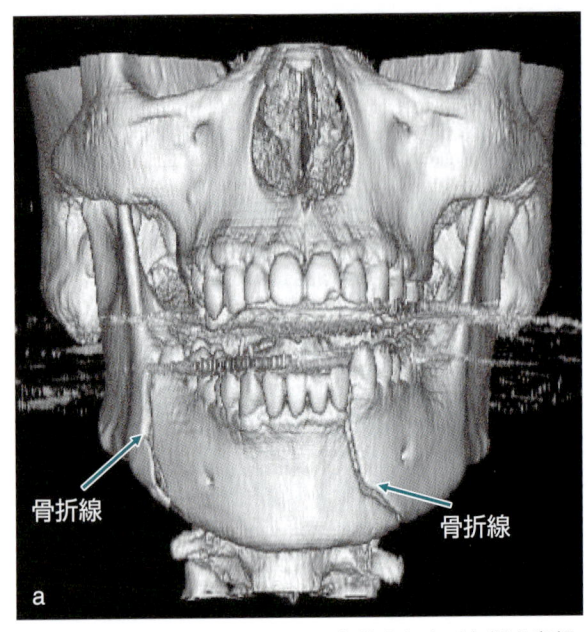

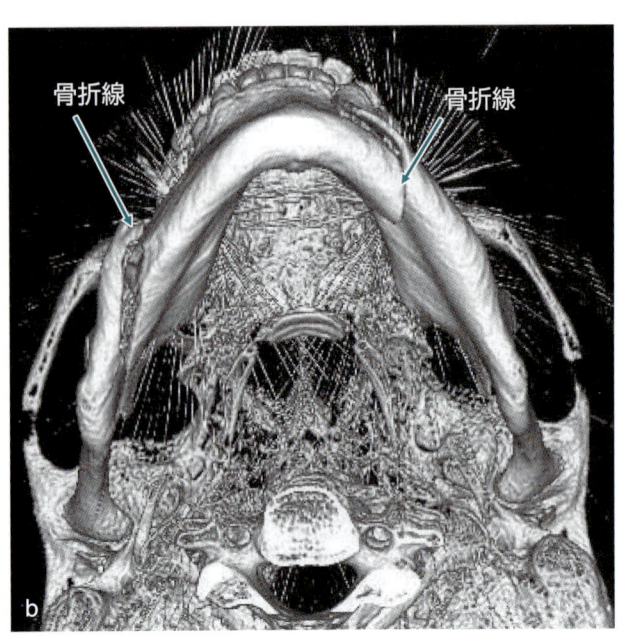

1-8-17 右側下顎角前方および左側犬歯部の骨体骨折患者（症例1）のCT正面（a）・下面（b）画像

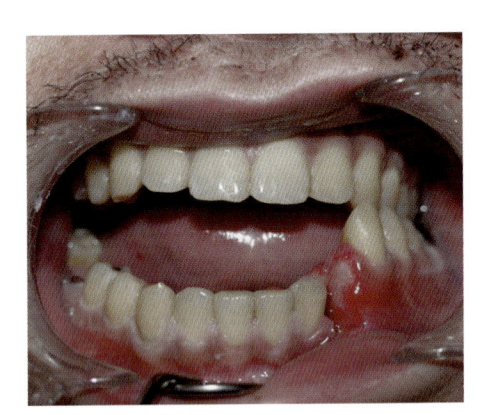

1-8-18 症例1の口腔内所見

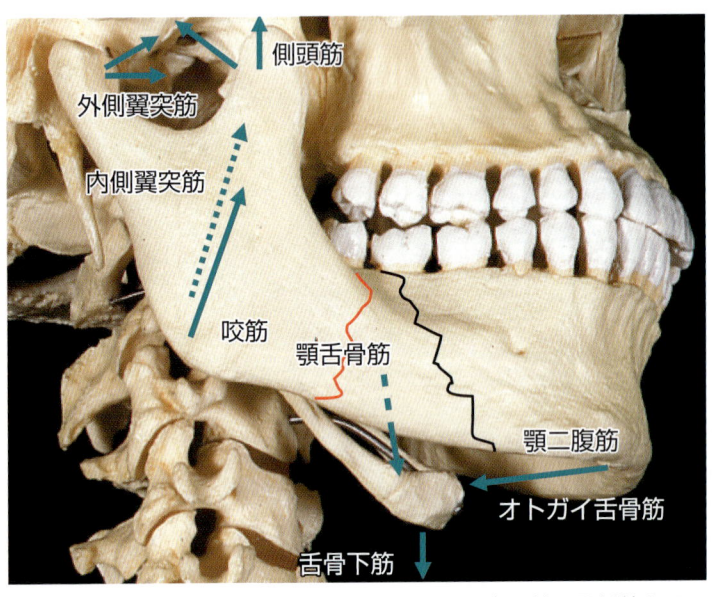

1-8-19 下顎骨に付く筋肉の作用方向．黒と赤の線は骨折線を示します

　下顎骨骨折時，多くの場合，1-8-17，18（症例1）のように骨折片が偏位し，顔の歪みや咬合の異常をきたします．症例1では，右側下顎角前方と左側犬歯部に骨体骨折があり，骨折片に偏位をきたしています．骨折片が偏位するのは，付着する筋肉が収縮方向に骨折片を引っ張るからで，筋肉の作用方向と骨折線の走行により偏位の方向が決まります．

　1-8-19は，下顎骨に付着する筋肉と作用方向を示します．下顎を下方に引く舌骨上筋が下顎骨の前部に，下顎の上方回転にかかわる咀嚼筋が下顎骨の後部に付いているため，骨折（1-8-19赤実線）により，下顎骨の前部は下方に，後部は上方に引っ張

られるのがわかります．オトガイ部付近から後方に外力が加わったと思われる症例1の口腔内左側での偏位（1-8-18）は，これで説明がつきます．

筋突起の骨折では，筋突起は側頭筋の収縮で上方に引っ張られます（1-8-19）が，側頭筋付着部が下顎枝前縁のかなり下方に達する（1-8-7）ことから，筋肉が骨折片をつなぎとめることになり，偏位の程度は少なくてすみます．

症例1の右側は，下顎枝が矢状分割された珍しい折れ方をしています（1-8-20）．下顎枝の骨折片は，側頭筋の作用で反時計回りに回転し（1-8-20），内側翼突筋の付着が内側の非骨折片にあることから，咬筋のみが作用し，骨片は外側にも偏位します（1-8-17）．

1-8-21（症例2）は右下顎角の骨折で，オトガイ部への外力によるものと思われます．臼後三角から下顎角に達する骨折で，この部の骨折としては高頻度に見られますが，骨折片の偏位はほとんど見られません．これは，咬筋が骨折線を挟む下顎角広範囲に付着する（1-8-9, 10）ためと考えられます．

症例1と2では偏位の状況が異なりますが，咬筋の付着部位と骨折部位との位置関係で，差が出たものと思われます．同様のことは骨折線の方向の違いでも出現します．

たとえば，骨折線が下顎体で後上方から前下方に走る場合（1-8-19黒実線），両骨片の偏位方向が互いにぶつかり合い，偏位はほとんど生じないことになります．

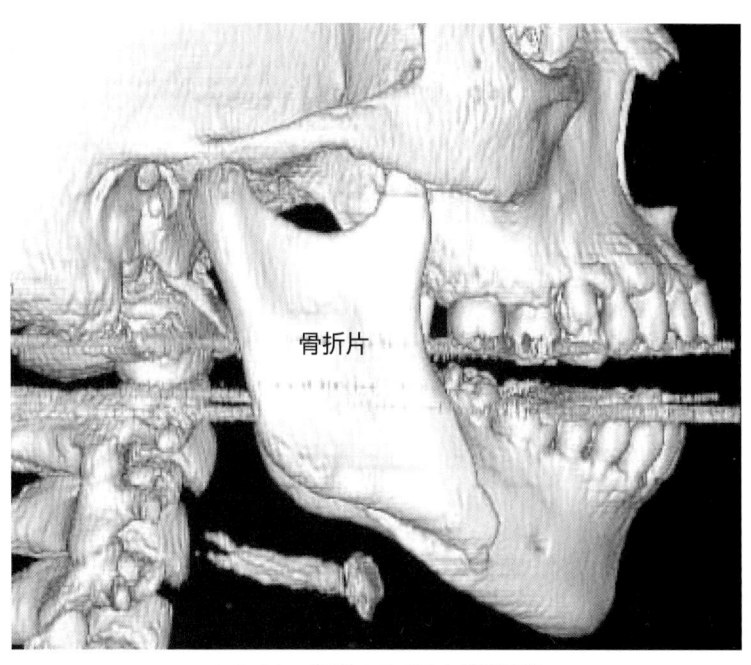

1-8-20　症例1のCT右側面画像

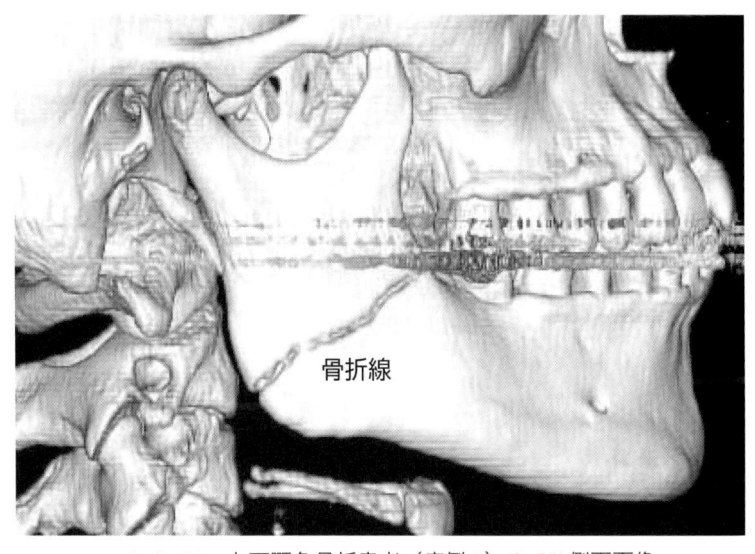

1-8-21　右下顎角骨折患者（症例2）のCT側面画像

9 翼突下顎隙と茎突前隙
―口腔の「奥座敷（炎症波及路）」としての重要性を考える

北村清一郎　高橋　章　宮本洋二

本項のねらい

口腔から見ると，翼突下顎隙は下顎孔伝達麻酔の注射針が刺入されていく先に当たります．一方，茎突前隙は，翼突下顎隙の内側に接して口峡側壁のすぐ外側にあり（1-7-19 参照），翼突下顎隙とともに口腔の「奥座敷」としての位置を占めます．歯科処置との関連も深く，下顎孔伝達麻酔や臼後三角とのかかわりについては，第 2 章の 5 と 6 を参照ください．

翼突下顎隙とは

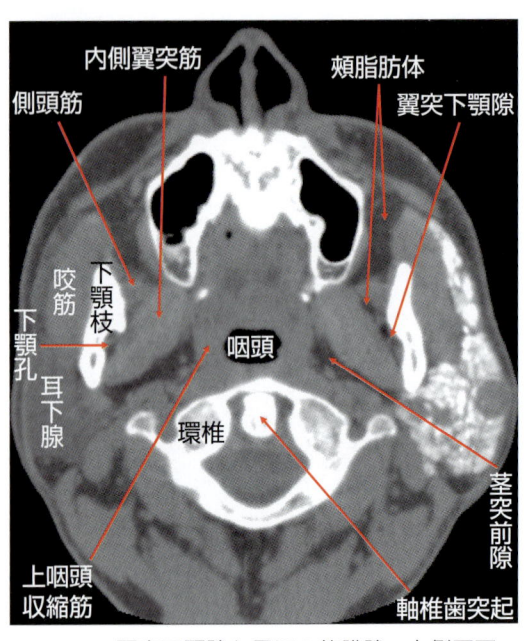

1-9-1 は，下顎孔を通る頭部 CT 水平断面で，内側翼突筋などを入れる翼突下顎隙が，耳下腺・咬筋部より深層の下顎枝内側にあり，茎突前隙が内側翼突筋を挟んで，さらに内後方に拡がります．

1-9-2 では咬筋を頬骨弓とともに，側頭筋も下顎骨筋突起とともに除去し，下顎枝内側を見ています．頬脂肪体の上後方に接する翼突下顎隙では，翼突筋静脈叢（コラム 103 頁図 4 参照）が見え，顎動脈を囲みつつ前方は上顎体後面に達します．上顎結節伝達麻酔時に翼突筋静脈叢が損傷され，頬部に異常腫脹をきたすことがあります．

翼突筋静脈叢は，上顎結節伝達麻酔の標的である歯槽孔より後上方に位置しますので，静脈叢の損傷を防ぐには，刺入角度を誤らず，かつ深く刺入しな

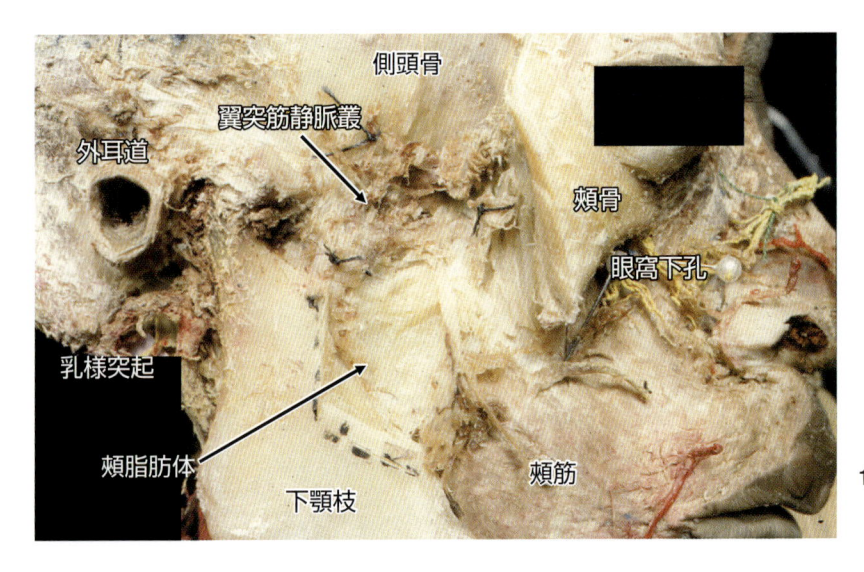

1-9-1　翼突下顎隙と周辺の筋膜隙．右側耳下腺に造影剤が注入されています

1-9-2　頬脂肪体と翼突下顎隙．翼突下顎隙の部に翼突筋静脈叢が見えます

いことが肝要です．

1-9-3では，翼突筋静脈叢や頰脂肪体が除去されていますが，側頭下稜に起始をもつ側頭筋の深層筋束は，残されています．この筋束は，浅層筋束（1-8-7参照）とは異なる起始をもち，走向も斜め外下方を向くことから，側頭筋の独立筋頭と考えられます．

深層筋束を除去します（1-9-4）．浅側頭動脈と分かれた顎動脈（コラム102頁図2参照）が，下顎後窩から翼突下顎隙に入ります．口腔領域に多くの枝を出すのが顎動脈で，側頭筋の内側を走ります（1-9-3）が，外側翼突筋下頭に対しては，外側を走ります（1-9-4）．

翼突下顎隙では，外側翼突筋の上頭・下頭と内側翼突筋が，Z字状に並びます（1-9-5）．下顎神経の枝は，これらの筋の間を通って表層に出ますが，通る場所は枝ごとに決まっています．

中・後深側頭神経と咬筋神経は，上頭と頭蓋底の間，前深側頭神経と頰神経は，上頭と下頭の間，下顎神経の続きである下歯槽神経・舌神経は，耳介側頭神経とともに，下頭と内側翼突筋の間を通ります．下顎孔付近では，舌神経が下歯槽神経の少し前方を走ります．したがって，下顎孔伝達麻酔によって，舌神経も同時に麻酔されます．

また，顎動脈や翼突筋静脈叢は，下歯槽神経の後方や上方に近接します．そのため，必要以上に針を深く，また上向きに刺入しないことが肝要です．

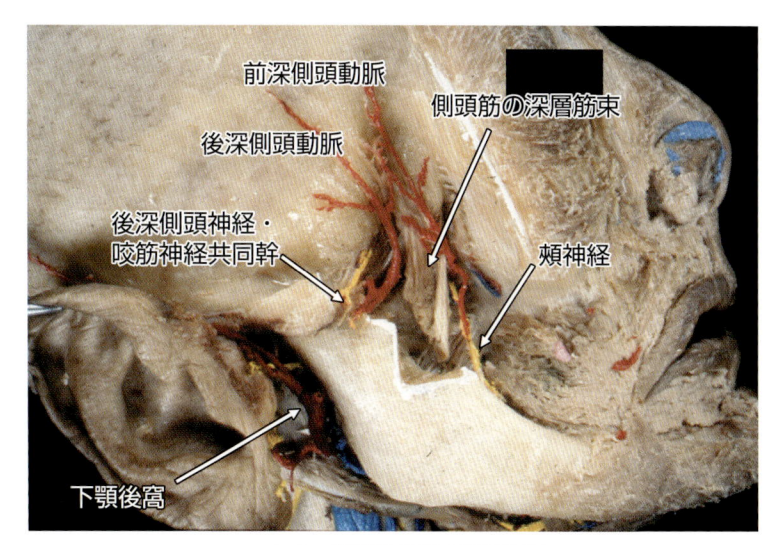

1-9-3　側頭筋前部の深層筋束

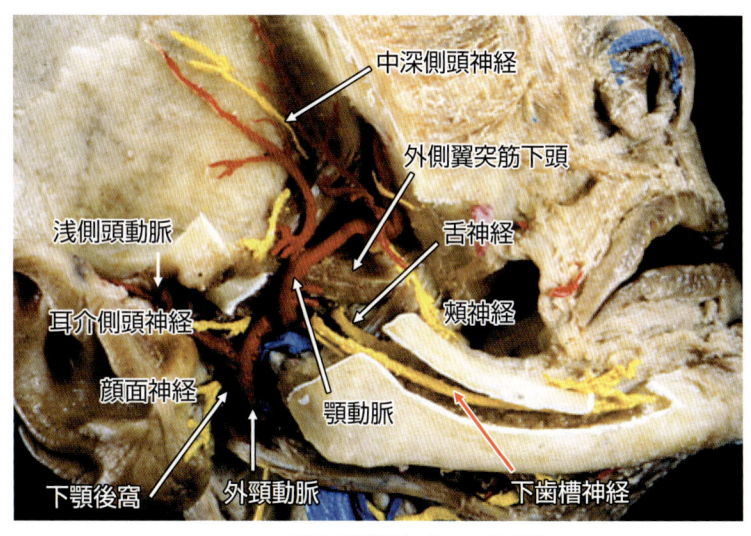

1-9-4　翼突下顎隙に含まれる構造

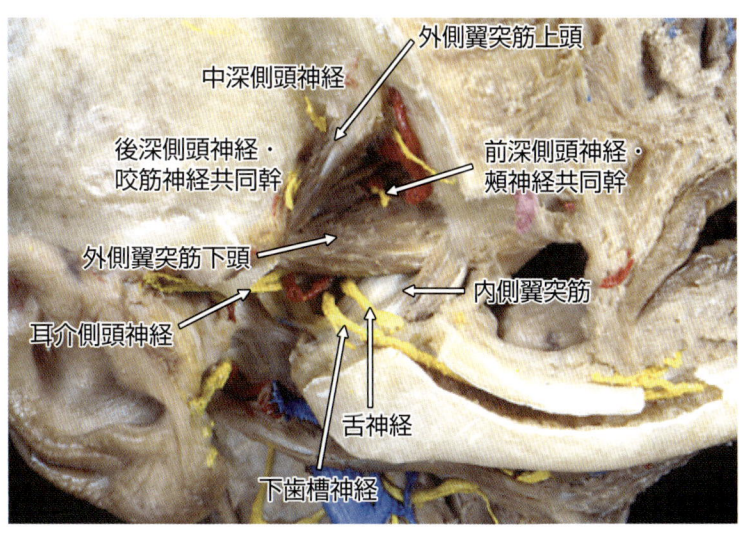

1-9-5　外側翼突筋と内側翼突筋

67

翼突下顎隙の筋膜構成

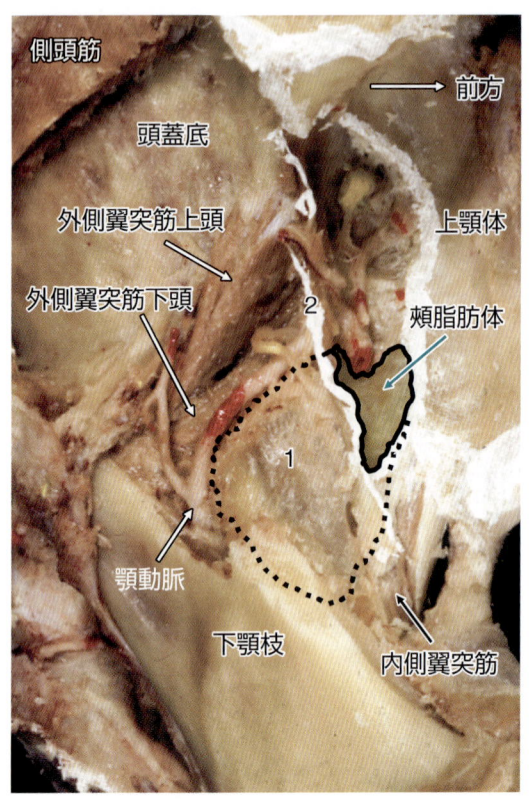

1-9-6 側頭筋停止部内面の筋膜（図中番号 1）．
2：側頭筋停止部の前面内側縁の位置

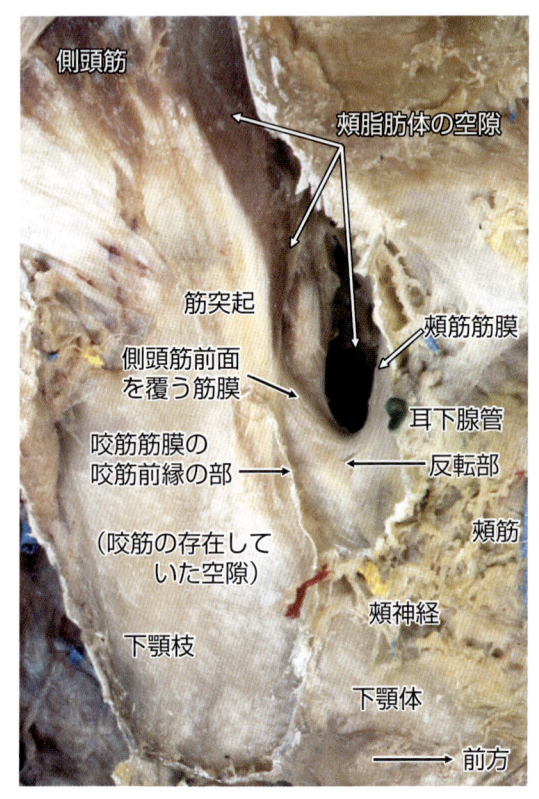

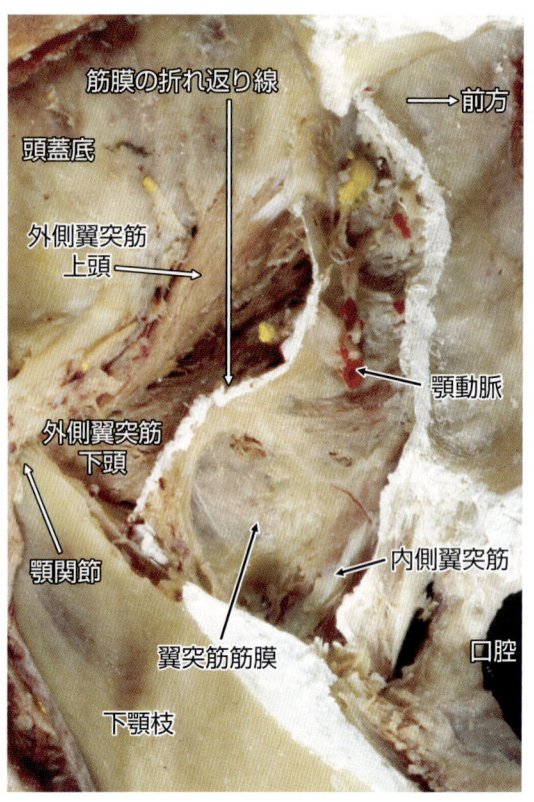

1-9-7 側頭筋停止部内面の筋膜と頬脂肪体を除去して，翼突筋筋膜を剖出

1-9-8 頬脂肪体を入れる空隙

　側頭筋の深層筋束を除去し，側頭筋停止部内面の筋膜を剖出します（**1-9-6**）．この筋膜は，顎動脈直下で前方に折れ返り，外側翼突筋下頭や内側翼突筋を覆う翼突筋筋膜（**1-9-7**）となります．こうしてできる前開きの筋膜の袋の中に，側頭筋の内側を後方に向かう頬脂肪体が入ります（**1-9-6**）．

　1-9-8 は咬筋を除去し，下顎枝を外側から見ています．咬筋筋膜の咬筋前縁の部は，側頭筋前面を覆う筋膜に続きます．この筋膜は下方で肥厚して反転し，耳下腺管より後方で頬筋筋膜に移行し，頬脂肪体を入れる空隙を下方から囲みます．次いで，この筋膜は側頭筋前面の内側縁で後方に折れ返り，側頭筋停止部内面の筋膜（**1-9-6**）になります．

　すなわち頬脂肪体は，翼突下顎隙とは咬筋筋膜に由来する薄い筋膜で隔てられた，浅層の構造ということになります．第1章の1で頬脂肪体を皮下組織に含めたのはこのためです．

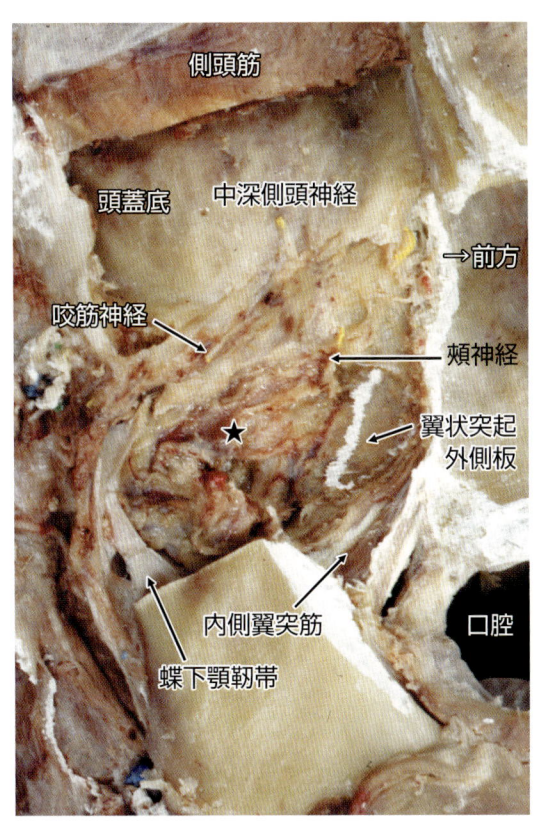

1-9-9 翼突筋筋膜と外側翼突筋を除去（★：翼突筋静脈叢）

1-9-10 下顎神経

1-9-7 から，翼突筋筋膜と外側翼突筋を除去し，外側翼突筋の内側にある翼突筋静脈叢（1-9-9 ★印）を剖出します．1-9-2 の所見と合わせて，翼突筋静脈叢は外側翼突筋を囲むことがわかります．

翼突筋静脈叢を除去し，卵円孔を出た直後の下顎神経を剖出します（1-9-10）．下顎神経本幹と深側頭神経を隔てる翼突翼靭帯は，外側翼突筋内側の翼突筋静脈叢の上縁にあります．

下顎神経を切除します（1-9-11）．内側翼突筋後縁と蝶下顎靭帯の間に薄膜が張り，翼突棘靭帯（1-9-11 番号 3）が上縁をなします．この薄膜と内側翼突筋が，翼突下顎隙と茎突前隙を隔てます（1-9-1, 14）．両隙は翼突棘靭帯の上方で交通し，卵円孔はこの交通部に開きます．

翼突翼靭帯と翼突棘靭帯は，開口時の下顎神経の下方への引っ張りに抵抗する構造と考えられ，ときに骨化したり筋肉化したりします．

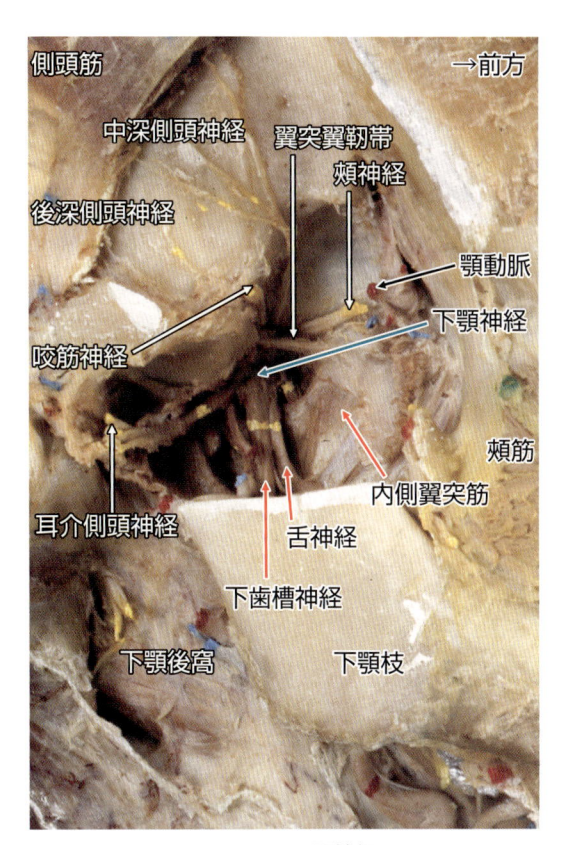

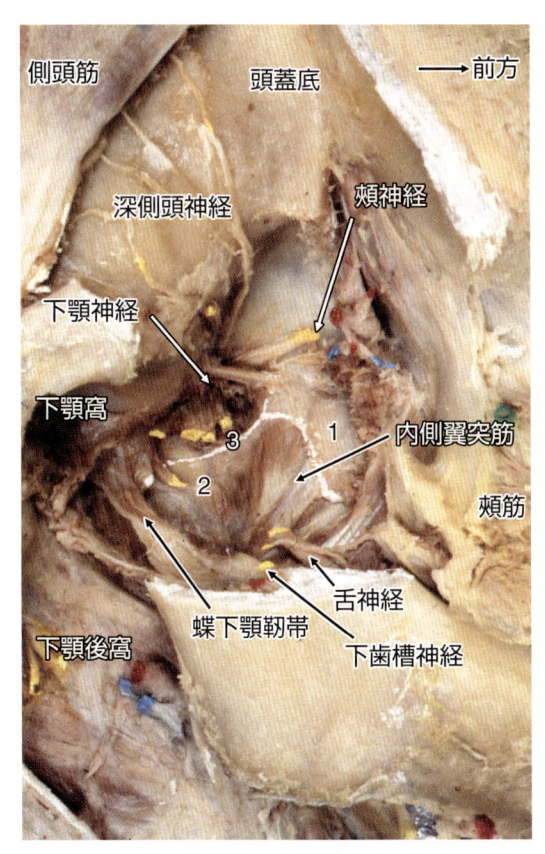

1-9-11 翼突下顎隙の内側壁（図中番号 1：翼状突起外側板，2：内側翼突筋と蝶下顎靭帯の間の筋膜，3：翼突棘靭帯）

茎突前隙

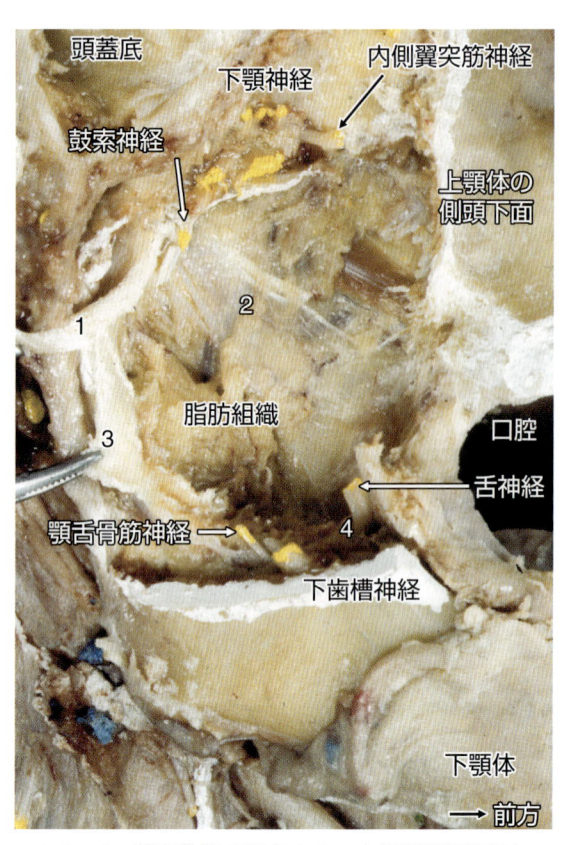

1-9-12 茎突前隙を開きます．内側翼突筋後縁と蝶下顎靱帯の間の薄膜と内側翼突筋が除去されています（1：蝶下顎靱帯，2：茎突前隙の内側壁，3：下顎枝の内側面の骨膜，4：内側翼突筋）

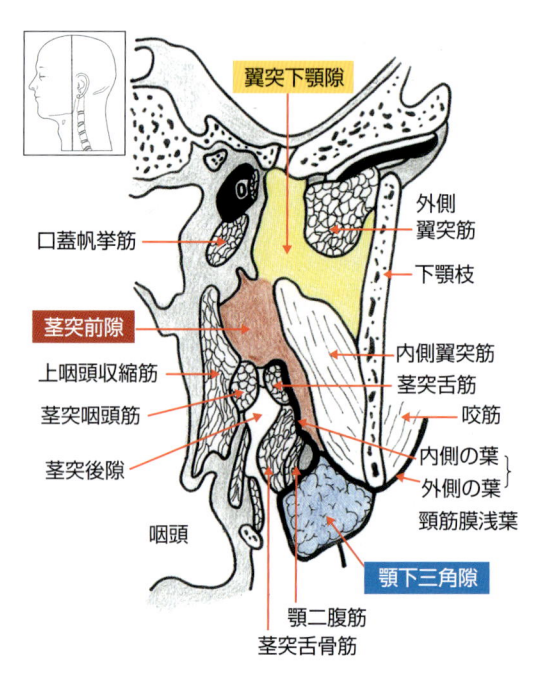

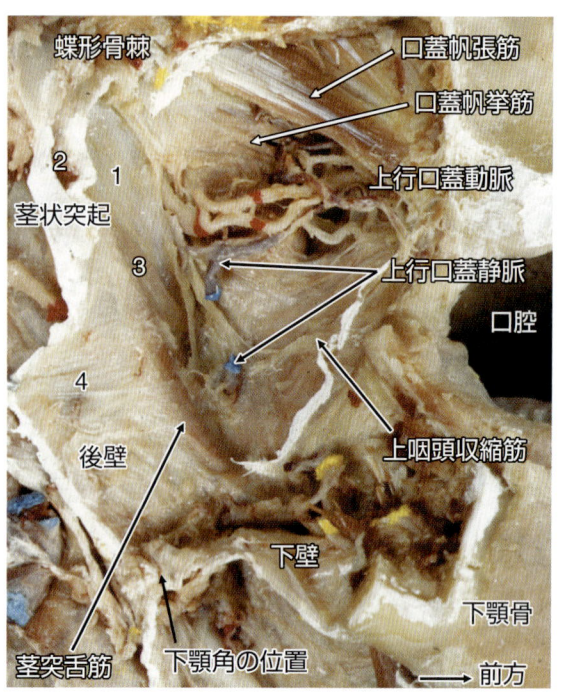

1-9-13 茎突前隙の全貌（1：頸動脈鞘との間の隔壁，2：顎動・静脈や耳介側頭神経を通す後壁の孔，3：茎突咽頭筋，4：茎突下顎靱帯）

1-9-14 前頭断面で見た翼突下顎隙と茎突前隙の位置関係（文献[1]より）

　茎突前隙の脂肪組織（1-9-12）と下顎枝を除去し，茎突前隙の拡がりを見ます（1-9-13）．頸筋膜浅葉の内側の葉は，咬筋筋膜をなす外側の葉と分かれて（1-9-14），下顎枝の後縁と下縁から内側に向かい，茎突前隙の後壁と下壁をつくりつつ，茎突舌筋から茎突咽頭筋，上咽頭収縮筋を覆う筋膜に移行します．茎状突起と下顎角後縁をつなぐ茎突下顎靱帯は，内側の葉の一部と考えられます．耳下腺隙と同様，翼突下顎隙と茎突前隙も頸筋膜浅葉がつくる袋の中の構造と考えられます．

　上行口蓋動・静脈が茎突舌筋と茎突咽頭筋の間から茎突前隙に入りますが，1-9-13の例では上行口蓋動脈は上行咽頭動脈から生じ，頸動脈鞘との間の隔壁を貫いて茎突前隙に入ります．茎突前隙は口峡側壁の外側に接します（1-7-19参照）．したがって臼後三角などからの炎症は，容易に茎突前隙に波及し，翼突棘靱帯の上方を経て翼突下顎隙にも波及します．このように茎突前隙と翼突下顎隙は，口腔からの炎症の波及路として重要な位置を占めます．

口腔から翼突下顎隙まで

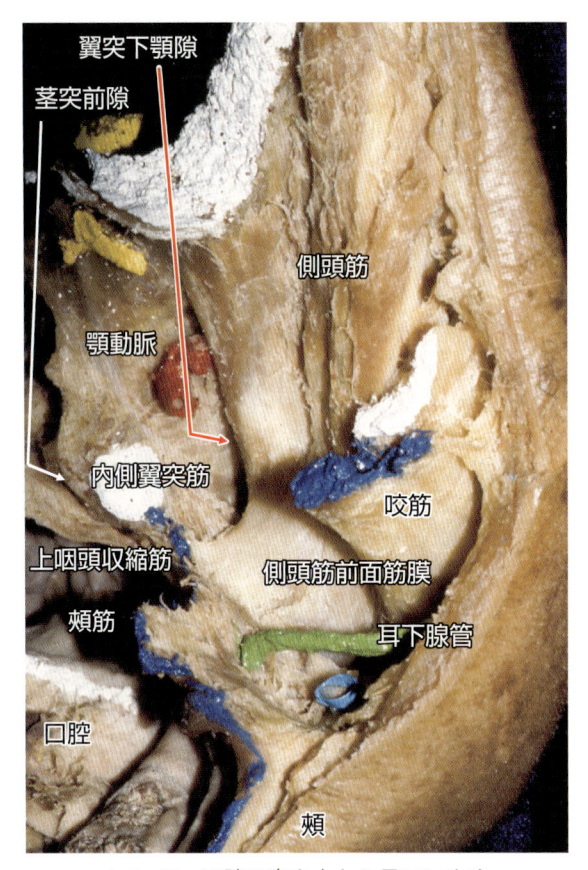

1-9-15 口腔の奥を上から見ています

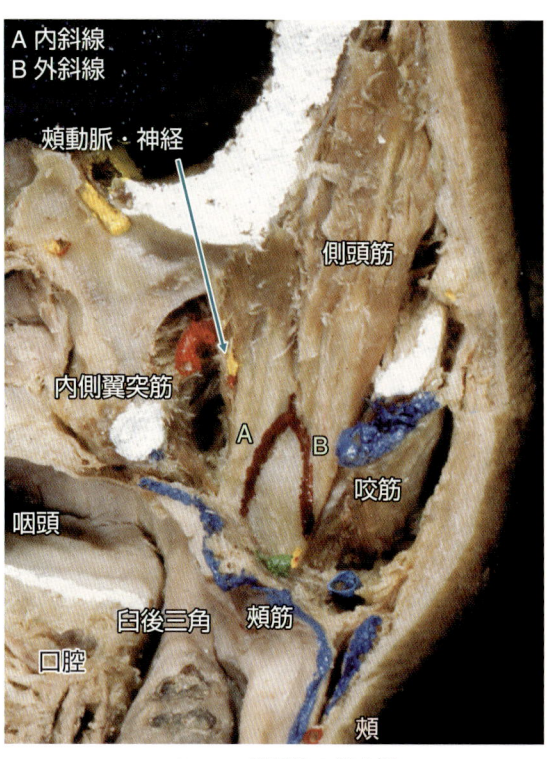

1-9-16 側頭筋の停止腱

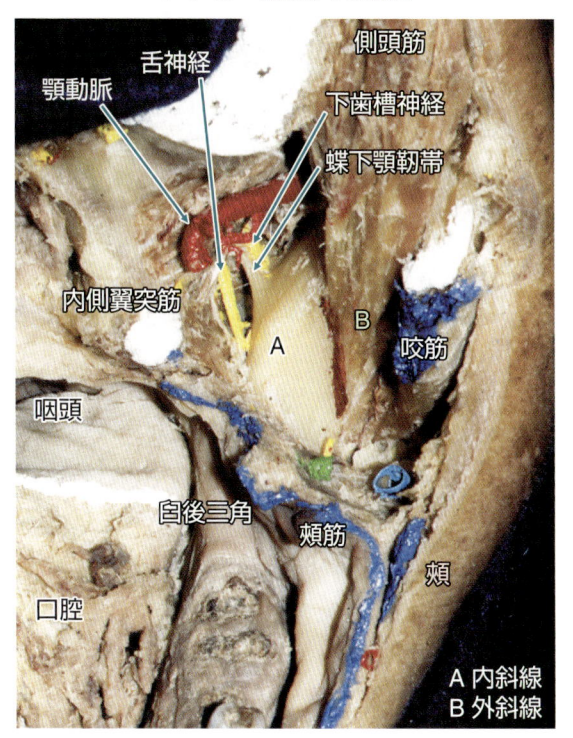

1-9-17 翼突下顎隙を開きます

　頰筋・耳下腺管の後方において，咬筋，側頭筋および内側・外側翼突筋の間が頰脂肪体の入る空隙となります．この空隙は口腔の後外側に接し（**1-9-15**），空隙の下壁で側頭筋前面筋膜が肥厚・反転し，頰筋につきます（**1-9-8**）．閉口時に頰を噛まないよう，頰壁を外に引いていると思われます．頰神経が肥厚筋膜に覆われつつ頰筋外面を通ることから，下顎大臼歯部の歯肉頰移行部に注入された麻酔液は拡散が少なく，頰神経に効果的に作用します．

　肥厚筋膜や頰神経を除去します（**1-9-16**）．側頭筋の停止腱は，下顎枝前縁で内斜線と外斜線に沿って2つに分かれ，特に内斜線の停止腱（内側脚）は先端が臼後三角に近づきます．

　内斜線に沿う停止腱を除去し，翼突下顎隙を開きます（**1-9-17**）．下顎孔伝達麻酔の針は，頰脂肪体を介して翼突下顎隙に達します．針先が下顎孔に達してなくても伝達麻酔が達成される[2]ことからすると，両隙間の薄膜（**1-9-6, 7**）は，麻酔液に対してバリアにはなっていないようです．

下顎骨関節突起の骨折

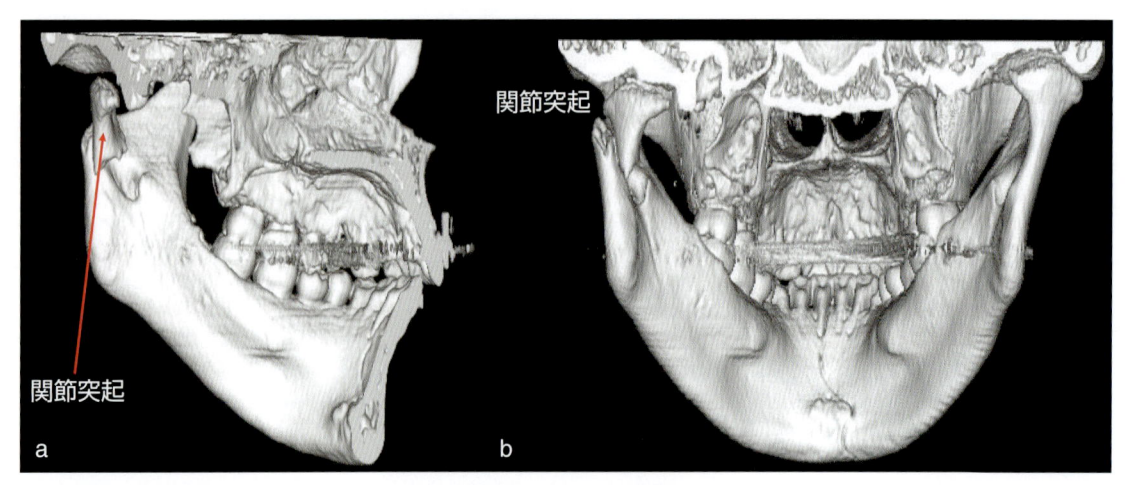

1-9-18　左側関節突起骨折症例での骨切片の偏位を示すCT画像（a：内側から見ています，b：後方から見ています）

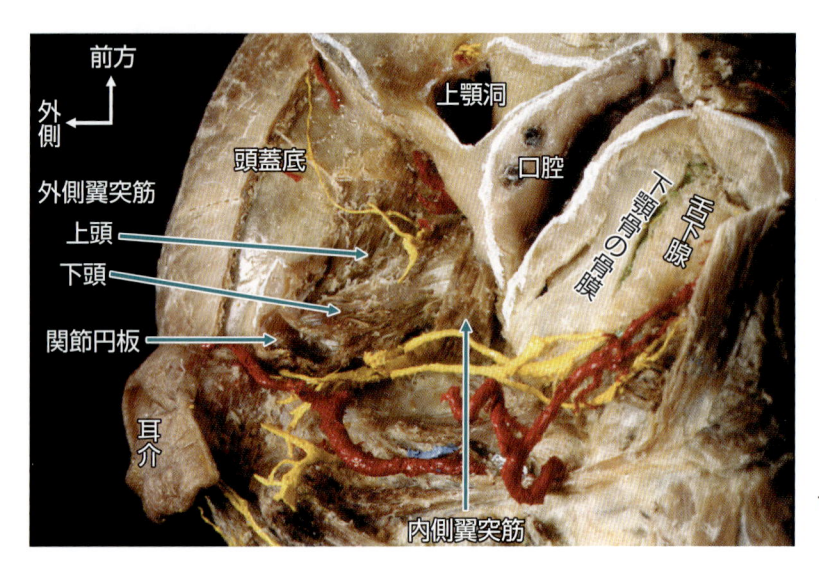

1-9-19　外側翼突筋の走行を水平面で下方から見ています

　骨片の偏位の少ない筋突起骨折と異なり，関節突起骨折では，骨折片（下顎頭）は前・内・下方に大きく偏位します（1-9-18）．関節突起の下顎頸につく外側翼突筋下頭が，矢状面（1-9-5）では前下方，水平面（1-9-19）では前内方に走行し，骨折片をこの方向に引っ張ることによります．

　下顎頭が失われた分，下顎体は，骨折側の下顎枝につく咬筋，内側翼突筋および側頭筋の収縮により上方に，対側の内側翼突筋によりやや内方に牽引されて，骨折側にわずかに挙上し（1-9-18b），最後臼歯が接触して開咬状態となります（1-9-20）．

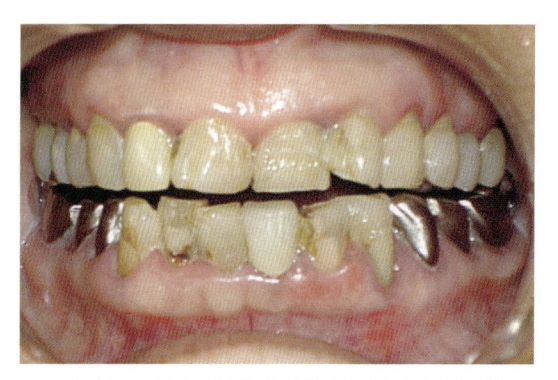

1-9-20　左側関節突起骨折症例での口腔内所見（1-9-18とは別の症例）

顎動脈の走行と口腔外科手術

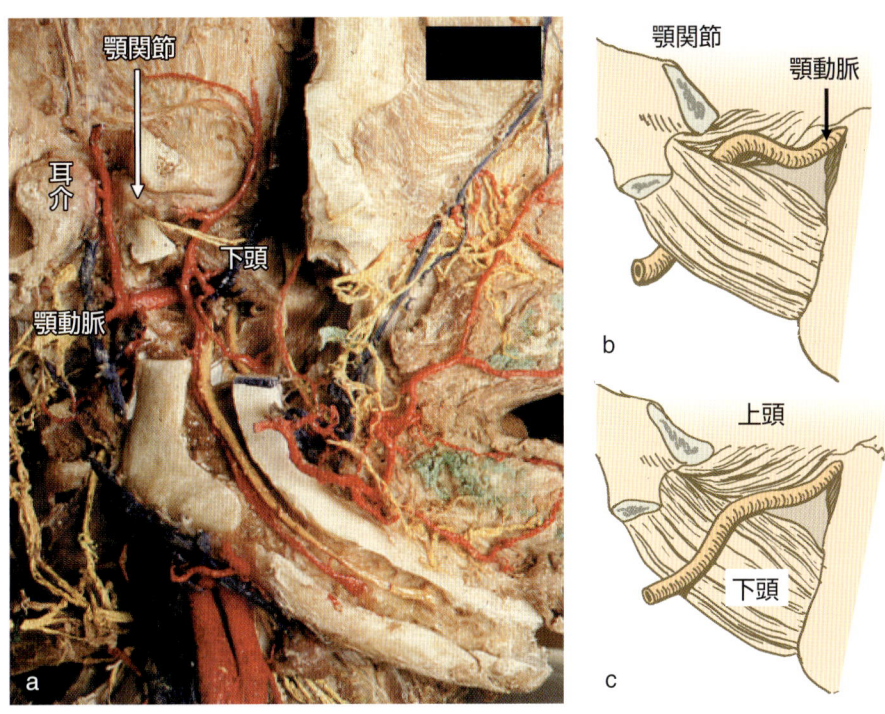

1-9-21 顎動脈の走行変異（a：顎動脈が外側翼突筋の内側を通る例，b：同模式図，c：顎動脈が外側翼突筋の外側を通る例（1-9-4）の模式図）

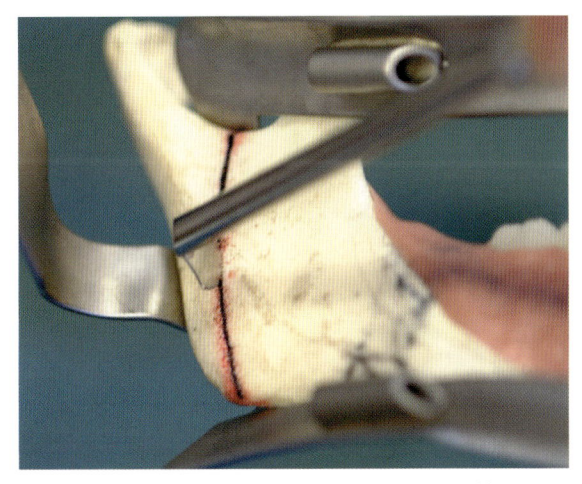

1-9-22 下顎枝垂直骨切り術の骨切り線

　顎動脈は，外側翼突筋下頭の外側を走ります（**1-9-4**）が，内側を走ることもあります（**1-9-21**）．この走行の違いには人種差があり，日本人では外側を走る例が約9割ですが，欧米人では内側を走る例が半数近くを占めます．

　下顎枝垂直骨切り術では，下顎枝を垂直に切断し，下顎骨を後方に移動させます（**1-9-22**）．Winstanleyの原法では，下顎枝外面の骨膜を剥離し，内面の骨膜剥離はせずに，外面から下顎枝を電動鋸で切断します．しかし，顎動脈の走行には上述のような人種差があり，日本人では，顎動脈が下顎枝内面により近い層を走行します．

　原法どおりに下顎枝内面の骨膜剥離を行わずに手術を行った場合，顎動脈損傷の危険性は欧米人より高くなると考えられます．人種差による解剖学的相違に配慮することも，手術を行う際に重要です．

10 前頸部の皮下組織と顎下部
―顎下部の腫れを理解するために

北村清一郎　高橋　章　宮本洋二

本項のねらい

本項では，下顎骨直下の"顎下部"を扱いますが，この呼び方は解剖学用語にはありません．解剖学的には"舌骨上部"と呼ばれます．顎下部は舌下部と接して，口腔領域の疾患が容易に波及するので，歯科・口腔外科領域において重要度が高いのですが，前頸部の他領域と区別できるのは深層のみで，皮下組織では頸部全周が一続きとなります．そこで，まず浅層の前頸部皮下について述べ，次いで，顎下部の深層について解説します．

前頸部皮下の層構成

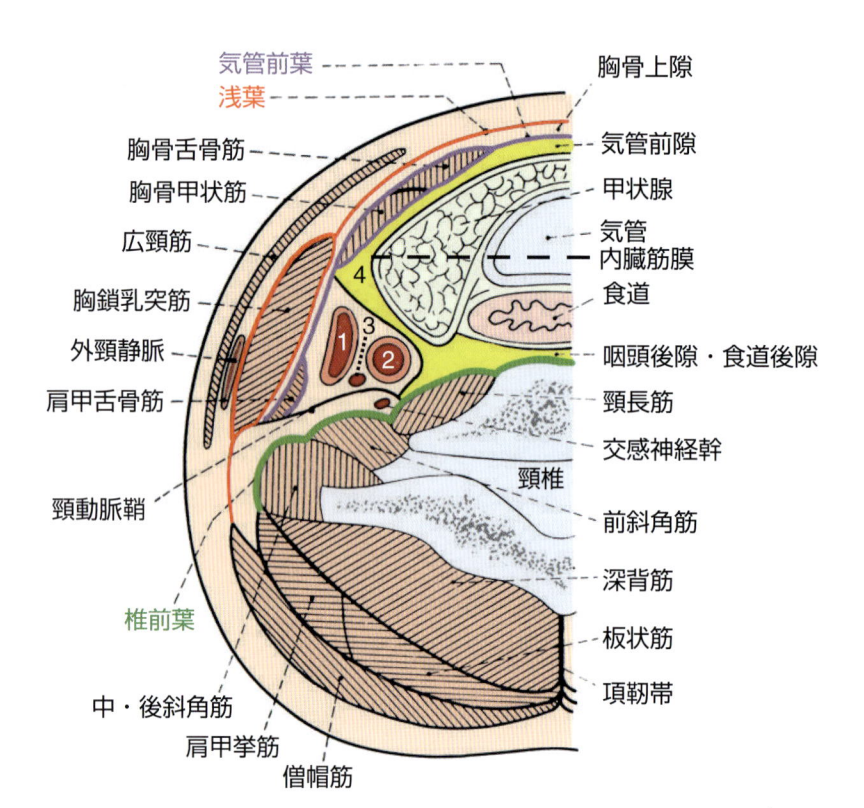

図1-10-1　前頸部の筋膜構成[1]

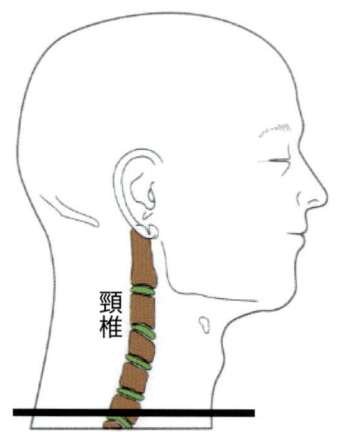

左図での頸部横断の高さ
※黄色で着色されているのは頸部内臓周囲の隙
※椎前葉では危険隙や翼状筋膜は区別されていません

1 内頸静脈
2 総頸動脈
3 迷走神経
4 茎突後隙

　1-10-1は，前頸部の筋膜構成を横断面で見ています．前頸部の深筋膜は，頸筋膜の浅葉（図中赤線），気管前葉（図中紫線）および椎前葉（図中緑線）の3葉から構成されます（本書の見方と読み方図1参照）が，内頸静脈・総頸動脈・迷走神経は，浅葉と気管前葉およびこれらと椎前葉をつなぐ筋膜で作られた頸動脈鞘に包まれます．

　甲状腺や気管・食道などの頸部内臓は，内臓筋膜（visceral fascia）という薄膜でくるまれます．浅葉は皮下組織を筋などの深部構造から隔てます．気管前葉は舌骨下筋群を包み，椎前葉は，頸椎の前面にある後頸筋（椎前筋や斜角筋）などを覆います．

皮下組織は深筋膜より浅層にあり，浅筋膜により浅深2層に分けられます（本書の見方と読み方図2参照）．1-10-2は，広頸筋（1-10-3）より浅層の皮下組織を剖出したものです．顔面では，表情筋や浅顔面筋膜・側頭頭頂筋膜が浅筋膜に相当します（1-1-5, 6参照）が，前頸部では広頸筋が浅筋膜の位置を占めます．

浅筋膜は，表層の皮膚・皮下組織とは比較的密に結合しますが，深層の深筋膜とは疎な皮下組織を介してゆるく結合します．前頸部でも同様で，広頸筋は皮膚とは比較的密に結合し，頸筋膜の浅葉とはゆるく結合します．したがって，前頸部の手術時，皮膚は広頸筋と浅葉との間で剥離されることになります．

前頸部の正中や後方では，広頸筋が欠如するため，皮膚切開の深さを決めるのが難しくなりますし，皮膚も剥離しにくくなります．

広頸筋は，下顎底から鎖骨にかけての皮下に拡がる薄い板状の筋で（1-10-3），発達度に個体差があります．広頸筋は表情筋と同系列の筋で，顔面神経耳下腺神経叢の頸枝の支配を受けます．

下顎底の後ろ2/3では，広頸筋の筋束は下顎底を越えて，頬部に放散します．このため，口角に力を入れると，広頸筋が前頸部に浮き上がってきます．

1-10-4では広頸筋が除去され，浅葉が剖出されています．浅葉は胸骨・鎖骨の上縁より生じ，上方は舌骨と下顎骨下縁につき，顎下部からさらに顔面に入って，頭部の深筋膜である咬筋筋膜と耳下腺筋膜，さらに側頭筋膜へと続きます．

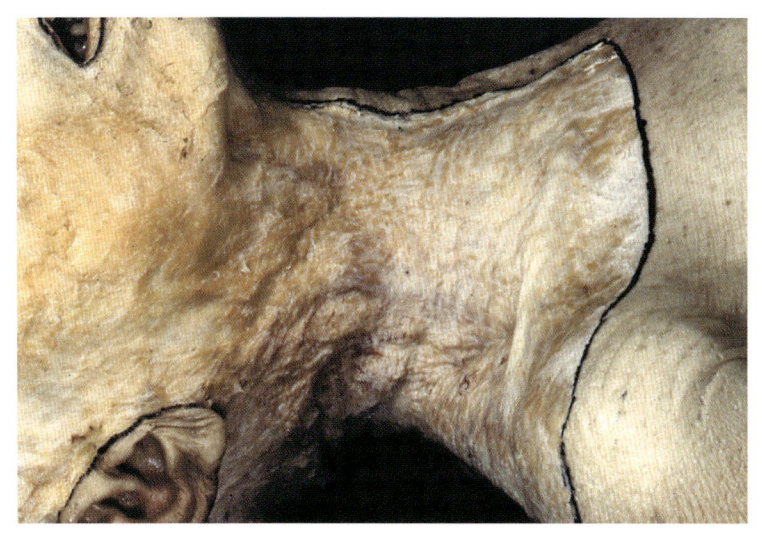

1-10-2　前頸部の皮膚を除去

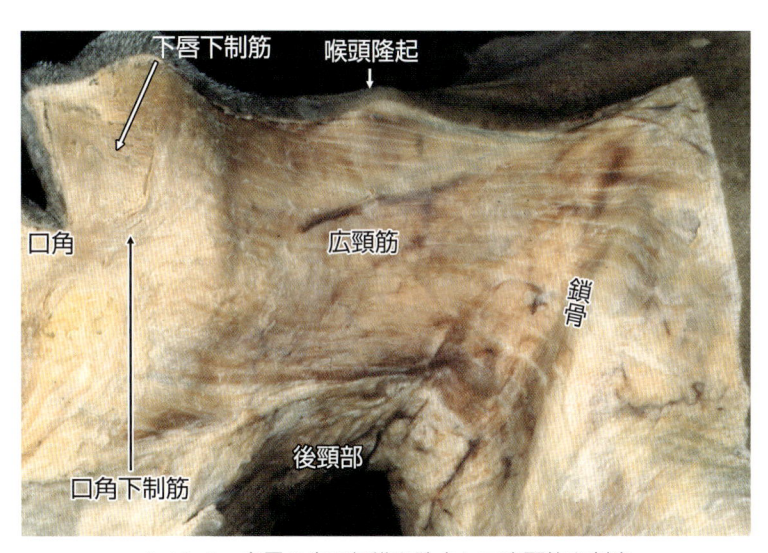

1-10-3　表層の皮下組織を除去して広頸筋を剖出

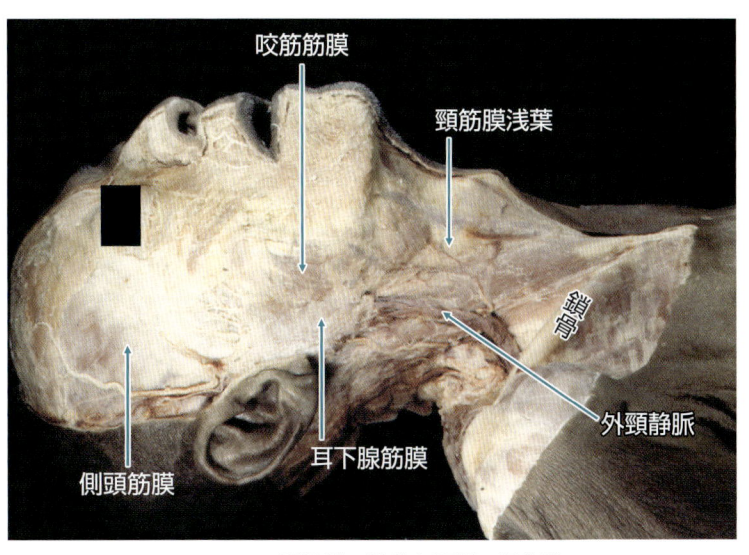

1-10-4　頸筋膜の浅葉と頭部の深筋膜

10 前頸部の皮下組織と顎下部 ─顎下部の腫れを理解するために

前頸部皮下の構造

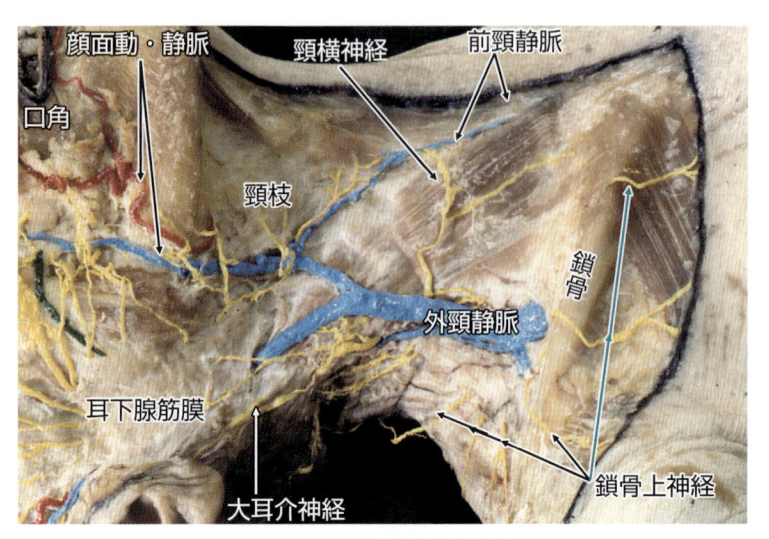

1-10-5 皮神経と皮静脈

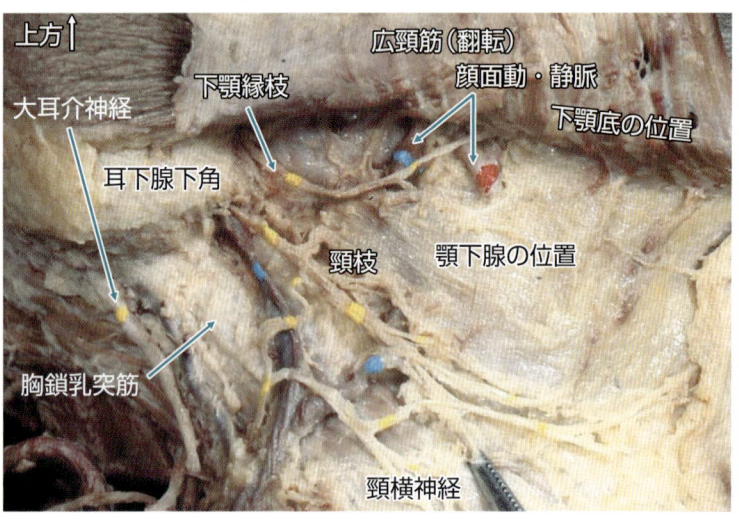

1-10-6 顔面神経耳下腺神経叢の下顎縁枝と顔面動・静脈

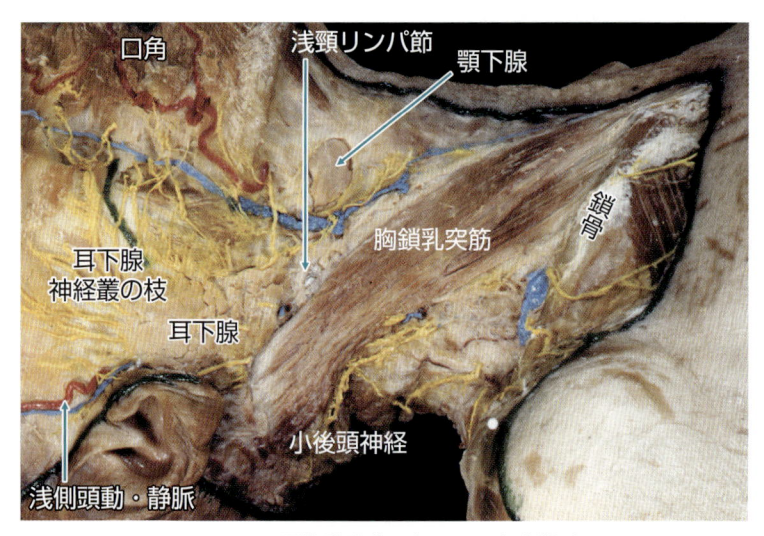

1-10-7 頸筋膜浅葉に包まれる解剖構造

皮静脈・皮神経は浅葉に埋もれるように浅葉上を走ります（1-10-5）．皮静脈のうち，外頸静脈は耳下腺下角から皮下に出て，胸鎖乳突筋を下後方に横切って，同筋後方で深部に入ります．また，前頸静脈は，前頸部正中を走る部と胸鎖乳突筋前縁に沿う部が合流し，同筋前方で深部に入ります（1-11-5 参照）．

なお，前頸静脈は頸筋膜の浅葉と気管前葉の間を走るため，外頸静脈ほど浮き上がっては見えません．

頸神経叢の皮枝である皮神経の多くは，胸鎖乳突筋のすぐ後方で皮下に出ます．小後頭神経は同筋後縁に沿い後頭部に（1-10-7），大耳介神経は同筋外面上を耳下腺部に，頸横神経は同筋を横切って前頸部に向かいます（1-10-5）．

また，顔面神経耳下腺神経叢の下顎縁枝と頸枝が，耳下腺下角から皮下に出ます（1-10-6）．

下顎縁枝の損傷は，下唇の運動を麻痺させます．下顎縁枝は，顎下部皮下を上前方に向かい，下顎骨の下縁付近で顔面動・静脈を横切ります．皮膚を上方に剥離するに際しては，下顎縁枝を見つけておくことが肝要です．

一方，1-10-7 では，浅葉の胸鎖乳突筋や顎下腺を覆っていた部分が除去されています．浅葉は，胸鎖乳突筋と顎下腺のところで袋を作り，これらを包んでいます．頸部の解剖構造を理解するうえで，"浅葉より浅層と深層"以外に"浅葉の中（浅葉内層）"（1-11-1 参照）という概念も必要となります．

顎下部の解剖構造

　顎下部は，左右の顎下三角と正中のオトガイ下三角に分けられます．顎下三角とは，下顎底および顎二腹筋の前腹と後腹に囲まれた部（1-10-8, 1-11-4 参照）のこと，オトガイ下三角とは，厳密には正中線で左右に分けられますが，左右の顎二腹筋前腹と舌骨に囲まれた部（1-10-10）のことをいいます．

　顎下三角には，顎下腺と顎下リンパ節および顔面動・静脈と，そこから分かれたオトガイ下動・静脈が存在します（1-10-8）．ときとして，1-10-8 や 1-10-15 のように，舌下腺が顎舌骨筋の筋束間から顔をのぞかせることがあります．

　顎下腺は二番目に大きい唾液腺で，耳下腺の約半分，舌下腺の数倍の大きさです．分泌唾液の性状は唾液腺で異なり，耳下腺が純漿液性，顎下腺は漿液主体の混合性，舌下腺は粘液主体の混合性ですが，顎下腺からの唾液は安静時に多く分泌され，口腔刺激時には耳下腺からの分泌が増加します．

　顎下腺には，舌神経からの枝が入り，顎下腺内で顎下神経節を作ります（1-10-9）．顎下神経節は，副交感神経性の自律神経節で，顎下腺や舌下腺の唾液分泌に関係します．顎下腺の上部前端から顎下腺管が出て，顎舌骨筋後縁を経て舌下部に入ります．

　オトガイ下三角の床部は顎舌骨筋で，顎二腹筋前腹を挟んで顎下三角の内側に接しています．オトガイ下リンパ節は，前腹に沿う形に存在します（1-10-10）．

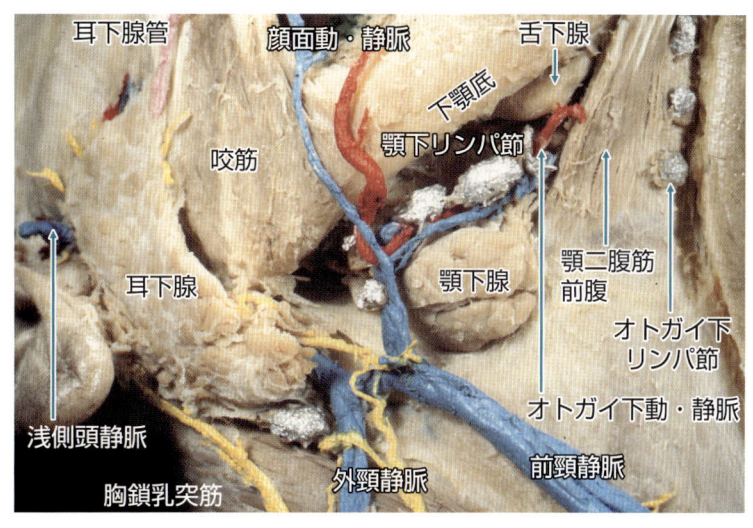

1-10-8　顎下三角の解剖構造

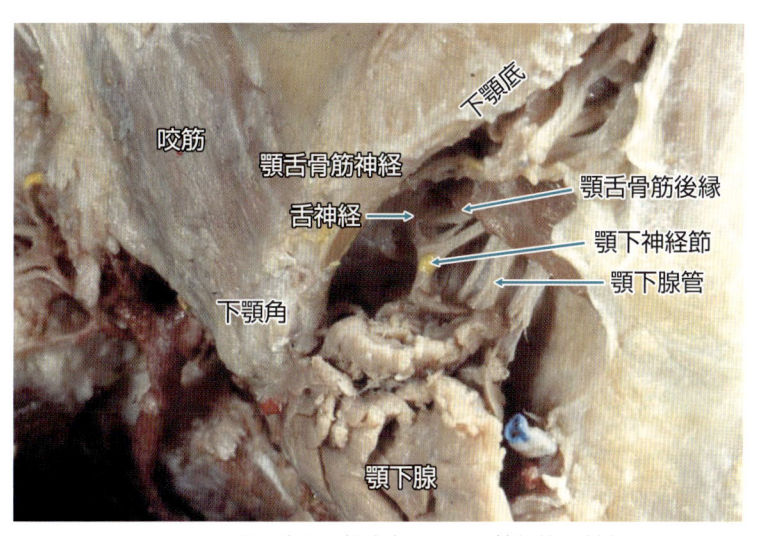

1-10-9　顎下腺を一部除去して顎下神経節を剖出

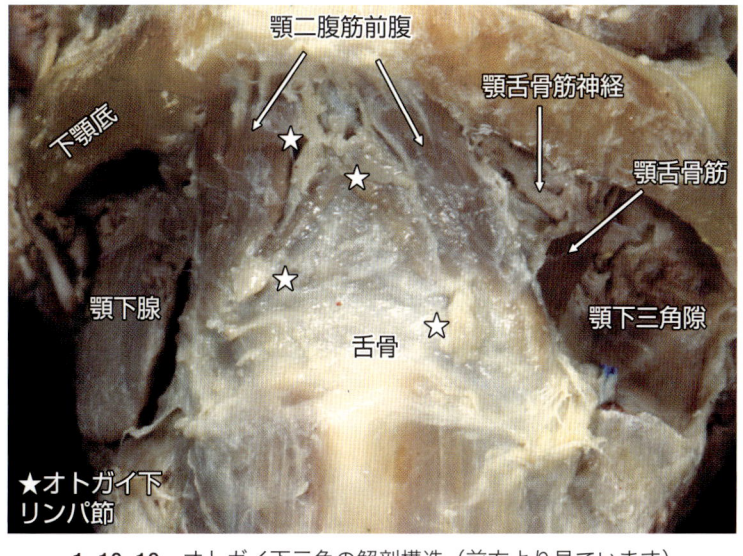

1-10-10　オトガイ下三角の解剖構造（前方より見ています）

顎下三角隙

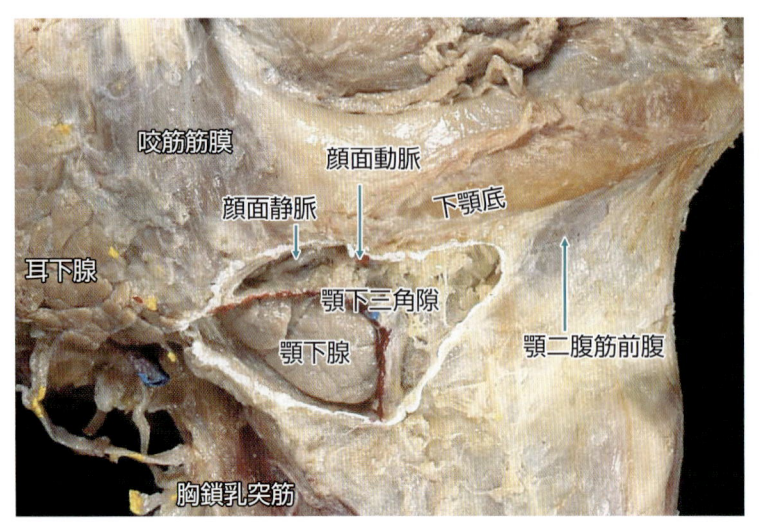

1-10-11 顎下腺と顎下三角隙

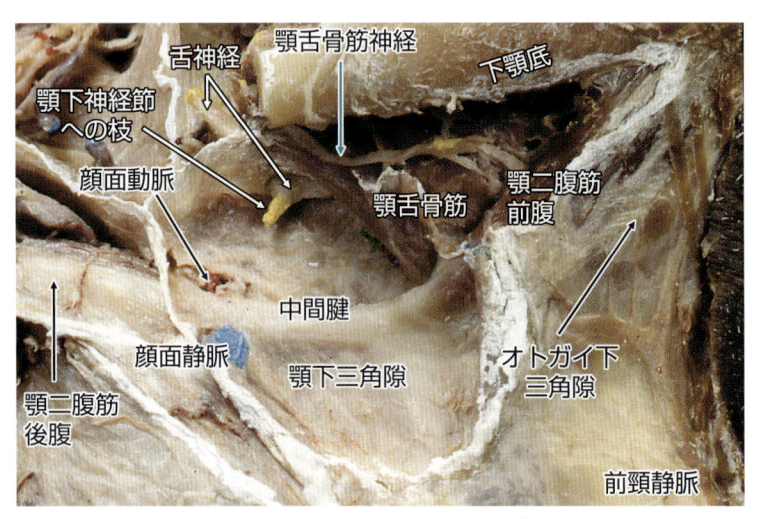

1-10-12 顎下三角隙の内側壁

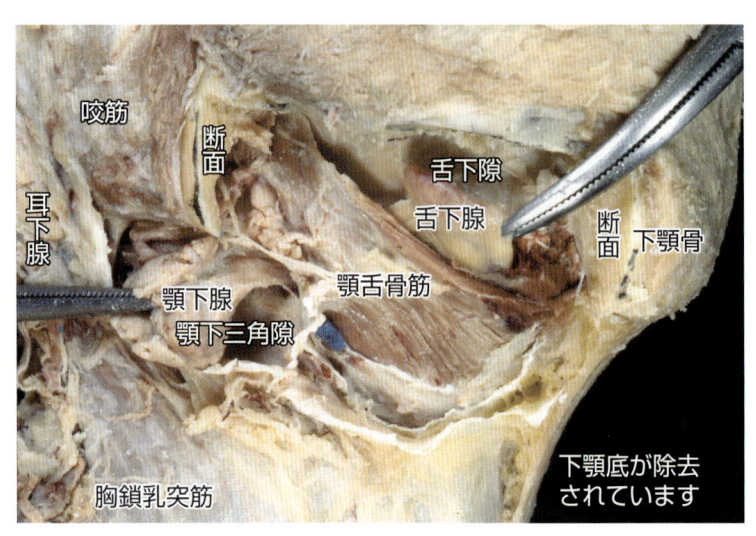

1-10-13 顎下三角隙と舌下隙

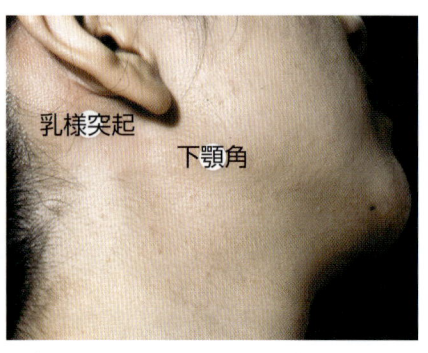

（1-10-11〜13は，この角度で見ています）

　顎下三角もオトガイ下三角も外側は，頸筋膜浅葉で閉ざされ（**1-10-6**），閉鎖空間である顎下三角隙とオトガイ下三角隙を形成します．

　1-10-11 では，外壁の浅葉が除去され，顎下三角隙が開かれています．顎下三角隙の上部に顎下リンパ節やオトガイ下動・静脈（**1-10-8**），下後部に顎下腺が入ります．顎下腺と浅葉，あるいは周囲結合組織の結合はゆるく，顎下腺の部は独立した区画（顎下腺隙）の様相を呈します．

　顎下三角隙の内側壁は，浅葉より続く筋膜で覆われ，浅葉が袋状に顎下三角隙を包んでいるのがわかります（**1-10-12**）．

　顎下三角隙は，舌神経や顎舌骨筋神経の経路などを経て，後上方の翼突下顎隙や茎突前隙に（**1-10-17**），顔面動・静脈の経路を経て，深部の茎突後隙に，顎二腹筋前腹の上・下方を経て，オトガイ下三角隙にそれぞれ交通します．

　顎舌骨筋を挟んで接する舌下部の舌下隙とは，同筋後縁の後方または同筋の筋束間で交通し（**1-10-13**，**1-4-15** 参照），舌下隙とオトガイ下三角隙も顎舌骨筋の筋束間で交通します．

舌骨上筋群

舌骨上筋群は，顎二腹筋と茎突舌骨筋（1-10-14），顎舌骨筋（1-10-15）およびオトガイ舌骨筋（1-10-16）からなり，頭蓋底や下顎骨と舌骨をつなぎます．舌骨上筋群は舌骨を上方に引きますが，下顎骨につく筋には下顎を下方に回転させる（開口）作用もあります．舌骨上筋群が舌骨を上方に引くには，下顎が閉口状態にある必要があります（2-8-18 参照）．

舌骨上筋群のうちの顎二腹筋，茎突舌骨筋および顎舌骨筋が，顎下部と下顎後窩（耳下腺隙，1-8-11 参照）の床面をつくります（1-10-14）．舌骨上筋群は頸筋膜浅葉より深層の構造にあたり，耳下腺隙の内側壁筋膜と，顎下三角隙の内壁筋膜で覆われます（1-10-17）．

乳様突起から起こる顎二腹筋後腹とそれに続く中間腱，および茎状突起から起こる茎突舌骨筋・茎突舌筋・茎突咽頭筋・茎突舌骨靱帯は，浅葉の付着部をなします．したがって，内頸静脈も内・外頸動脈もこれらの筋肉を潜ることになります．外頸動脈・下顎後静脈・顔面動脈は茎突舌骨筋と茎突舌筋の間を通って，耳下腺隙や顎下三角隙に入ります．

顎二腹筋と茎突舌骨筋を除去して顎舌骨筋を剖出し（1-10-15），さらに顎舌骨筋を除去し，最深部のオトガイ舌骨筋（1-10-16）を剖出します．舌骨上筋群の神経支配は複雑で，顎二腹筋後腹と茎突舌骨筋は顔面神経に，顎二腹筋前腹と顎舌骨筋は三叉神経の枝の顎舌骨筋神経に，オトガイ舌骨筋は舌下神経により，それぞれ支配されます（1-10-14, 16）．

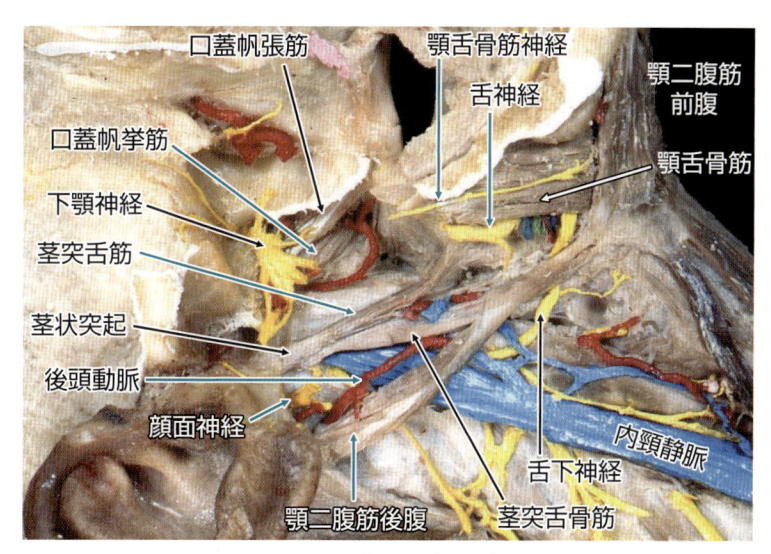

1-10-14 浅層の舌骨上筋群

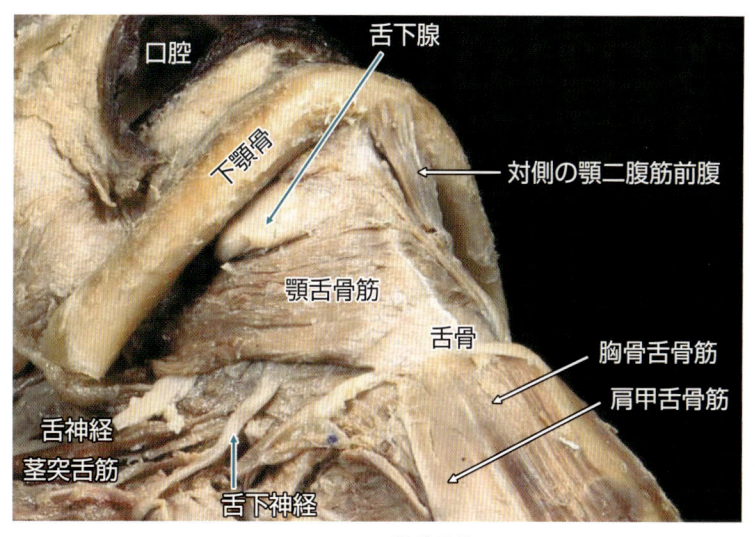

1-10-15 顎舌骨筋

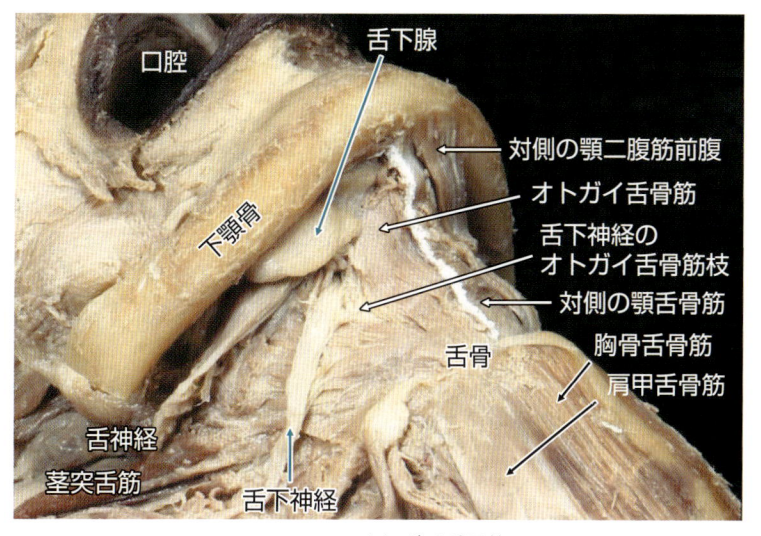

1-10-16 オトガイ舌骨筋

下顎骨周辺の筋膜隙と炎症の波及

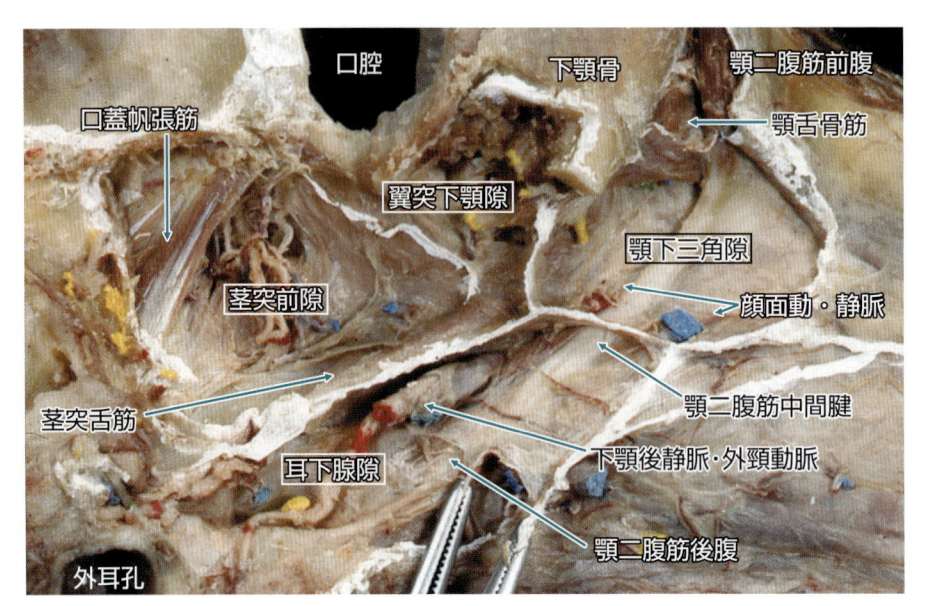

1-10-17 下顎骨周辺の筋膜隙

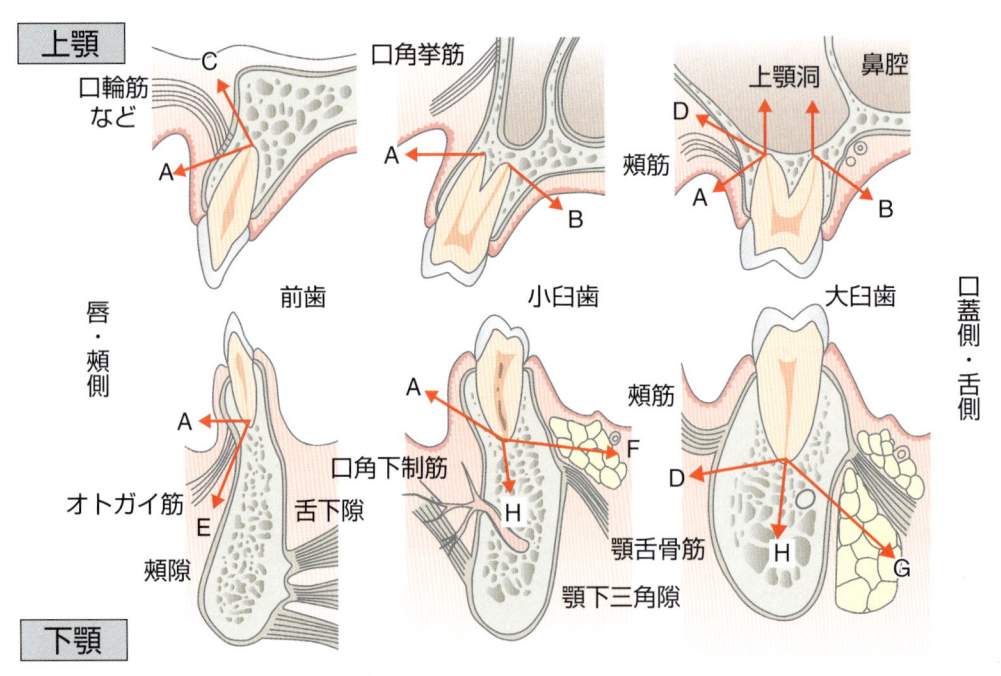

1-10-18 根尖からの炎症の波及[2] (A：歯槽膿瘍，B：口蓋膿瘍，C：眼窩下膿瘍，D：頬部皮下膿瘍，E：オトガイ部皮下膿瘍，F：口底膿瘍，G：顎下膿瘍，H：骨髄炎)

　口腔周辺には，頬隙や犬歯窩隙，舌下隙，顎下三角隙，翼突下顎隙と茎突前隙，耳下腺隙などの筋膜隙が存在します．うち，頬隙や犬歯窩隙と舌下隙は，皮下・粘膜下にありますが，残りは頸筋膜浅葉やその続きの耳下腺筋膜・咬筋筋膜・側頭筋膜に囲まれるか，挟まれます（1-10-17）．

骨外に及ぶと，根尖からの炎症は口腔周辺の隙にも拡がりますが，拡がり方は，上顎骨や下顎骨に付着する筋と根尖との位置関係などから，歯ごとに異なります（1-10-18）．上顎骨に関しては，上顎洞への波及，下顎骨に関しては，骨髄炎の発症も考慮する必要があります．

顎下腺の唾石症

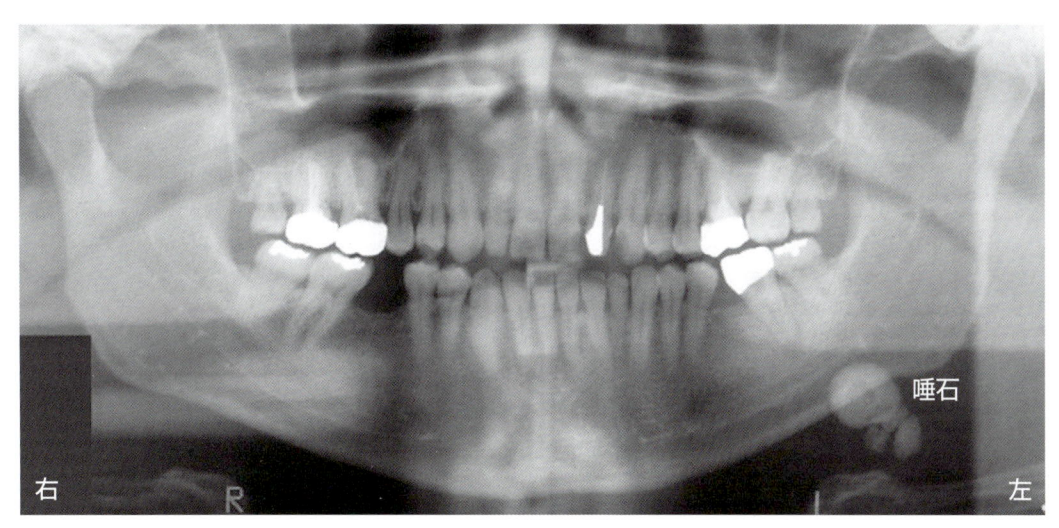

1-10-19　顎下腺唾石症のパノラマX線写真

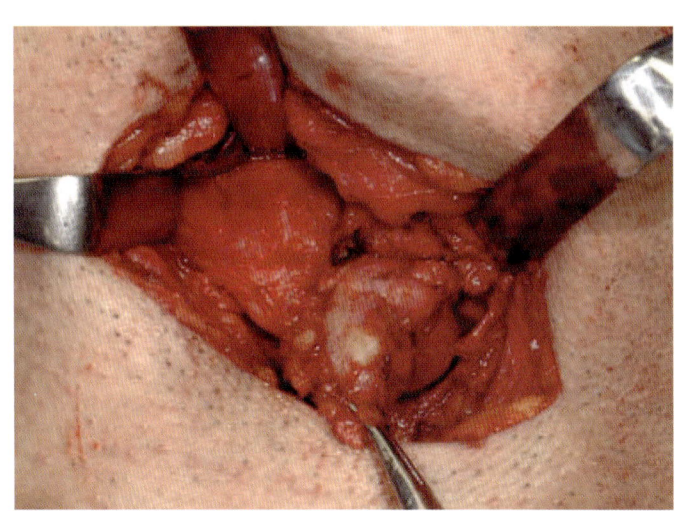

1-10-20　顎下腺唾石摘出の術中写真

　顎下部の腫れでよく遭遇し，X線でも認識されやすく（1-10-19），手術（1-10-20）の適応になる症例として，顎下腺の唾石症が挙げられます．顎下腺の唾石摘出手術に際しては，前頸部皮下の層構成（層序性）を理解しておくことが必要です（本書の見方と読み方図3参照）．

　顔面神経の下顎縁枝は広頸筋直下の皮下組織内で，頸筋膜浅葉より浅層を走ります（1-10-6）．顔面動・静脈は顎下三角隙内を走りますが，同静脈が浅葉より浅層を走ることもあります（1-10-5）．い

ずれにしても，顔面静脈は顎下腺の表層を走ることが多く，顔面動脈はこれより深部を走ります（1-10-8）．

　周囲とゆるく結合するため（1-10-11），顎下腺の剥離は容易ですが，舌神経や顎下腺管が存在し（1-10-9），腺の上部前端が顎舌骨筋上に乗っていく（1-10-13）顎舌骨筋後縁付近での処置には，注意を要します．

　なお，舌下神経は，顎下三角隙の内壁より深層を走ります（1-10-14）．

11 頸部前面の深層
―口腔の炎症が全身に拡がる経路を理解するために

北村清一郎　高橋　章　宮本洋二

本項のねらい

　本項では，頸部前面の頸筋膜浅葉より深層のうち，頸部内臓を除いた部を頸筋膜や筋膜隙と関連させつつ解説します．これは，頸部前面の外科手術に際して重要です．また，茎突後隙とそこからの交通路についても解説します．口腔の炎症が重篤な場合，下顎骨周辺の筋膜隙を介して茎突後隙に達し，ここから縦隔に波及し，敗血症へと拡大していくからです．

頸部前面の深筋膜

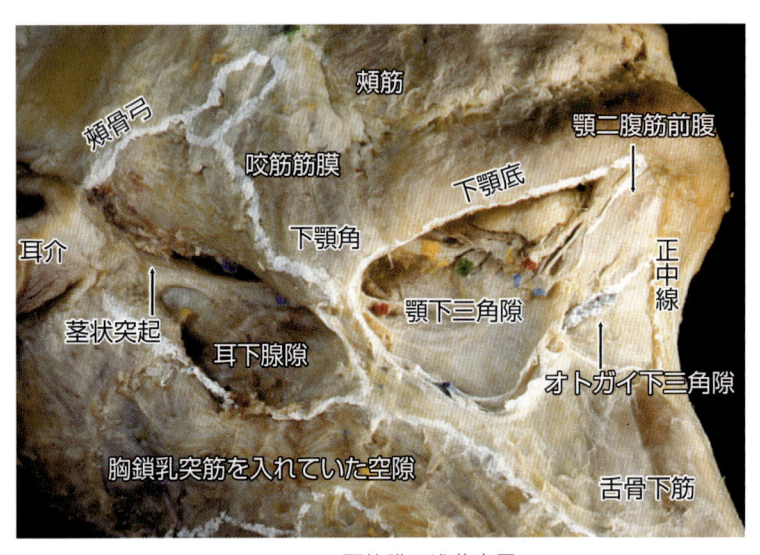

1-11-1　頸筋膜の浅葉内層

1-11-2　頸筋膜の浅葉を中心とした頸部前面の層構成

　1-11-1 では，胸鎖乳突筋を入れていた空隙，耳下腺隙，顎下三角隙およびオトガイ下三角隙が開かれています．これらは浅葉内層として位置づけられ，袋状になった頸筋膜浅葉で包まれます．頭部の翼突下顎隙や茎突前隙（第1章の9）も，同様の位置にあります．

　したがって頸部前面は，浅葉より浅層の部（広頸筋を含む皮下組織），浅葉内層，浅葉より深層の部に大きく分けることができます（1-11-2）．

　浅葉より深層の部は，浅葉と頸筋膜椎前葉との間にあり，正中に頸部内臓，その前面に，頸筋膜気管前葉に包まれた舌骨下筋群があり，頸部内臓より外側の空隙は，頸動脈鞘により，内側の茎突後隙と外側の外側頸部に区分されます（1-11-8）．

頸部前面の解剖構造をまとめる

1：顎二腹筋前腹
2：顎二腹筋中間腱
3：顎二腹筋後腹
4：胸骨舌骨筋
5：肩甲舌骨筋
6：舌骨
★：頸神経叢の皮枝
A：オトガイ下三角
B：顎下三角
C：頸動脈三角
D：筋三角
E：大鎖骨上窩
F：小鎖骨上窩

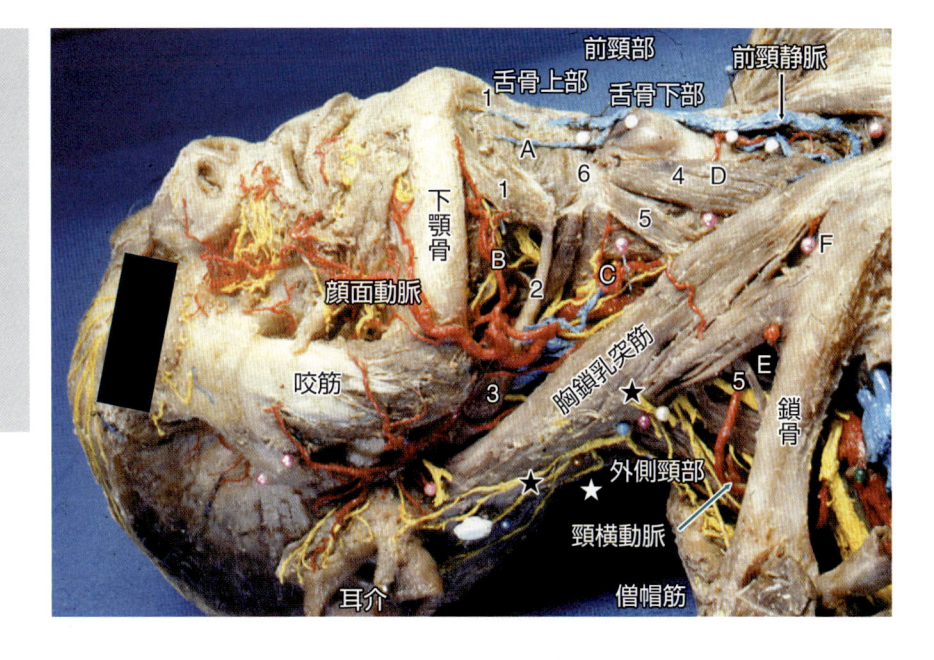

1-11-3 頸部前面の部位区分

A：胸骨舌骨筋
B：肩甲舌骨筋
C：甲状舌骨筋
D：胸骨甲状筋
E：外頸動脈
F：内頸動脈
G：舌下神経甲状舌骨筋枝
H：第3頸神経根
I：第4頸神経根

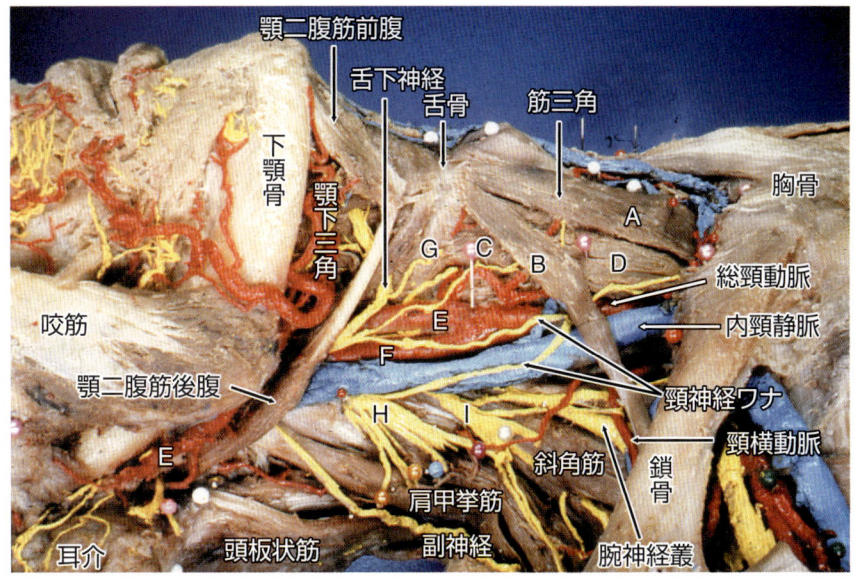

1-11-4 舌骨上筋群と舌骨下筋群，および頸神経叢

　筋肉との関係では，頸部前面は，胸鎖乳突筋を境に前頸部と外側頸部に分けられます（1-11-3）．前頸部は舌骨上部と舌骨下部に分けられ，さらに舌骨上部はオトガイ下三角と顎下三角（第1章の10），舌骨下部は頸動脈三角と筋三角に区分されます．

　頸動脈三角は，顎二腹筋の中間腱と後腹，胸鎖乳突筋および肩甲舌骨筋で囲まれ，内・外頸動脈分岐部や内頸静脈が皮下を走り（1-11-3, 4），頸動脈の拍動を触れることができます．筋三角は肩甲舌骨筋，胸鎖乳突筋および前正中線で囲まれ，舌骨下筋群が底面をなします（1-11-3, 4）．

　頸神経の根は，内頸静脈の後方から外側頸部に出現し，頸神経叢の皮枝（皮神経）は，胸鎖乳突筋後縁をまわって前頸部皮下に出ます（1-11-3, 4）．副神経は外側頸部の後縁を走り，外側頸部の底面は斜角筋と肩甲挙筋でつくられ，腕神経叢は，胸鎖乳突筋，肩甲舌骨筋および鎖骨で囲まれる大鎖骨上窩の深部にあります（1-11-3, 4）．

11 頸部前面の深層——口腔の炎症が全身に拡がる経路を理解するために

頸筋膜の気管前葉と舌骨下筋群

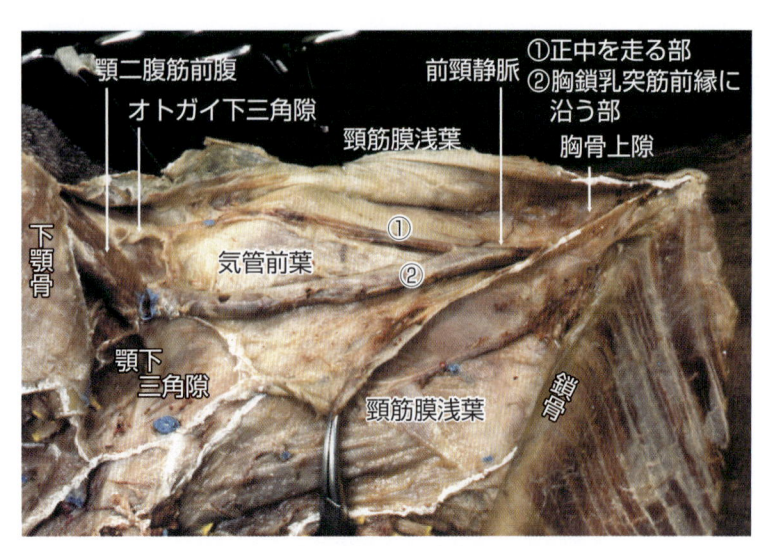

1-11-5　頸筋膜の浅葉と気管前葉の間の空隙

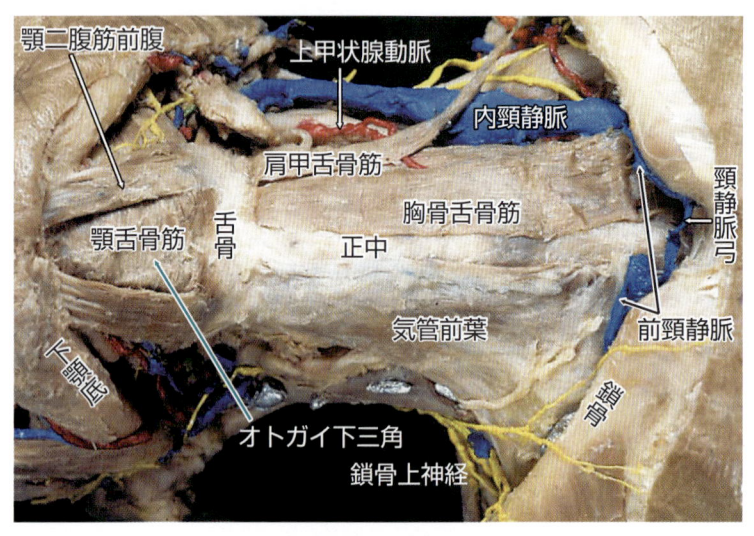

1-11-6　気管前葉と舌骨下筋群の浅層

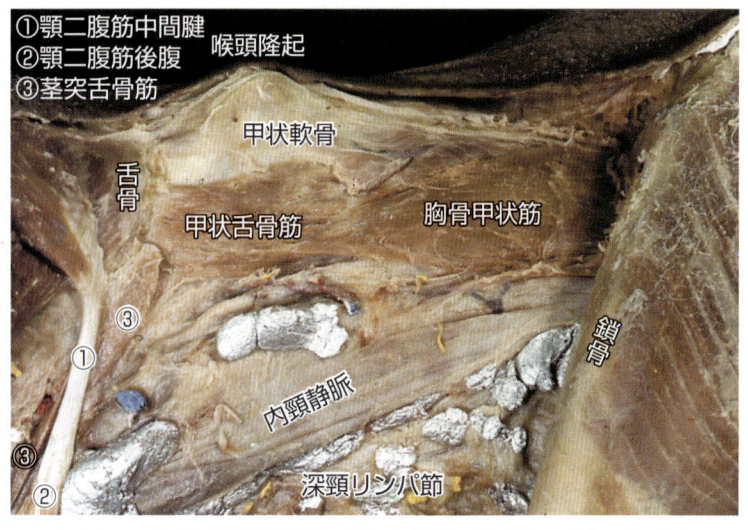

1-11-7　舌骨下筋群の深層：浅層の舌骨下筋が除去されています

気管前葉は頸筋膜浅葉に接し（1-11-2），2葉を分けるのは困難で，わずかに胸骨上縁の直上で2葉間の空隙が拡がり，胸骨上隙（1-12-1，2参照）を形成するにすぎません．この観点からすると，気管前葉は浅葉の付随構造とみなすことができます．また，前頸静脈が浅葉と気管前葉の間を走り（1-11-5），胸骨上隙で，頸静脈弓が左右の前頸静脈をつなぎます（1-11-6）．

1-11-6では，一側で気管前葉が剖出され，他側ではそれが剥がされ，浅層の舌骨下筋である胸骨舌骨筋と肩甲舌骨筋が剖出されています．気管前葉は舌骨下筋を包みつつ，上方は舌骨，下方は胸骨と鎖骨につきます．

舌骨下筋群は，舌骨を下方に引っぱって固定し，舌骨上筋群が下顎を下方に回転させるのを助けます．嚥下時などに，舌骨上筋群が舌骨を上方に引く際には，舌骨下筋群は弛緩しています．頸部後屈時など，舌骨下筋群が引き延ばされた状態では，舌骨下筋群が反射的に緊張し，嚥下が妨げられます．

1-11-7では，深層の舌骨下筋である甲状舌骨筋と胸骨甲状筋が剖出されています．舌骨を上方に引くとき，甲状舌骨筋は喉頭を引き上げて舌骨に近づけます．舌骨上筋群が手術で除去されても，喉頭の上方への動きが見られる場合は，この筋肉の作用によります．

したがって，舌骨上筋除去手術後の嚥下機能の残存を考える場合，この筋肉を支配する舌下神経甲状舌骨筋枝（1-11-4）の保存が，重要な因子となります．

外側頸部とリンパ節

外側頸部では，脂肪組織に埋もれて多くのリンパ節が見られます（1-11-8）．いわゆる深頸リンパ節で，1-11-9 では，内頸静脈に沿うリンパ節と，それより外側に散在するリンパ節が剖出されています．リンパ節の命名については，解剖と臨床でかなり異なりますが，本項では『頭頸部癌取扱い規約』[1]に則り説明します．

内頸静脈に沿う内深頸リンパ節は，内頸静脈の前にある前方群と外側にある側方群に分けられ，側方群は顎二腹筋後腹直下の上内深頸リンパ節（頸静脈二腹筋リンパ節），肩甲舌骨筋上腹の高さの中内深頸リンパ節，肩甲舌骨筋下腹の高さの下内深頸リンパ節に区分されます．

1-11-10 では，内頸静脈や鎖骨が除去され，下内深頸リンパ節が剖出されています．このリンパ節は，静脈角（内頸静脈と鎖骨下静脈の合流部）に近く，輸出リンパ管は短い頸リンパ本幹となり，鎖骨下リンパ本幹と合流したのち，右側で右静脈角，左側で直接または胸管と合流して左静脈角に入ります．

一方，内深頸リンパ節の外側に散在するリンパ節に関しては，副神経に沿う副神経リンパ節と，外側頸部下半の鎖骨上窩リンパ節が区別されます．頭頸部のリンパは最終的には頸リンパ本幹に集められます．

なお，外側頸部は，頸動脈鞘で茎突後隙から隔てられます（1-11-8）．頸動脈鞘は内頸静脈，総頸動脈（外頸動脈と分岐後は内頸動脈）および迷走神経を包み（1-11-2），茎突後隙や茎突前隙の外後方に接します（1-11-11）．

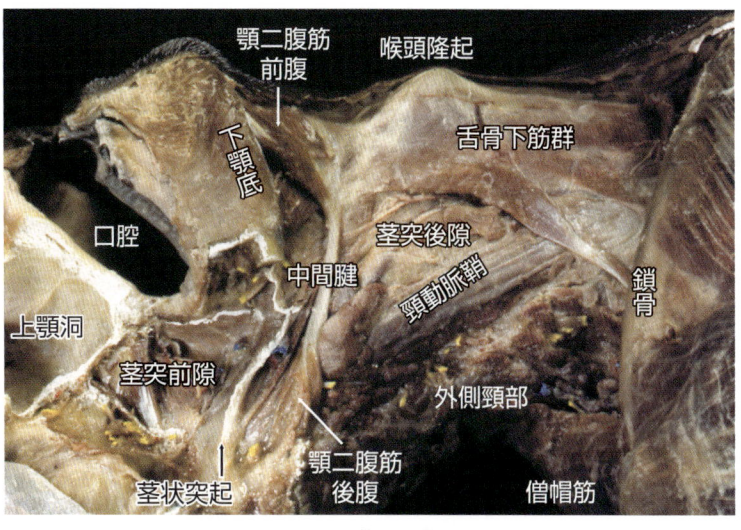

1-11-8　浅葉より深層の部

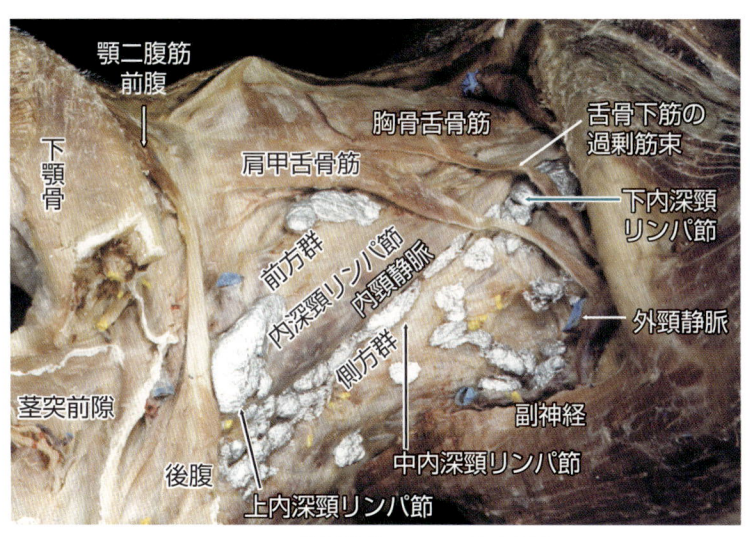

1-11-9　外側頸部のリンパ節を剖出

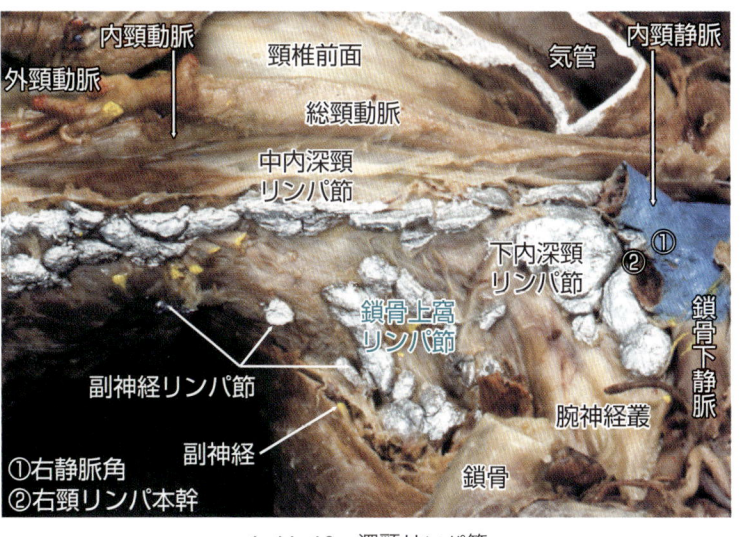

1-11-10　深頸リンパ節

11 頸部前面の深層——口腔の炎症が全身に拡がる経路を理解するために

茎突後隙と深部への交通路

舌骨上・下筋群を除去し，茎突後隙を見ます（**1-11-11**）．茎突後隙は頸部内臓と頸動脈鞘の間の空隙で，咽頭後隙・食道後隙（**1-11-12**）や気管前隙（**1-11-13**）とともに，頸部内臓周囲隙（**1-11-2**）を構成します．

茎突後隙（**1-11-11**）には，外頸動脈（コラム102頁図1参照）とその初部の枝，そして内頸静脈（コラム103頁図4参照）に流入する諸枝が存在し，これらが各所に出入りして，交通の要衝をなします．

茎突後隙は，茎状突起，茎突舌筋，茎突咽頭筋を境に，前上方の茎突前隙と接します．両者は，合わせて咽頭傍隙と総称されますが，茎突前隙は翼突下顎隙と一括して浅葉内層に位置づけられ，茎突後隙とは，茎突舌筋-茎突咽頭筋間の上行口蓋動・静脈の経路，もしくは咽頭後隙を介して交通するにすぎません．

1-11-12では，咽頭・食道と頸椎前面の椎前葉の間で，咽頭後隙・食道後隙が押し拡げられています．茎突後隙は内側は咽頭後隙・食道後隙に，下方は上甲状腺動脈などの経路を経て，気管前隙（**1-11-13**）に続きます．

なお，前頸部を頭尾方向に貫く頸動脈鞘（**1-11-12**）は，水平断面像を読み取るうえで重要な指標となります．頸動脈鞘は本質的には頸動脈を包むもので，内頸静脈はその前外側にゆるくつなげられているにすぎません．また，迷走神経（**1-11-15**）は，その後壁に埋もれている観があり，頸神経ワナ（**1-11-13**）は前壁にへばりついています．

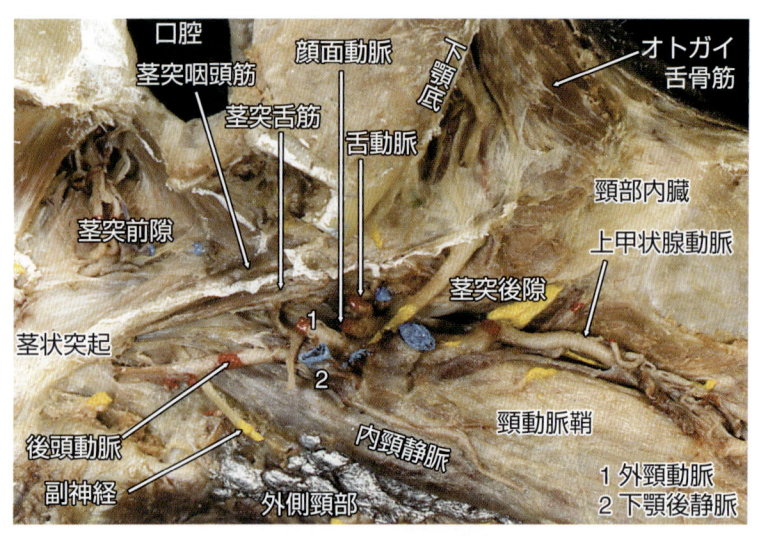

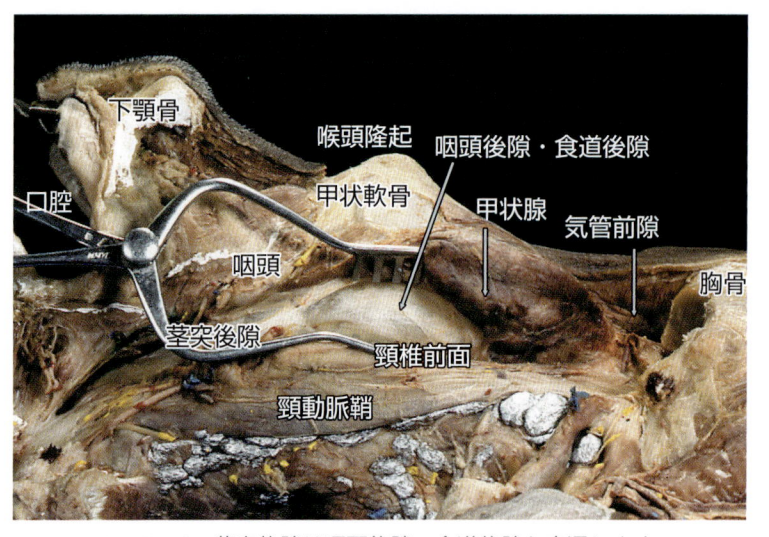

1-11-11 茎突後隙

1-11-12 茎突後隙は咽頭後隙・食道後隙と交通します

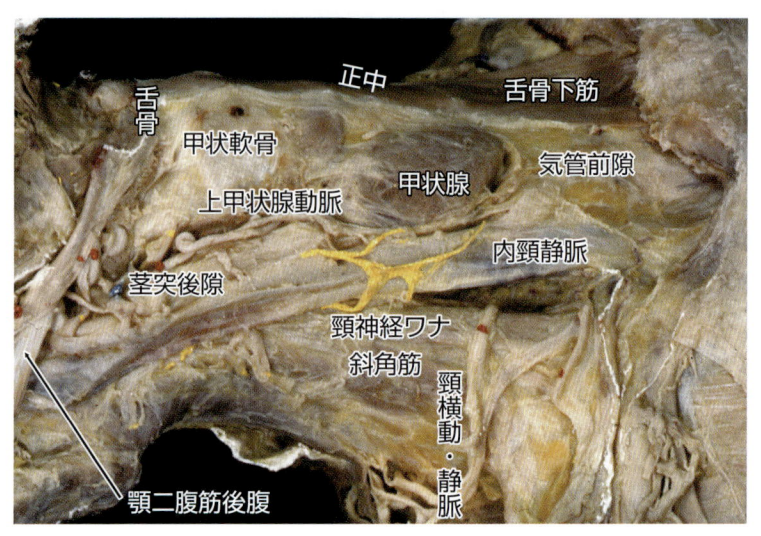

1-11-13 茎突後隙は気管前隙と交通します

頸筋膜の椎前葉

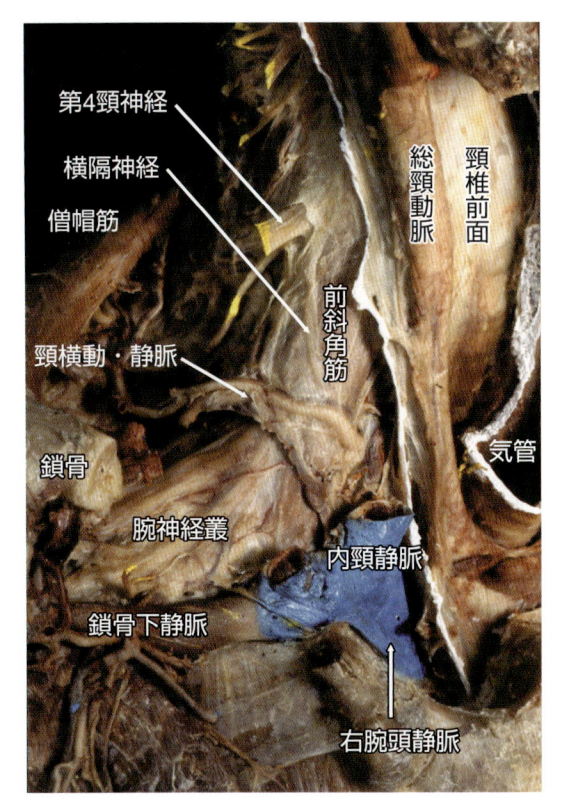

1-11-14 椎前葉を剖出

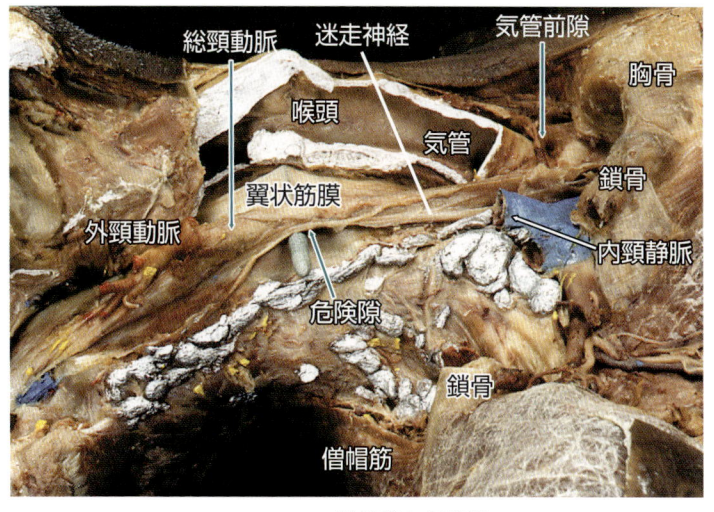

1-11-15 椎前葉と危険隙

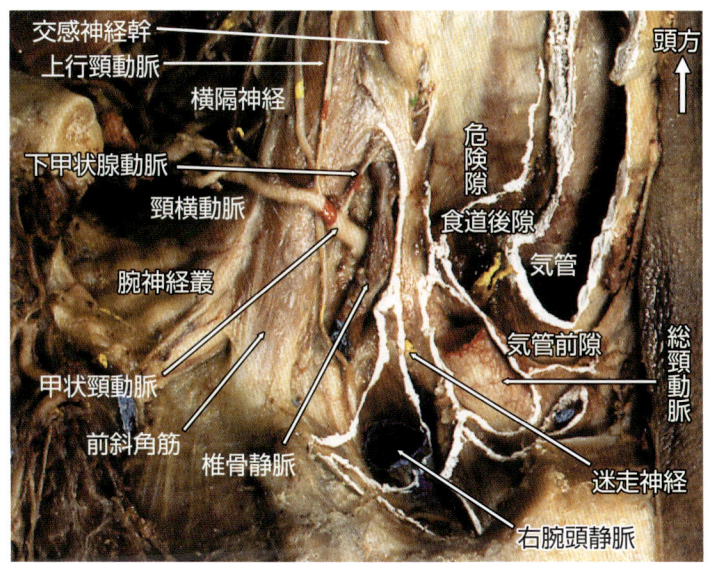

1-11-16 前斜角筋とその周辺

　頸椎前面にある椎前筋群，外側頸部の底面をつくる斜角筋や肩甲挙筋（1-11-4），および腕神経叢は，椎前葉とそれに続く筋膜で覆われます（1-11-14）．深頸リンパ節は，椎前葉より浅層の脂肪組織に埋もれます．頸椎前面では，左右の頸動脈鞘の間で椎前葉が前後の2葉に分かれ，咽頭後隙・食道後隙の後方に，危険隙と呼ばれる空隙を作ります（1-11-2）．頸部内臓と椎骨との間にあるこれら3つの隙は，椎前隙と総称されます．

　1-11-15では，危険隙にバーが通されています．横隔神経や甲状頸動脈，およびその枝の上行頸動脈，下甲状腺動脈，頸横動脈は，前斜角筋の前面で椎前葉に覆われます（1-11-14, 16）．

　1-11-16では，前斜角筋前面を覆う椎前葉が除去されています．交感神経幹は頸動脈鞘の後方で椎前葉より浅層にあります．危険隙を覆う前方の葉は翼状筋膜（1-11-15）と呼ばれ，第2胸椎の高さあたりで頸部内臓を包む内臓筋膜と癒合し，危険隙は上縦隔と直接交通しますが，気管や食道，頸動脈鞘内の血管・神経もやがて縦隔に達することを考えると，咽頭後隙・食道後隙や気管前隙，さらには頸動脈鞘も，間接または直接に上縦隔に連なると思われます．

頸部郭清術

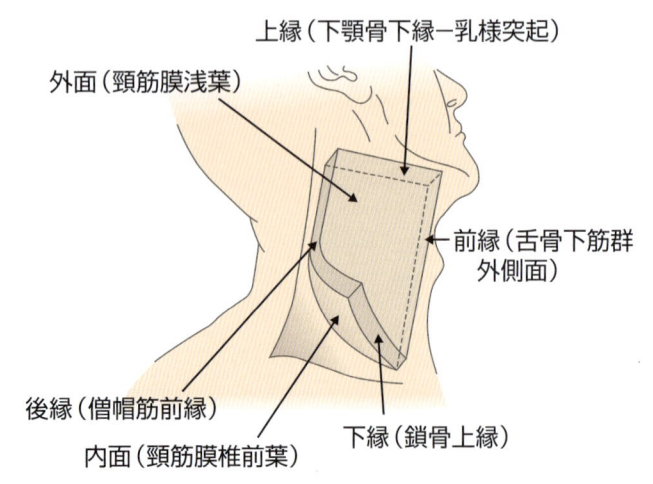

1-11-17 頸部郭清術の概念図[2)]

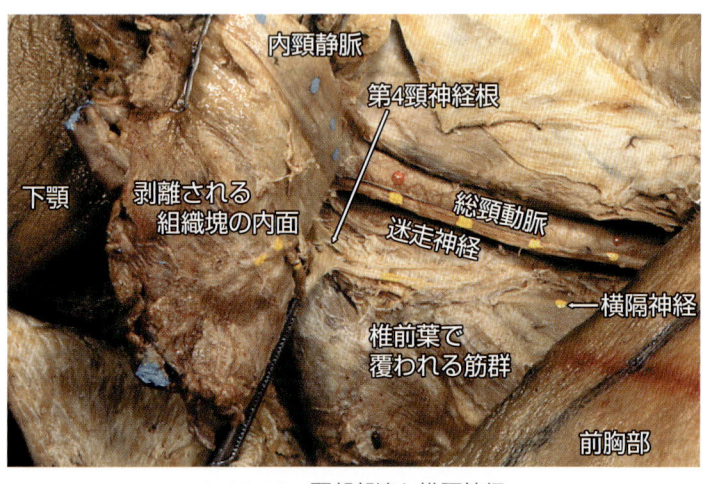

（ラベル：上縁（下顎骨下縁－乳様突起）、外面（頸筋膜浅葉）、前縁（舌骨下筋群外側面）、後縁（僧帽筋前縁）、内面（頸筋膜椎前葉）、下縁（鎖骨上縁））

1-11-18 頸部郭清と横隔神経

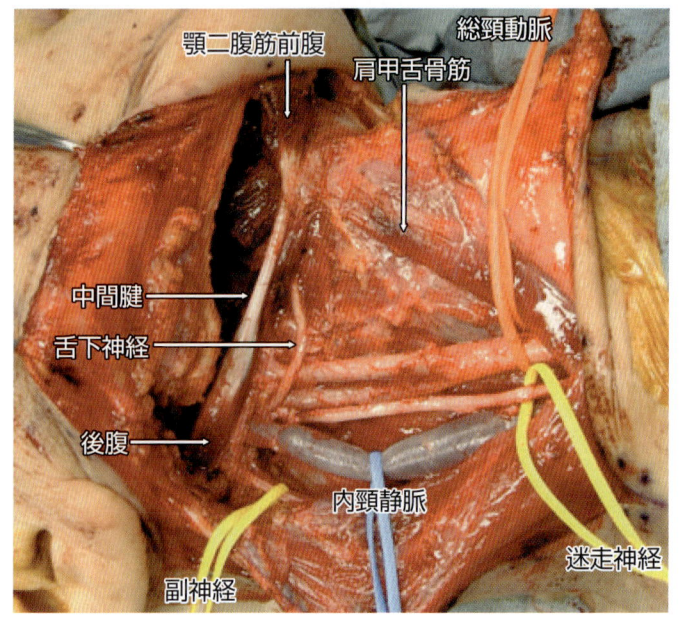

（ラベル：内頸静脈、第4頸神経根、下顎、剥離される組織塊の内面、総頸動脈、迷走神経、横隔神経、椎前葉で覆われる筋群、前胸部）

1-11-19 機能的頸部郭清術の術中写真

（ラベル：顎二腹筋前腹、肩甲舌骨筋、総頸動脈、中間腱、舌下神経、後腹、内頸静脈、副神経、迷走神経）

頸部郭清術は，頭頸部癌の頸部リンパ節転移に対する治療のための手術です．基本的には，上方は下顎骨下縁から乳様突起のライン，下方は鎖骨上縁，後方は僧帽筋前縁，前方は対側の顎二腹筋内縁から舌骨，同側の舌骨下筋群外側面の範囲で，頸筋膜浅葉と椎前葉の間の六面体内に存在するリンパ組織，脂肪組織，筋，血管を一塊として切除します（**1-11-17**）．ただし，総頸動脈，内頸動脈，迷走神経，舌下神経は保存されます（**1-11-18**）．

この術式は根治的頸部郭清術と呼ばれ，これによって，オトガイ下リンパ節，顎下リンパ節，上・中・下の内深頸リンパ節，鎖骨上窩リンパ節および副神経リンパ節が切除されます．

なお，腕神経叢や横隔神経は，椎前葉やそれに続く筋膜より深層にあり（**1-11-14, 16**），これらの神経を損傷しないためには，椎前葉に切り込まないことが大切です．また，第3・第4頸神経の切離に際しては，横隔神経の起始根（**1-11-14**）に注意する必要があります．

1-11-19に機能的頸部郭清術を示します．術後の機能障害を軽減すべく，内頸静脈，副神経，胸鎖乳突筋のうち，少なくとも1つを残すもので，頸筋膜や頸動脈鞘に沿った正確な処置が求められます．

口腔から頸部への炎症の波及

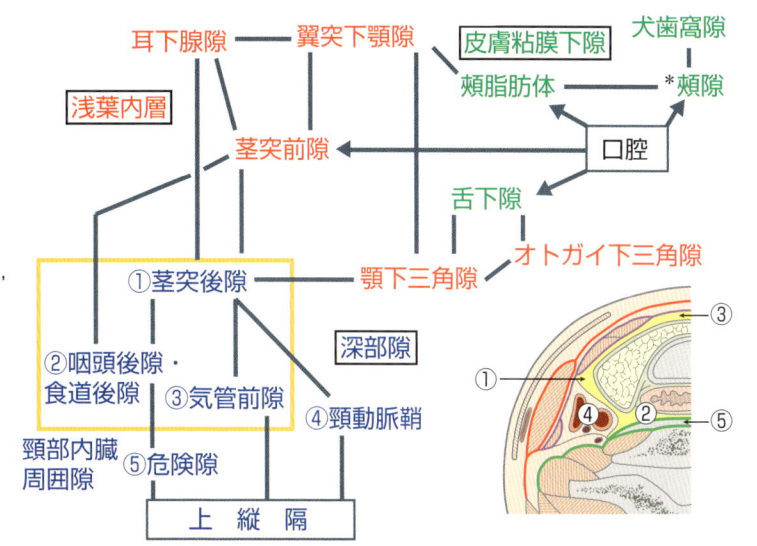

1-11-20　口腔から縦隔に至る炎症の波及経路

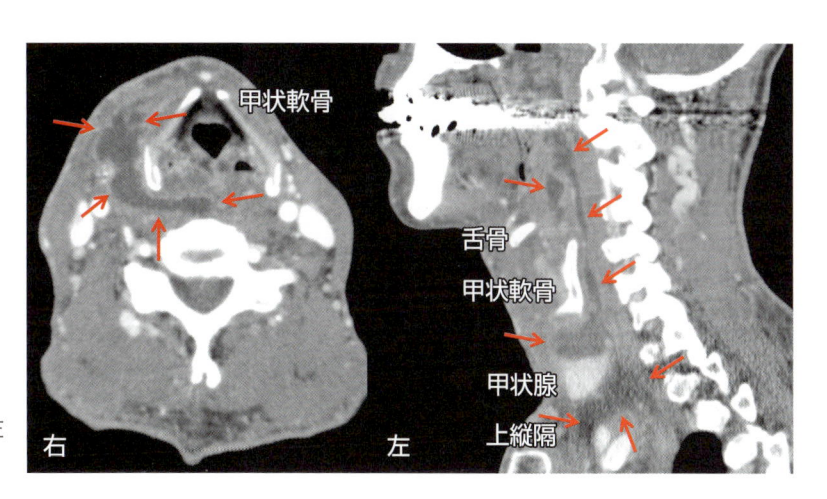

＊頬脂肪体を除く頬隙の部．すなわち，頬筋表層の脂肪組織（1-1-14）

1-11-21　CT画像で見る頸部の深部感染．左図は水平断面，右図は傍矢状断面

　歯性感染（1-10-18参照）も含めて，口腔の炎症は皮膚・粘膜下の筋膜隙（皮膚粘膜下隙，1-11-20緑字）にも拡大することがあります．さらに拡大すると，炎症は浅葉内層の筋膜隙（1-11-20の赤字）に及びますが，この経路には，舌下隙から顎下三角隙への経路と，頬脂肪体から翼突下顎隙への経路の大きく二通りがあり，また口腔から浅葉内層の茎突前隙に至る経路も考えられます．

　浅葉内層の筋膜隙は互いに交通します．さらに増悪すると，炎症は頸筋膜浅葉より深部の筋膜隙（深部隙，1-11-20青字）に拡大しますが，その要が茎突後隙であり，そこから咽頭後隙・食道後隙，気管前隙および頸動脈鞘を経て，上縦隔にまで達します．筋膜隙間の交通路としては，血管・神経の通路や筋膜隔壁の欠ける部・薄い部が考えられます．

　1-11-21は，翼突下顎隙から縦隔に膿瘍が波及した症例のCT画像です．左図は甲状軟骨の高さでの水平断面で，経静脈造影されており，造影性の低い領域（赤矢印）が膿瘍です．右側の茎突後隙から咽頭・食道後隙に膿瘍が拡がっています．右図は正中からやや右側の傍矢状断面です．第2頸椎から第2胸椎の高さまでの危険隙に膿瘍が形成され，上縦隔に達しています．甲状腺上方にも膿瘍形成が見られます．

12 頸部の内臓
―嚥下を理解するために

北村清一郎　角田佳折　山下菊治

本項のねらい

　高齢社会を迎え，摂食嚥下障害が大きな問題となっています．口腔顎顔面を扱う歯科医師・口腔外科医として，摂食嚥下障害への取り組みは今後不可欠になると思います．

　本項では，嚥下に深くかかわる頸部内臓を取り上げ，嚥下についての理解を深めます．また，気管切開を行う観点から，頸部内臓周辺の解剖構造を解説します．

頸部内臓の前方にある筋膜と筋膜隙

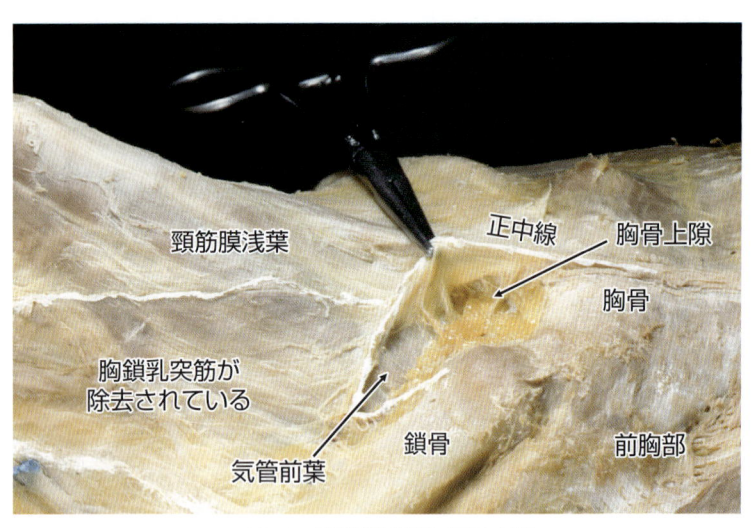

1-12-1　頸筋膜浅葉と胸骨上隙

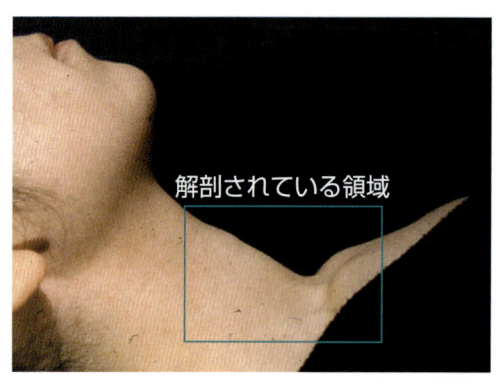

1-12-1，2は，この角度で見ています

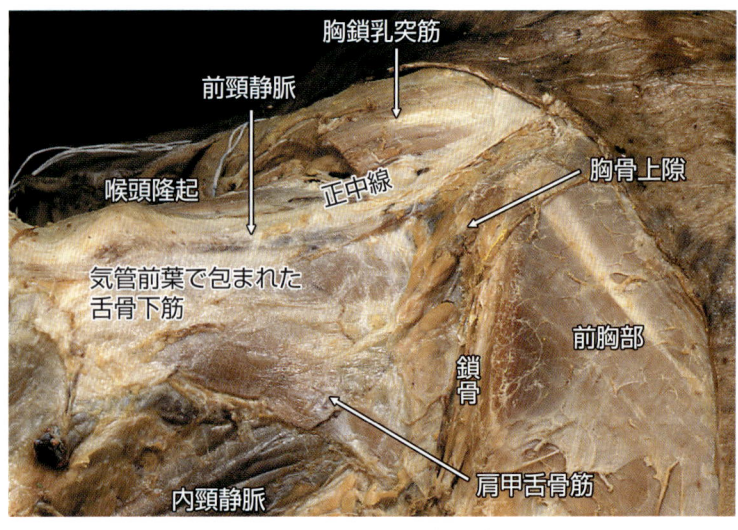

1-12-2　胸骨上隙と気管前葉

　胸骨直上の頸部内臓の前方には，胸骨上隙（1-12-1，2）と気管前隙（1-12-3）が存在します（1-10-1 参照）．胸骨上隙は，頸筋膜浅葉と気管前葉の2葉間に形成されますが，これ以外の部では，この2葉の分離が難しいことから，胸骨上隙は，浅葉内層と同等に考えるのが妥当と思われます．

　これに対して，気管前隙は，気管前葉や舌骨下筋群を挟んで胸骨上隙より深層にあり（1-11-13 参照），頸部内臓周囲隙の一部をなします．

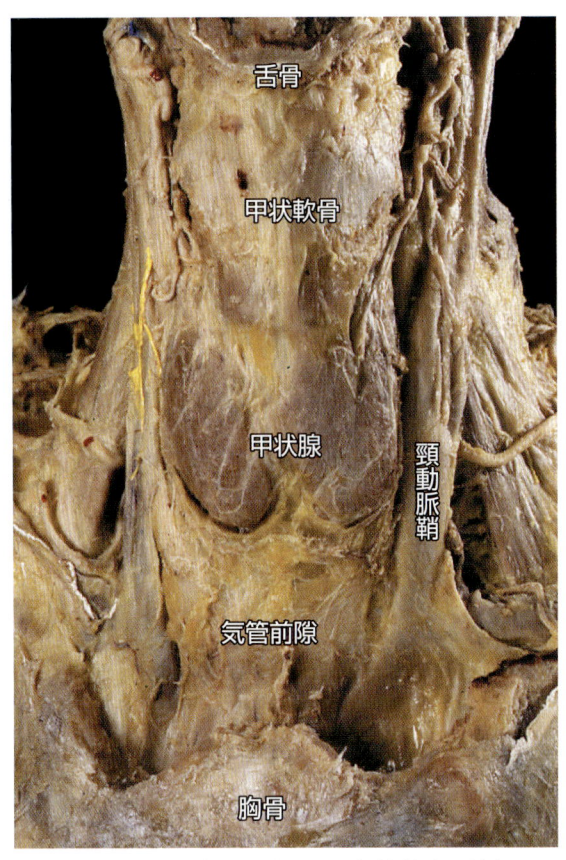

1-12-3 舌骨下筋を除去して，気管前隙を剖出

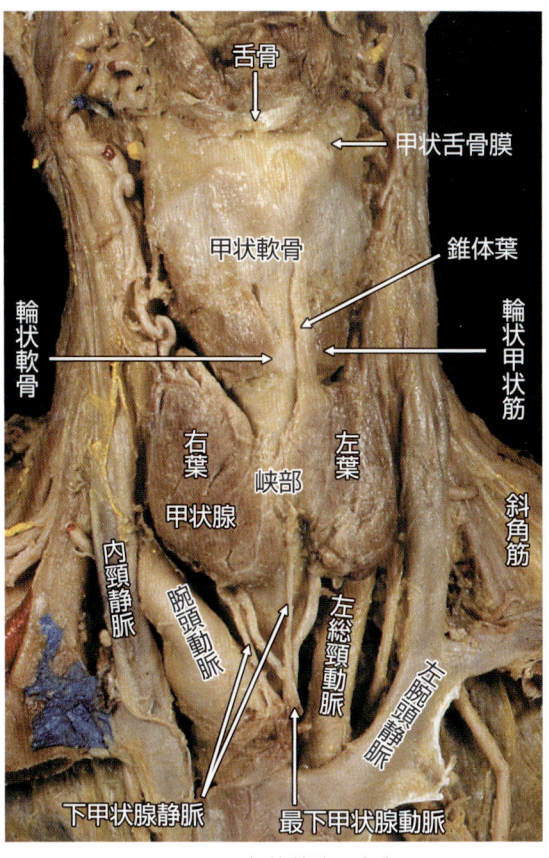

1-12-4 気管前隙の内容

　甲状腺の下方で左右の頸動脈鞘に挟まれた気管前隙は，脂肪組織で埋められます（1-12-3）．気管前隙には腕頭動脈と左総頸動脈，最下甲状腺動脈や下甲状腺静脈などが存在します（1-12-4）．

　気管前隙の構造と，頸部内臓を薄く覆っていた内臓筋膜を除去します（1-12-5）．男性で顕著な'のどぼとけ'（喉頭隆起）は甲状軟骨の正中上端にあたり，下方で甲状軟骨と輪状軟骨の間が少しくぼみます．ここには輪状甲状靱帯が張り，両側に輪状甲状筋があります（1-12-9a）．緊急時の気道確保のため，輪状甲状靱帯に太い注射針などが刺入されることがあります．

　気管上端を前方から覆う甲状腺は，左葉，右葉，峡部からなります（1-12-4）．峡部は正中にあり，気管切開術を行ううえで重要な指標ですが，欠損したり，上方に椎体葉が突出したり，甲状舌管が伸びたり，また上方から甲状腺挙筋が達したりすることがあります．

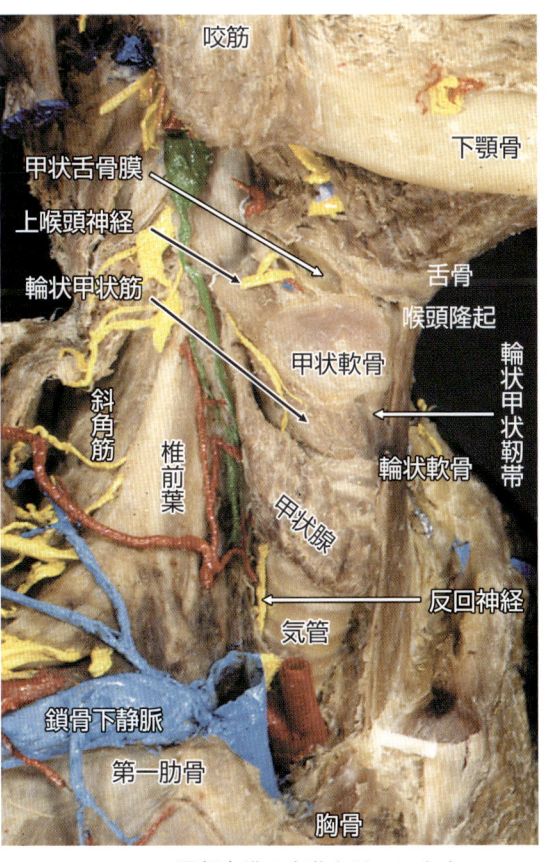

1-12-5 頸部内臓の全貌を見ています

12 頸部の内臓——嚥下を理解するために

頸部内臓に関連する血管と神経

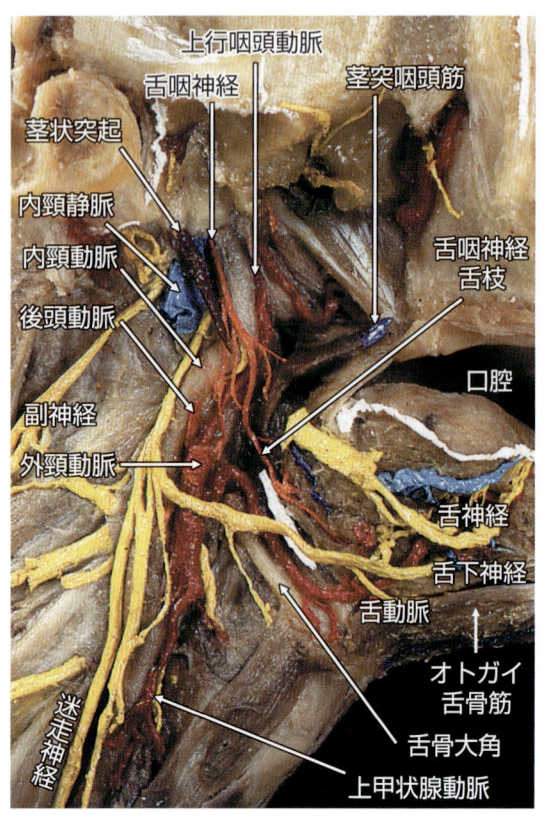

1-12-6　舌咽神経と上甲状腺動脈

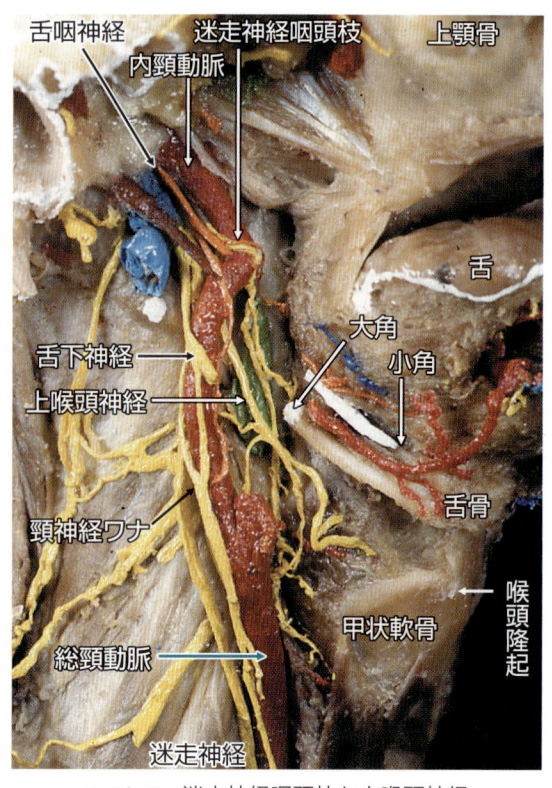

1-12-7　迷走神経咽頭枝と上喉頭神経

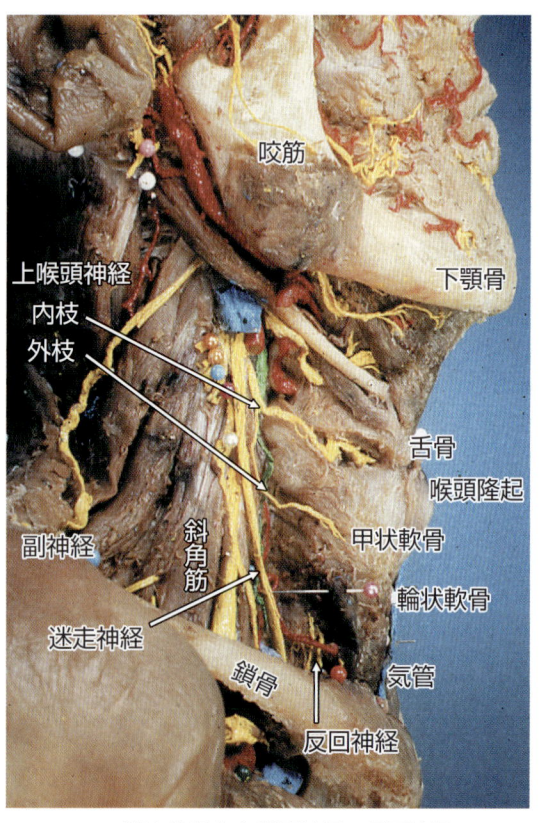

1-12-8　迷走神経と上喉頭神経・反回神経

　起始部を残して外頸動脈を除去し，内頸動脈の前方で舌咽神経を見ます（1-12-6）．舌咽神経舌枝は，舌根と喉頭蓋谷の粘膜下に分布します．頸部内臓には，外頸動脈の枝の上甲状腺動脈が分布します．総頸動脈と内頸動脈は，頸部では通常分枝しないため，内・外頸動脈分岐部近くで分枝する上甲状腺動脈は，外頸動脈の同定に用いられます．

　舌咽神経舌枝や舌下神経をはずします（1-12-7）．舌咽神経，舌下神経，迷走神経咽頭枝は内頸動脈の外側を走りますが，上喉頭神経（迷走神経の枝）のみ内側を走ります．舌咽神経咽頭枝と迷走神経咽頭枝は，咽頭後面で咽頭神経叢を形成し（1-12-11），咽頭や軟口蓋の筋に分布します．

　総頸動脈を切除します（1-12-8）．上喉頭神経の内枝は，舌骨と甲状軟骨の間から（1-12-7）梨状陥凹や喉頭の粘膜下に入り，外枝は輪状甲状筋に向かいます．気管や食道，喉頭筋には，反回神経（迷走神経の枝）が分布します．

喉頭の枠組みと筋肉

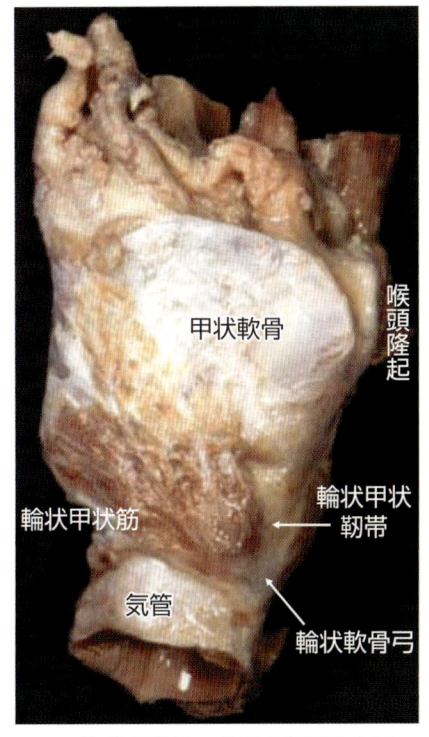

a：輪状甲状筋．喉頭を側面から見ています

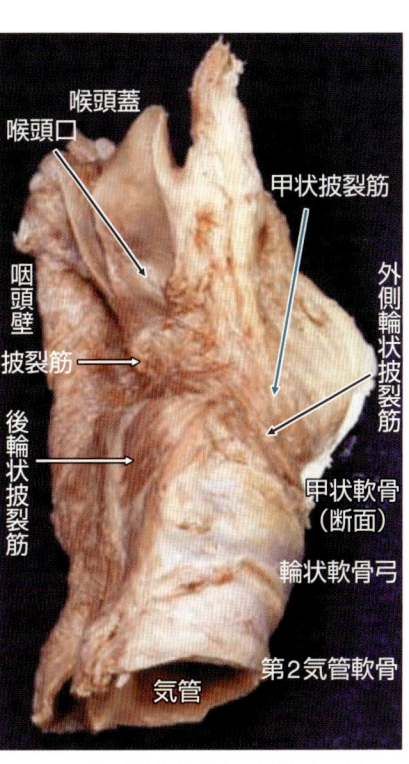

b：甲状披裂筋と外側輪状披裂筋

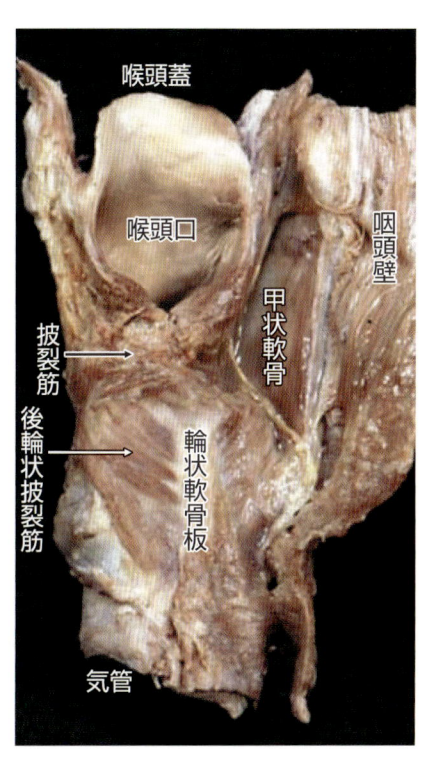

c：披裂筋と後輪状披裂筋．喉頭を後方から見ています

1-12-9　喉頭の筋

　喉頭の高さの頸部内臓を取り出します（1-12-9a）．甲状軟骨と輪状軟骨の間に輪状甲状筋が張ります．甲状軟骨は盾状で，指輪様の輪状軟骨が後方から入り，その後部の輪状軟骨板の上外隅に披裂軟骨が乗り，喉頭蓋軟骨が甲状軟骨の前方正中から後上方に伸びます（1-12-10）．

　輪状甲状筋と甲状軟骨を右側のみ外し，外側輪状披裂筋と甲状披裂筋を剖出します（1-12-9b）．1-12-9c では，喉頭口の下で咽頭前壁の粘膜を剥ぎ，輪状軟骨板を覆う形の後輪状披裂筋と，その上方で左右の披裂軟骨間に張る披裂筋を剖出しています．

　喉頭の筋肉は，甲状軟骨や輪状軟骨と披裂軟骨をつなぎ，披裂軟骨を回転させることで，披裂軟骨と甲状軟骨間に張って，声帯ヒダの基礎をなしている声帯靭帯を動かしています（1-12-10 上面観）．喉頭の筋肉はこのようにして声門を開閉しており，輪状甲状筋以外は，反回神経の支配を受けます．

1-12-10　喉頭の枠組みと声門開閉の仕組み

12 頸部の内臓——嚥下を理解するために

咽頭の内腔と咽頭の筋肉

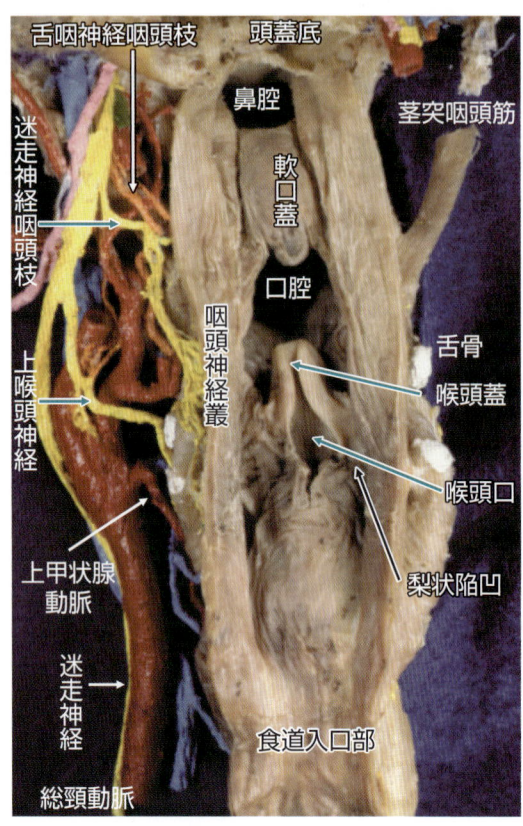

1-12-11 咽頭の内腔を後方から見ています

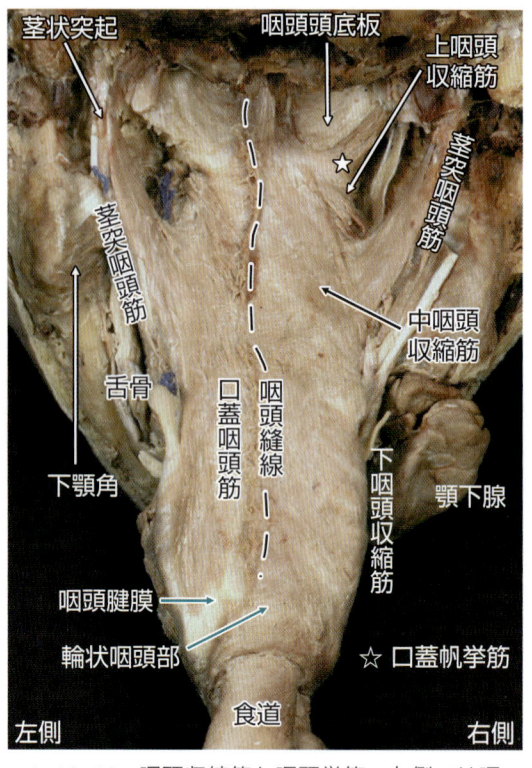

1-12-12 咽頭収縮筋と咽頭挙筋．左側では咽頭収縮筋が除去されています

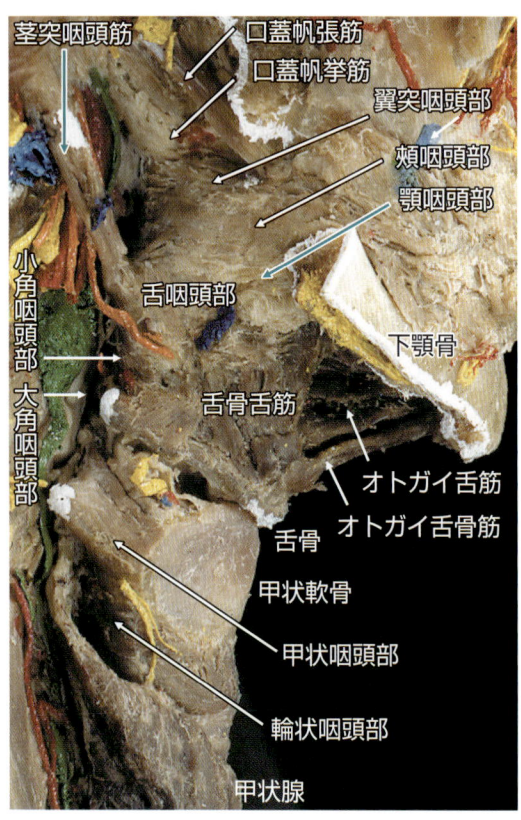

1-12-13 咽頭収縮筋と起始部

咽頭後壁が開かれています（1-12-11）．嚥下時，食道入口部は開大し，咽頭の筋肉の働きで食塊は食道に送られます．1-12-12 では，咽頭の筋肉を咽頭後壁で見ており，右側で上・中・下の咽頭収縮筋，左側で咽頭挙筋（茎突咽頭筋と口蓋咽頭筋）が剖出されています．茎突咽頭筋は茎状突起から生じ，上・中咽頭収縮筋の間から咽頭内面に入ります．

1-12-13 では，咽頭の筋肉を側方から見ています．上咽頭収縮筋は，翼状突起・翼突下顎縫線・顎舌骨筋線後端・横舌筋からそれぞれ生じる翼突咽頭部・頬咽頭部・顎咽頭部・舌咽頭部に，中咽頭収縮筋は，舌骨小角・大角から生じる小角咽頭部と大角咽頭部に，下咽頭収縮筋は，甲状軟骨・輪状軟骨から生じる甲状咽頭部と輪状咽頭部に分けられます．

嚥下時に食物路をなす喉頭蓋谷と梨状陥凹や，咽頭挙筋の起始・停止の詳細は，第2章の8で示しますが，茎突咽頭筋は喉頭蓋谷の粘膜下に続き，口蓋

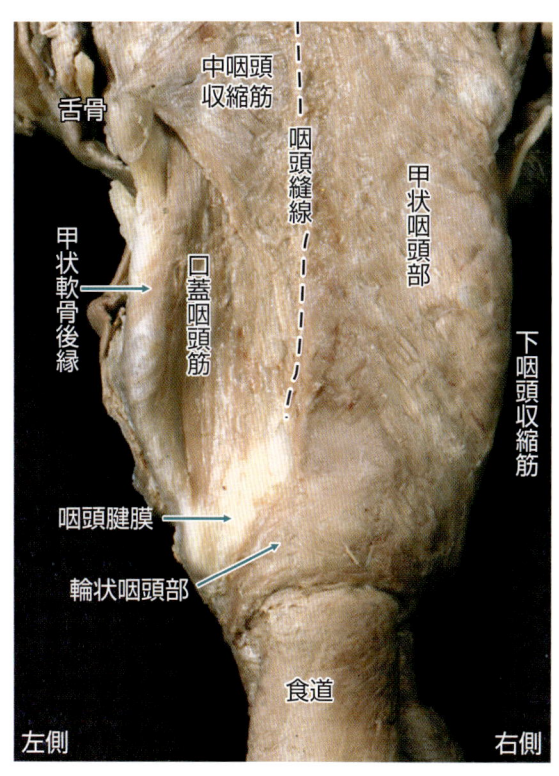

1-12-14 下咽頭収縮筋

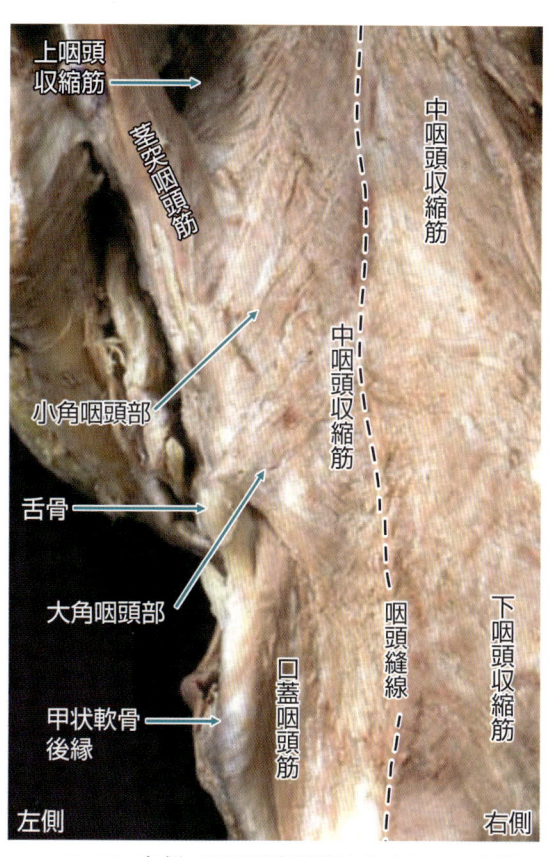

1-12-15 左側で下咽頭収縮筋を除去して、中咽頭収縮筋を剖出

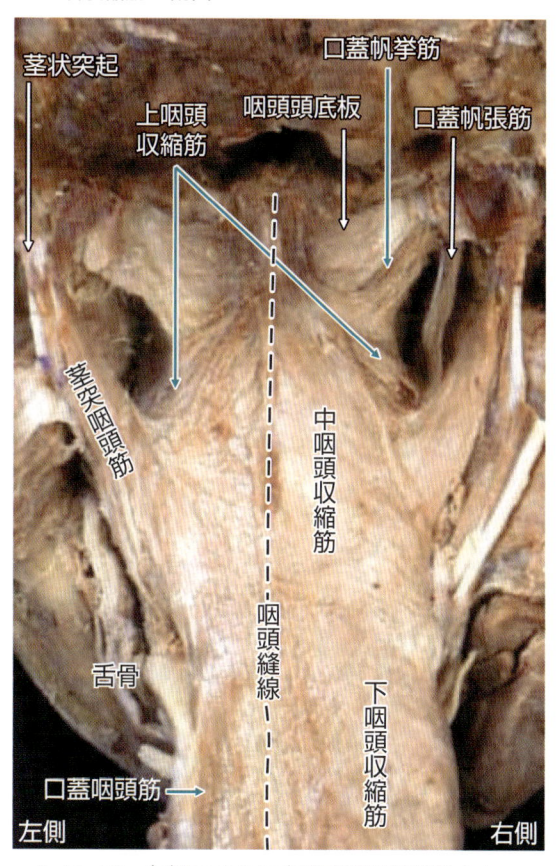

1-12-16 左側でさらに中咽頭収縮筋を除去し、上咽頭収縮筋を剖出

咽頭筋は梨状陥凹周辺の粘膜下に停止します．

咽頭収縮筋は，咽頭後壁正中の咽頭縫線で左右が合します．1-12-14 は，左側で甲状咽頭部が除去され，輪状咽頭部が剖出されています．輪状咽頭部（輪状咽頭筋）は食道の上括約筋に相当し，普段は緊張して食道入口部を閉ざしますが，嚥下食道相の開始時に弛緩して食塊を通します．弛緩がうまくいかないと，食塊はスムーズに食道に送られません．

1-12-15 と 1-12-16 は，中咽頭収縮筋と上咽頭収縮筋を示します．中咽頭収縮筋は，舌骨を中心に扇状に拡がります．

咽頭収縮筋の走向はそれほど単純でありませんが，下位筋が上位筋を一部覆う形の配列により，全体を後方から眺めた場合，筋束が内上方から下外方に一定方向に走るように見えます（1-12-12 右側）．

上咽頭収縮筋より上方では，咽頭後壁は筋層を欠き，強靱な線維膜である咽頭頭底板が，咽頭を頭蓋底に吊り下げます（1-12-16）．咽頭頭底板は咽頭の粘膜下組織の続きにあたります．

気管切開術のための解剖学

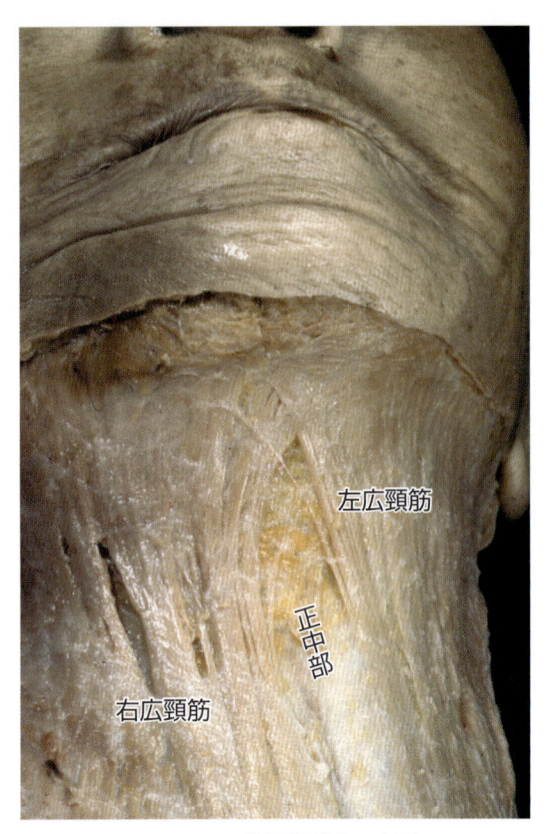

1-12-17　前頸部正中の皮下

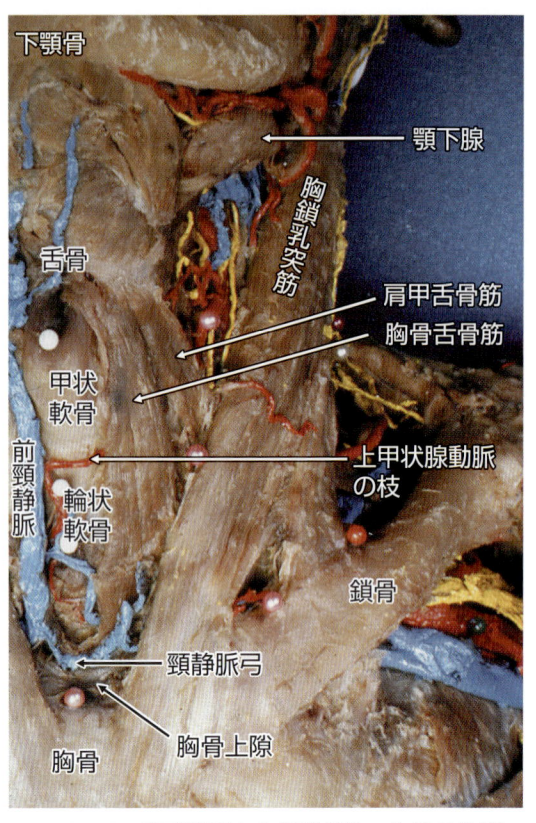

1-12-18　前頸部正中の解剖構造．左側の前頸静脈は除去されています

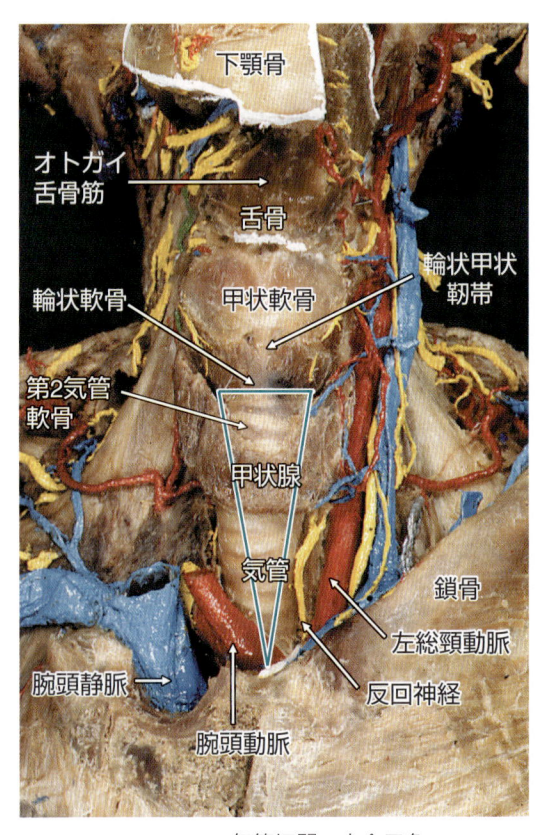

1-12-19　気管切開の安全三角

　気管切開術とは，気管上部を手術的に開窓して下気道にカニューレを挿入する手技で，前頸部正中で甲状腺峡部（1-12-4）付近の解剖が重要となります．この付近では，広頸筋（1-12-17）や舌骨下筋群（1-12-18）は前頸部正中を覆わないことが多く，皮膚のすぐ下に頸部内臓が存在します．また，正中近くにある前頸静脈・頸静脈弓・上甲状腺動脈の枝（1-12-18），および最下甲状腺動脈や下甲状腺静脈（1-12-4）にも留意する必要があります．

　一方，頸部内臓のすぐ側方を大血管や主要神経が走行し，下方ほど左右が近接して，気管の位置も深くなります（1-12-19）．また，輪状軟骨の損傷は喉頭狭窄を起こす危険があります．そこで，輪状軟骨下縁を底辺とし，胸骨上縁正中に頂点をおく「気管切開の安全三角」（Jackson三角）が提唱されています．

舌骨・喉頭の動きと嚥下

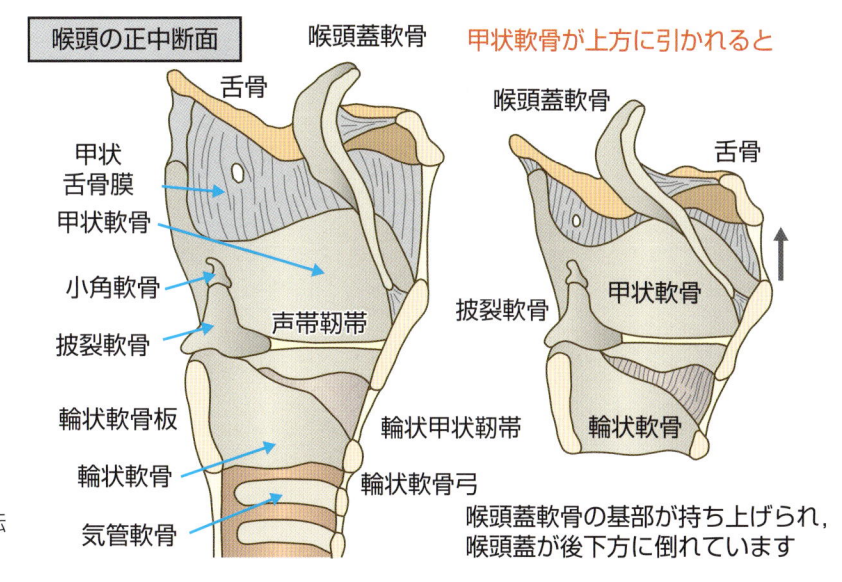

1-12-20　喉頭蓋の後下方への反転の仕組み

1-12-20 は喉頭を正中断し，その枠組みを見ています．喉頭蓋軟骨は，基部は甲状軟骨正中内面に付着し，舌骨とはゆるい結合組織でつなげられています．甲状軟骨が舌骨に向かって持ち上げられると，喉頭蓋軟骨基部も持ち上げられ，喉頭蓋軟骨は喉頭口を閉ざす方向に後下方に倒れます．同時に，喉頭の筋肉の働きで声門は閉ざされます．甲状軟骨を上方に引くのは甲状舌骨筋（1-11-7 参照）で，その際，舌骨も上方に引かれている必要があります．

1-12-21 は，嚥下時の舌骨・喉頭と食道入口部の動きを示します．舌骨・喉頭が前上方に引かれると，食道入口部の前壁も前上方に動き，下咽頭収縮筋の輪状咽頭部の弛緩と相まって，食道入口部を開大させます．舌背が口蓋に押し付けられる際にも，舌骨・喉頭は上方に引かれています．

このように，舌骨・喉頭の前上方・上方への動きは，嚥下の諸反射の基本をなしますが，舌骨・喉頭のこの動きは，下顎が咬合位に保持された状態での舌骨上筋群の収縮によります（2-8-18 参照）．したがって，下顎が咬合位に保持されない状態での嚥下は，困難となります．

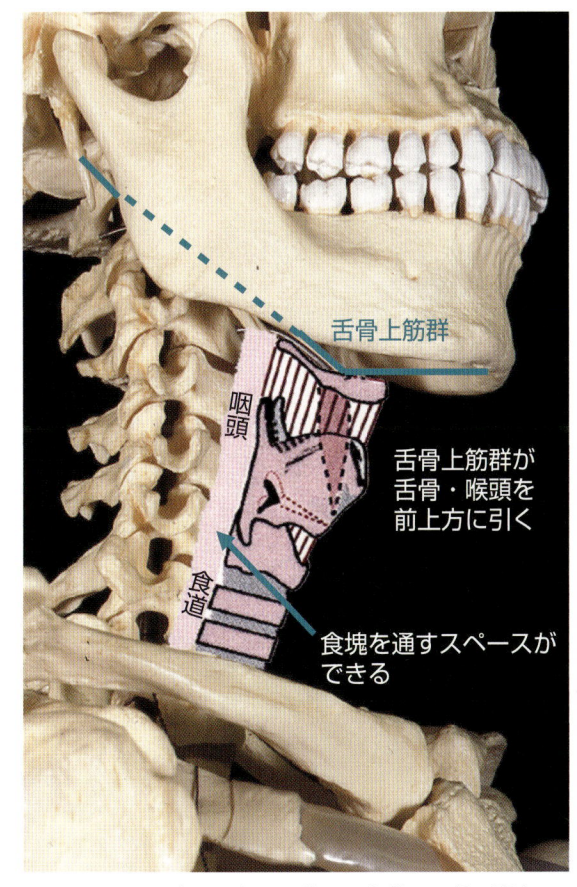

1-12-21　舌骨・喉頭の動きと食道入口部の開大

コラム：局所解剖を理解するために必要な系統解剖学の知識

角田　佳折

●顔面神経と上顎・下顎神経

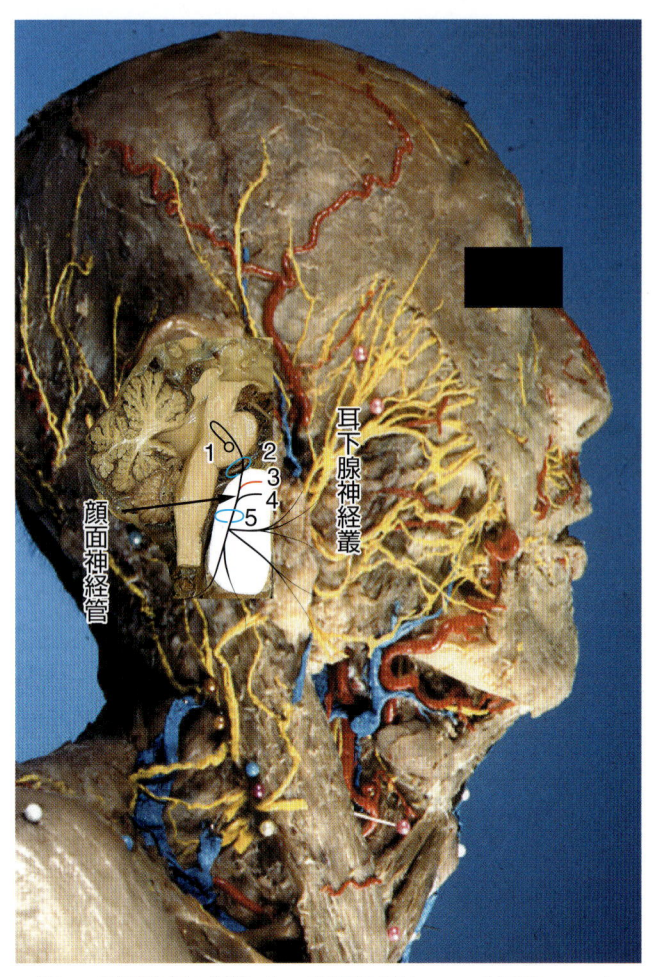

本コラムでは，口腔顎顔面領域の主要神経である顔面神経，上顎神経，下顎神経の走向を説明します．

顔面神経を構成する各神経線維の分布は1-2-10を参照ください．顔面神経は，脳幹の顔面神経核から出て，内耳孔から頭蓋骨内の顔面神経管に入り，茎乳突孔から下顎後窩に出ます（図1）．次いで，下顎後窩を埋める耳下腺内で耳下腺神経叢を形成し（1-2-7参照），その枝が表情筋などに分布します．

顔面神経管（図2）に入ってすぐ，顔面神経は後外側に向きを変えます．この屈曲部（膝神経節）から大錐体神経が生じ，翼口蓋窩の翼口蓋神経節（1-6-4参照）に向かいます．

翼口蓋神経節は，上顎神経に付随の副交感神経性神経節で，鼻口蓋神経や大・小の口蓋神経（1-6-3参照）はその枝です．茎乳突孔の手前で生じた鼓索神経は，鼓室を経て翼突下顎隙に達し，舌神経に合流します（1-2-9参照）．

鼓索神経内の副交感神経線維は，舌神経に付随の顎下神経節（1-10-9参照）に向かいます．

図1　顔面神経の経過（1：顔面神経核，2：内耳孔，3：大錐体神経，4：鼓索神経，5：茎乳突孔）

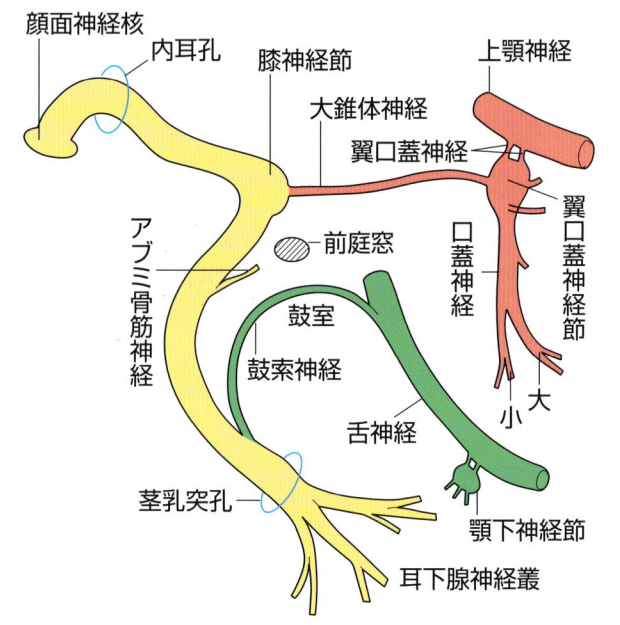

図2　顔面神経管内での顔面神経の枝（文献1）より引用改変）

図3 上顎神経（文献2）より引用改変）．A：翼口蓋窩，B：下眼窩裂，C：眼窩下溝，D：眼窩下管，E：眼窩下孔，1：後上歯槽枝，2：中上歯槽枝，3：前上歯槽枝．三叉神経節は1-2-15，三叉神経の全容は1-2-14を参照

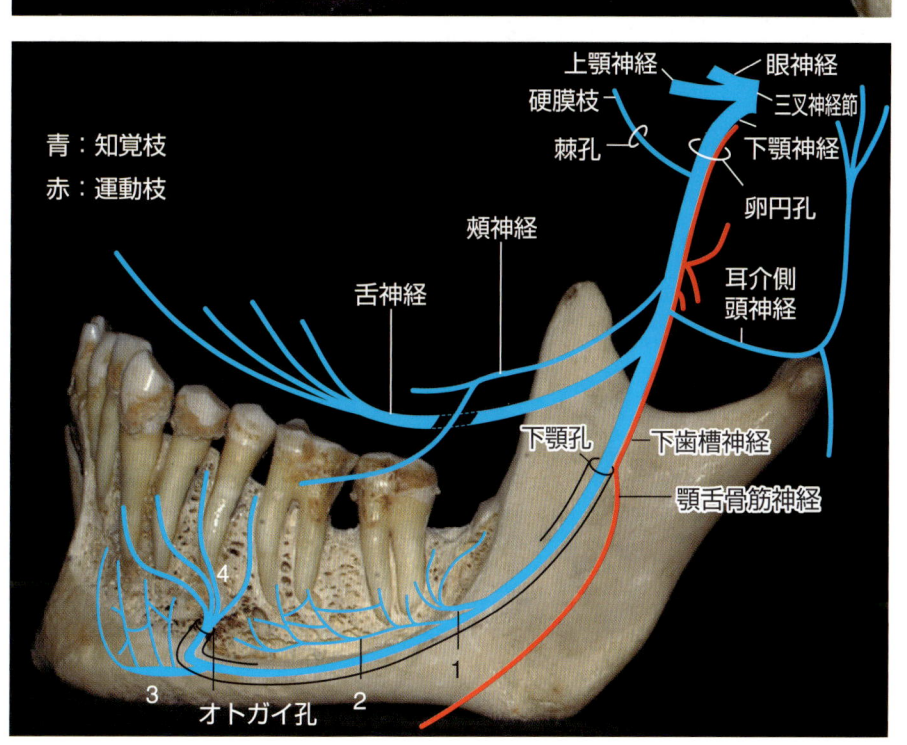

図4 下顎神経（文献2）より引用改変）．1：臼後枝，2：臼歯枝，3：切歯枝，4：オトガイ神経

　上顎神経（図3）は，翼口蓋窩で頬骨神経（2-5-3参照），および翼口蓋神経と後上歯槽枝（2-5-5参照）を出し，眼窩下神経となった眼窩底（眼窩下溝，眼窩下管）では，中と前の2本の上歯槽枝を出し（1-6-11参照），眼窩下孔から皮下に出ます（1-2-13参照）．これらの上歯槽枝は，神経叢を作り歯や歯肉に分布します（2-5-2参照）．

　下顎神経（図4）は，種々の枝を出しつつ翼突下顎隙を下方に向かい（2-5-4参照），下歯槽神経として下顎管に入って（2-5-20参照）のち，3本の歯槽枝を出し（2-5-1参照），次いで，オトガイ神経としてオトガイ孔から皮下に出ます（1-2-13参照）．

1章 文献一覧

2) 岩井　大，山下敏夫：耳下腺手術のための臨床解剖．耳鼻咽頭科診療プラクティス 8　耳鼻咽喉科・頭頸部外科のための臨床解剖．文光堂，東京，2002，158〜163．

9　翼突下顎隙と茎突前隙——口腔の「奥座敷（炎症波及路）」としての重要性を考える

1) Lillie, J. H., Bauer, B. A.：Sectional anatomy of the head and neck. A detailed atlas. Oxford University Press, Oxford, 1994.
2) 高杉嘉弘：合併症を起こさない局所麻酔—下歯槽神経近位伝達麻酔法の理論と実際—．日歯医師会誌，**53**（5）：419〜424，2000．

10　前頸部の皮下組織と顎下部——顎下部の腫れを理解するために

1) 森　於菟原著，大内　弘改訂：筋学．分担解剖学 1（改訂第 11 版）．金原出版，東京，1982，249〜437．
2) 野間弘康：小手術と局所解剖．歯界展望別冊／歯科小手術の臨床．医歯薬出版，東京，1983，7〜34．

11　頸部前面の深層——口腔の炎症が全身に拡がる経路を理解するために

1) 日本頭頸部癌学会編：頭頸部癌取扱い規約第 4 版．金原出版，東京，2005．
2) 松浦秀博：頸部リンパ節郭清術における神経損傷の防ぎ方　その 1 メスを用いる頸部郭清の実際．手術，**50**（8）：1319〜1327，1996．

コラム：局所解剖を理解するために必要な系統解剖学の知識

●顔面神経と上顎・下顎神経
1) 小林茂夫ほか：歯科学生のための解剖学実習（第 2 版）．南江堂，東京，1998．
2) 上條雍彦：小口腔解剖学．アナトーム社，東京，1962．

●顎関節の動きにかかわる筋
1) 北村清一郎：歯科臨床に生かす口腔周囲構造の解剖アトラス No.2 顎関節とその周辺／II 顎関節の運動に関する筋．ザ・クインテッセンス，**11**（2）：3〜9，1992．

●口腔顎顔面領域における動・静脈の分布
1) 上條雍彦：小口腔解剖学．アナトーム社，東京，1962．
2) 堀口幸彦：図説臨床咬合解剖学．医歯薬出版，東京，1991．

第2章

テーマ別
臨床に役立つ
口腔顎顔面領域の
解剖写真集

1 総義歯の形態にかかわる解剖構造
―義歯の形を理解する　①上顎義歯

北村清一郎　角田佳折　市川哲雄

> **本項のねらい**
>
> 安定して，よく噛める総義歯をつくるには，義歯周辺の解剖構造に，形態的にも機能的にも適合した形態を，義歯に付与することが必要です．本項では，おもに上顎義歯について，義歯の形のもつ意味を局所解剖学の立場から解説します．なお，局所解剖構造については，第1章の1から3および6も参照してください．

■ 総義歯の唇・頬側の研磨面形態は，何によって決まるのか？

　義歯床（2-1-1）の唇側フレンジや頬側フレンジの長さ，厚みや床縁形態，特に，歯に近づくにつれて絞られていく総義歯の唇・頬側の研磨面形態は，何によって決まるのでしょうか．ここでは，総義歯の唇・頬側の研磨面形態のもつ意味を考えます．

　唇・頬側の研磨面は，頬筋と口輪筋（2-1-2）が一続きの筋肉として支えています．したがって，頬筋―口輪筋の機能形態が研磨面形態を決め，上・下顎骨から起こる部の機能形態が，フレンジの長さや床縁形態を決めることになります．

　上・下顎骨では，頬筋は大臼歯歯槽部外面（2-1-2A）から生じます．頬筋の上・下縁筋束は骨での付着部に近く，筋肉が収縮しても筋束の走行に影響しませんが，付着部の束縛を受けない中央筋束（2-1-2Bの翼突下顎縫線から生じる）は，直線状の走行となり，頬筋中央を締めつけます（2-1-3 黄色矢印）．中央部が絞られた唇・頬側の研磨面形態は，このことを反映しています．

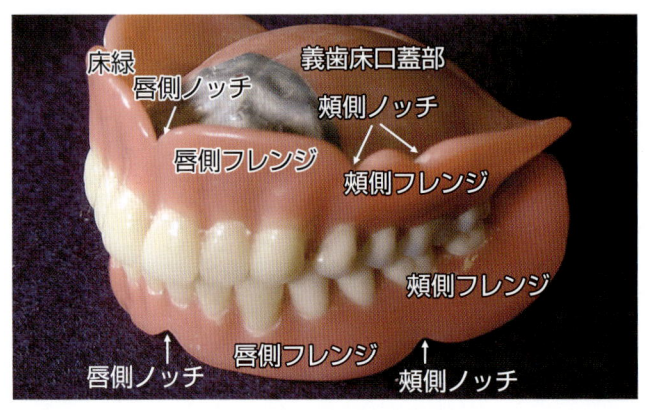

2-1-1　上・下総義歯の形態

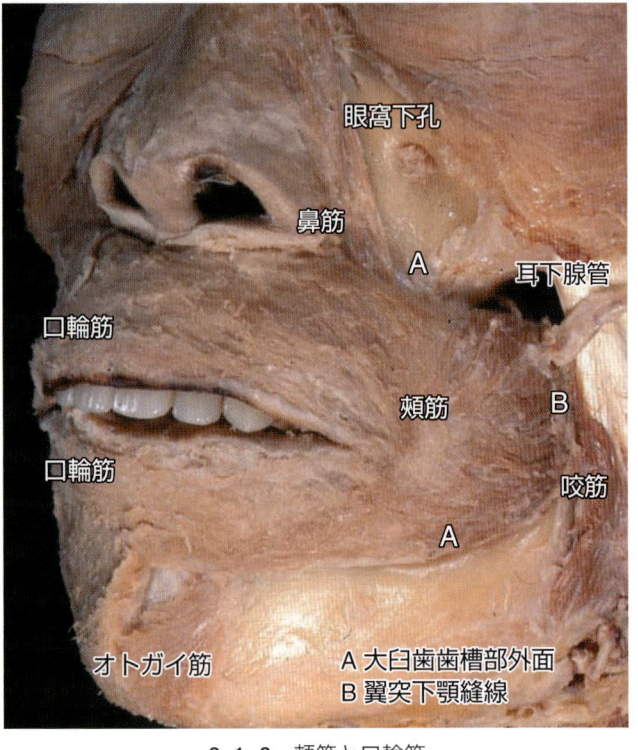

2-1-2　頬筋と口輪筋

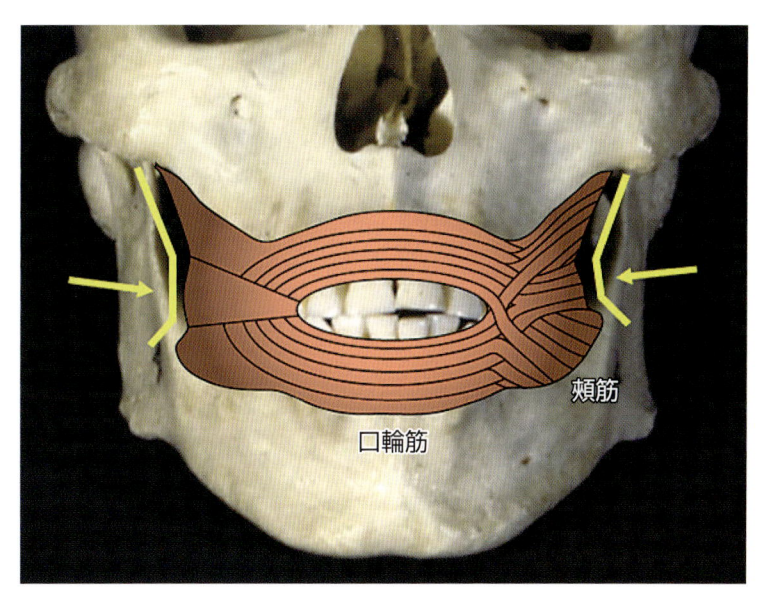

2-1-3 頰筋の収縮時の形態

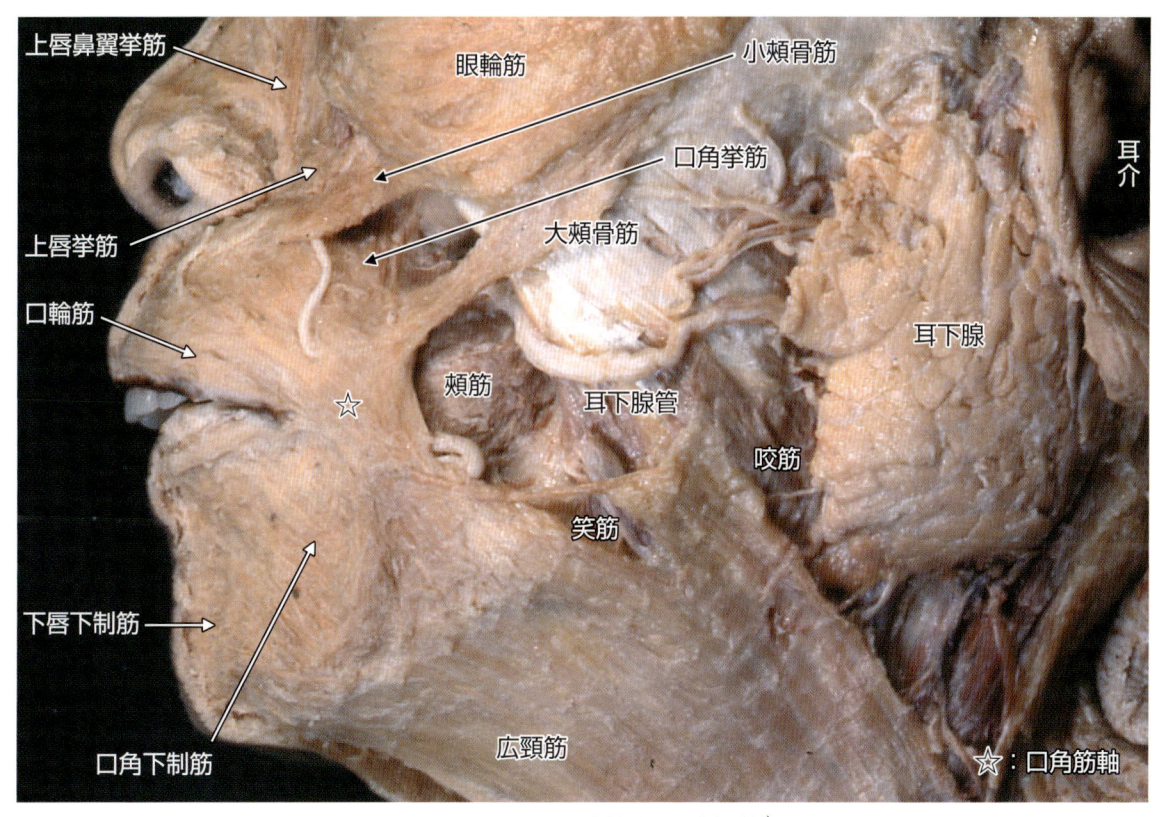

2-1-4 口裂周辺の表情筋と口角筋軸[1]

　頰筋—口輪筋に，表層の表情筋（口角挙筋，大頰骨筋，口角下制筋）が集束してつくられる口角筋軸（2-1-4）は，臨床的にはモダイオラスとも呼ばれ，口角を引き締め，飲食物などが口の外に出ないようにするとともに，義歯を外から支えます．小臼歯部付近の研磨面が前後方向に凹むのは，この口角筋軸の機能形態を反映しています．

109

1 総義歯の形態にかかわる解剖構造——義歯の形を理解する　①上顎義歯

唇側・頰側フレンジの形態を決める

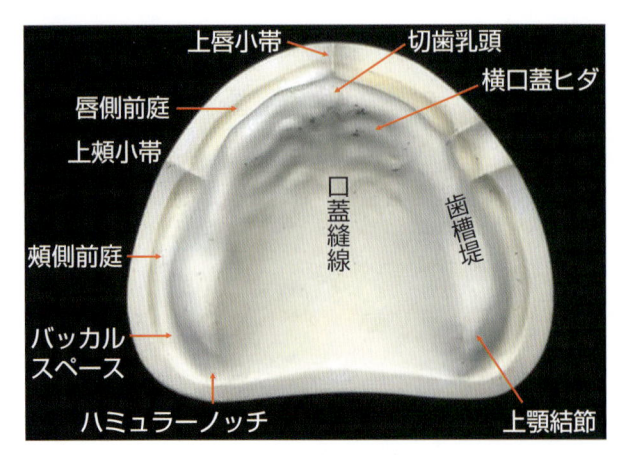

2-1-5　前庭円蓋

（図中ラベル：上唇小帯、切歯乳頭、唇側前庭、横口蓋ヒダ、上頰小帯、口蓋縫線、頰側前庭、歯槽堤、バッカルスペース、ハミュラーノッチ、上顎結節）

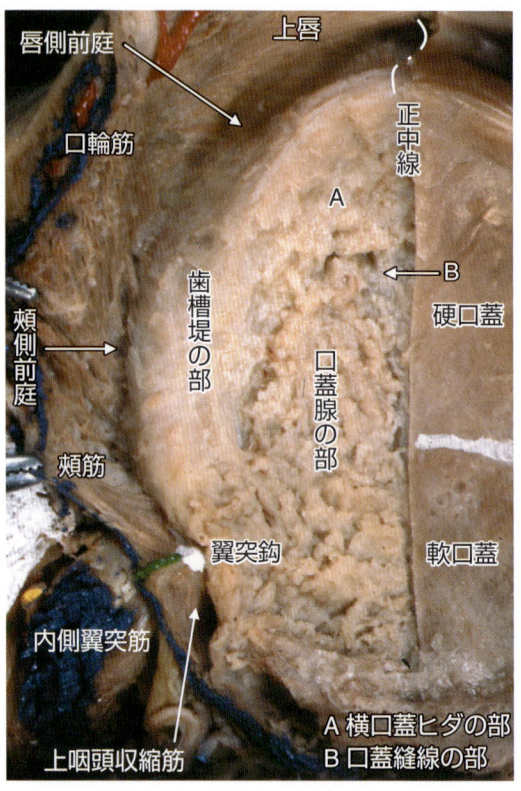

2-1-6　上顎前庭円蓋と口蓋の粘膜下の構造[1]

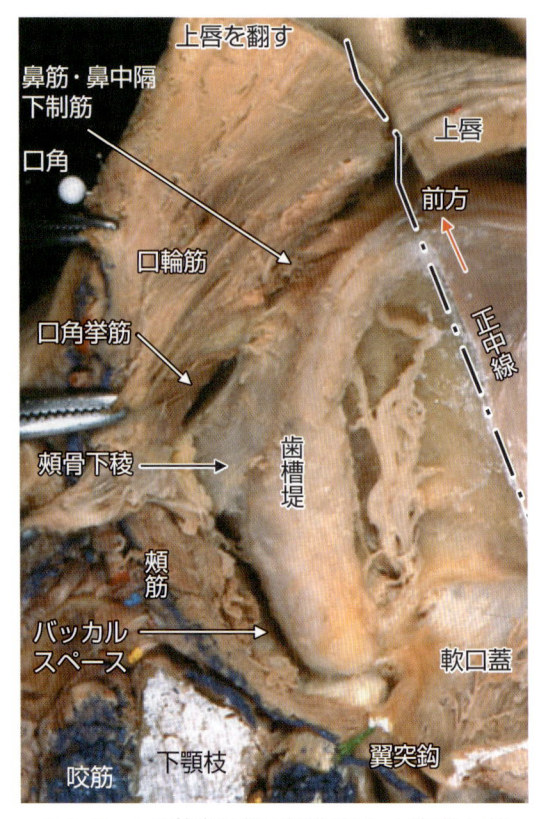

（図中ラベル：唇側前庭、上唇、口輪筋、正中線、頰側前庭、歯槽堤の部、硬口蓋、頰筋、口蓋腺の部、軟口蓋、翼突鈎、内側翼突筋、上咽頭収縮筋、A 横口蓋ヒダの部、B 口蓋縫線の部）

2-1-7　上顎前庭円蓋の粘膜下で，口輪筋と頰筋の起始部を剥がします[2]

（図中ラベル：上唇を翻す、鼻筋・鼻中隔下制筋、上唇、口角、前方、口輪筋、正中線、口角挙筋、頰骨下稜、歯槽堤、頰筋、バッカルスペース、軟口蓋、咬筋、下顎枝、翼突鈎）

　上・下顎ともに前庭円蓋は，唇小帯と頰小帯により，唇側前庭と頰側前庭に分けられます（2-1-5）．義歯床の唇側フレンジ・頰側フレンジ・唇側ノッチ・頰側ノッチ（2-1-1）は，それぞれ唇側前庭・頰側前庭・唇小帯・頰小帯に対応します．

　唇側前庭では口輪筋，頰側前庭では頰筋がそれぞれ粘膜下を走ります（2-1-6）．フレンジの床縁形態はこれらの筋肉の機能形態で決まり，義歯の辺縁封鎖に有効に働きます．口輪筋の緊張度は唇側フレンジの厚みに影響します．

　また，上頰小帯は，口輪筋によって前方に，頰筋によって後方に引かれる位置にあり，可動性は上唇小帯より大きいため，頰側ノッチは唇側ノッチより拡がります．

　前庭円蓋の粘膜下深部を見ます（2-1-7）．唇側前庭では，口輪筋の上顎起始の直上から鼻筋と鼻中隔下制筋が生じ（2-1-2 および 1-3-6 参照），これらの筋による円柱状ヒダが，上唇小帯に平行に出現することがあります．頰側前庭で頰骨下稜（1-3-7 参照）の前方に見える口角挙筋は，上頰小帯の動きに影響し，その動きを大きくします．

バッカルスペースにおける床縁形成のポイント

頬側前庭で頬骨下稜より後方では，バッカルスペースと呼ばれる大きな深い空間が形成されます（2-1-8）．頬側フレンジをこの部に十分入れることは，義歯の安定に大きく寄与します．

バッカルスペースでは，頬筋の外側に頬脂肪体（1-3-7 参照）が存在します．頬脂肪体を除去すると，下顎枝前縁と上顎骨との間に，頬脂肪体を入れる大きな空隙が拡がるのがわかります（2-1-9）．バッカルスペースの深い大きな広がりには，この空隙の存在が関係します．

バッカルスペースのすぐ外側には下顎骨の筋突起があり（2-1-10），下顎の運動で筋突起が前方や側方に動くと，その分，バッカルスペースの大きさは減少します．

顎関節の側方運動時に，義歯床が筋突起の動きを妨げる場合があり，このような場合に，印象面に筋突起の圧痕（2-1-11a）が現れます．バッカルスペースでは，患者さんの顎を左右運動させながら床縁形成を行い，筋突起の動きを妨げないようにします．

なお，バッカルスペースでは，頬筋の筋束は頬骨下稜を避けて斜め前下方に走っており（2-1-2），義歯床を支える筋の力は弱く，フレンジ保持の観点からはマイナスに働きます．したがって，義歯床全体でスペースを埋め，辺縁封鎖を図ることが必要となりますが，スペースの大きさには，大きい場合（2-1-11b）や小さい場合（2-1-11c）など，個人差があります．

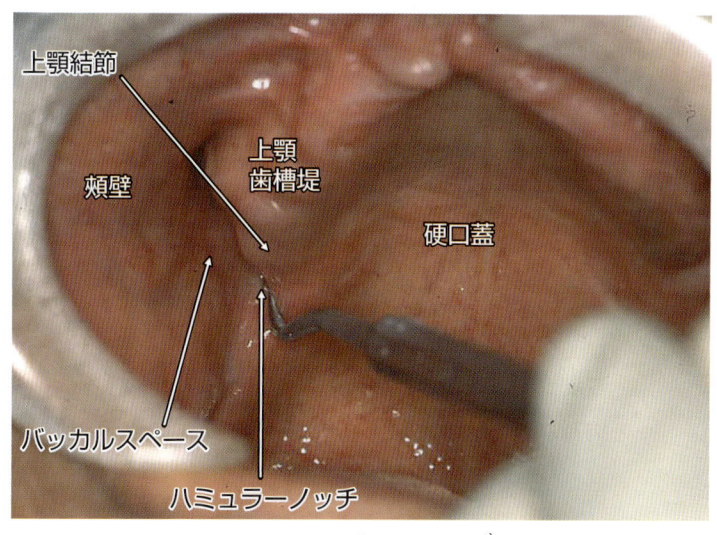

2-1-8　バッカルスペース[1]

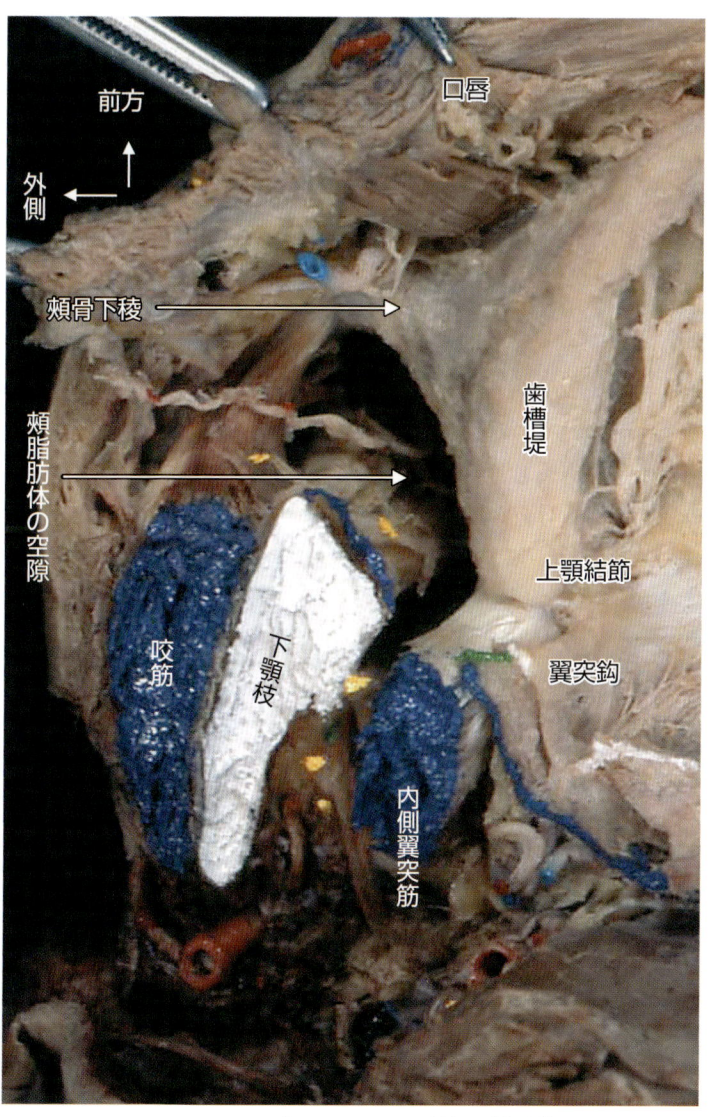

2-1-9　バッカルスペースの外側の構造[1]

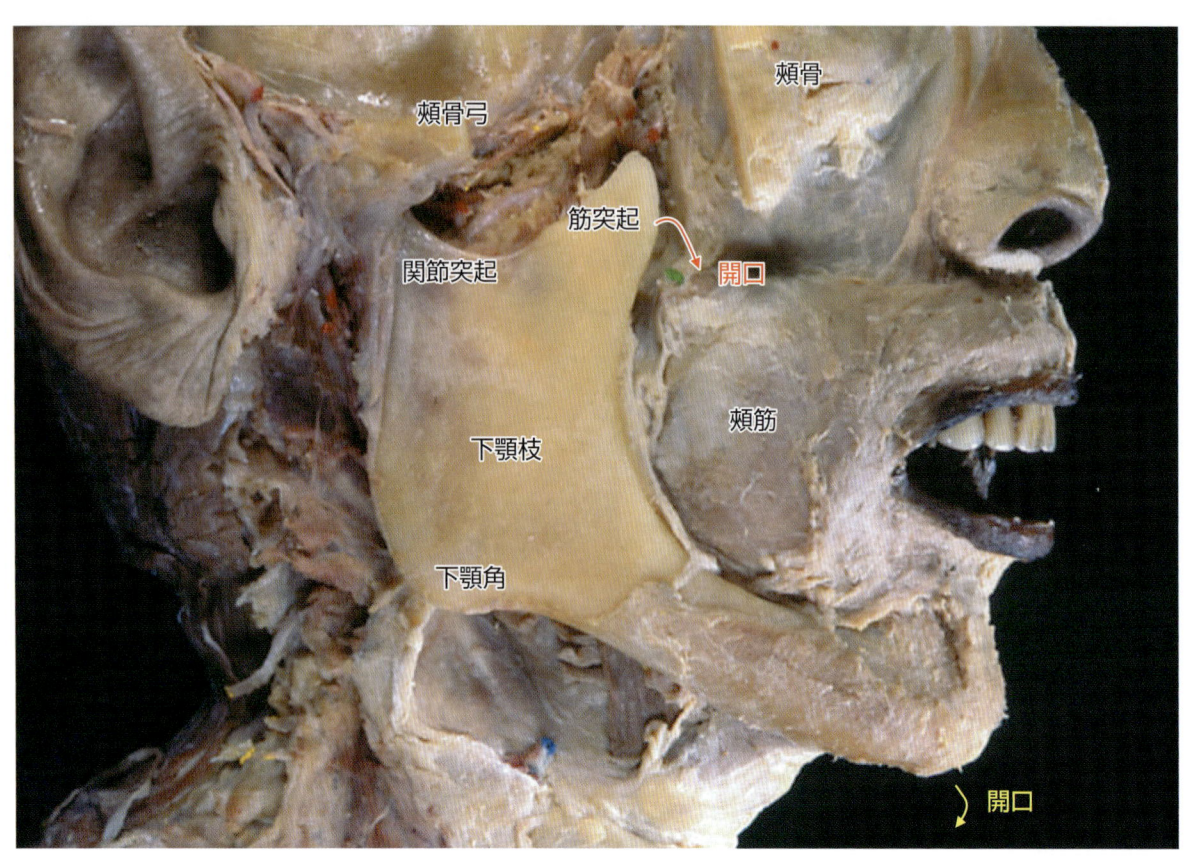

1 総義歯の形態にかかわる解剖構造——義歯の形を理解する　①上顎義歯

2-1-10　バッカルスペースの部を顔面側から見ています[1]（矢印は下顎骨の動く方向を示します）

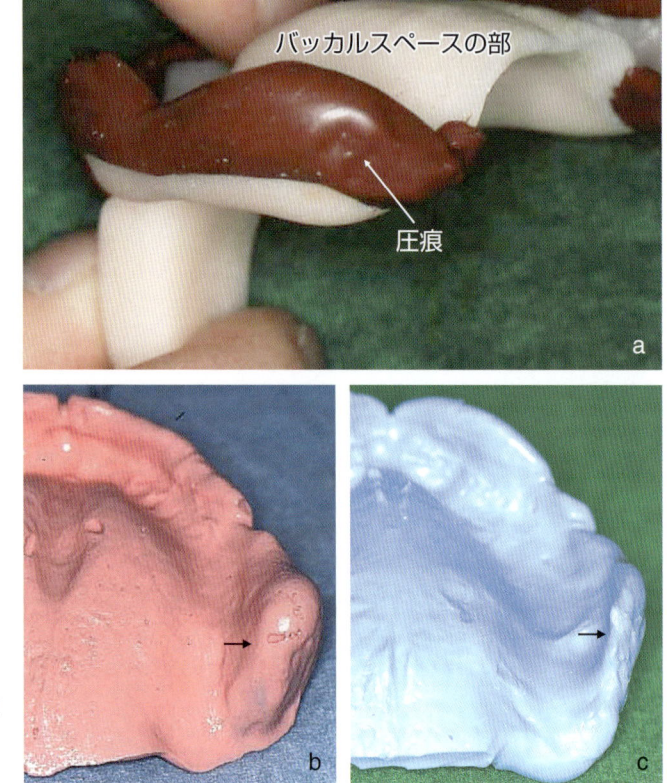

2-1-11　バッカルスペースの印象採得
a　バッカルスペースの印象面に現れた筋突起の圧痕
b　バッカルスペース（矢印）が大きな場合
c　バッカルスペース（矢印）が小さな場合

112

軟口蓋と硬口蓋の境界とハミュラーノッチの粘膜下

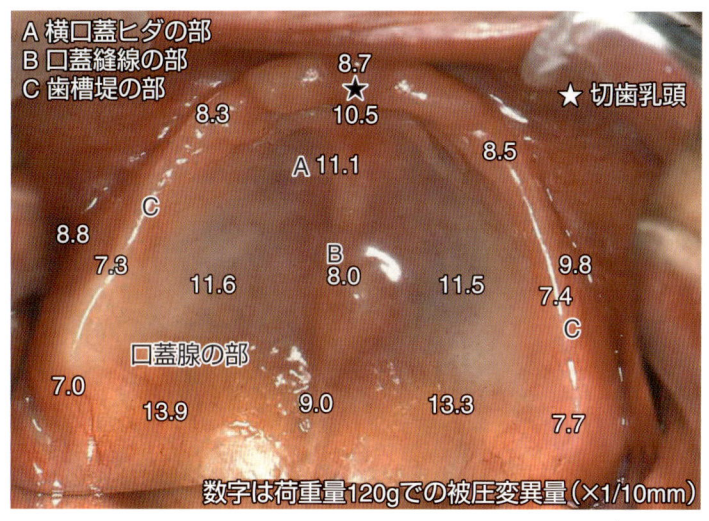

2-1-12 無歯顎の口蓋粘膜での被圧変位量の部位差[3]

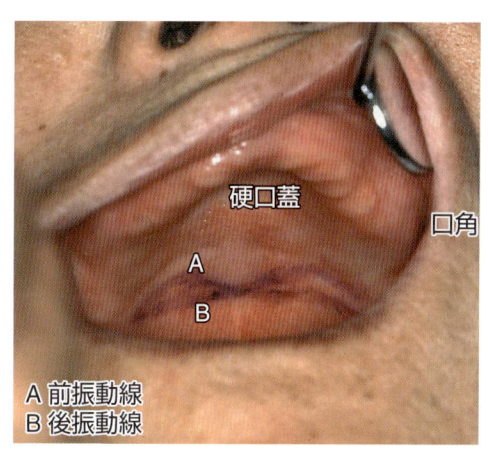

2-1-14 前振動線と後振動線

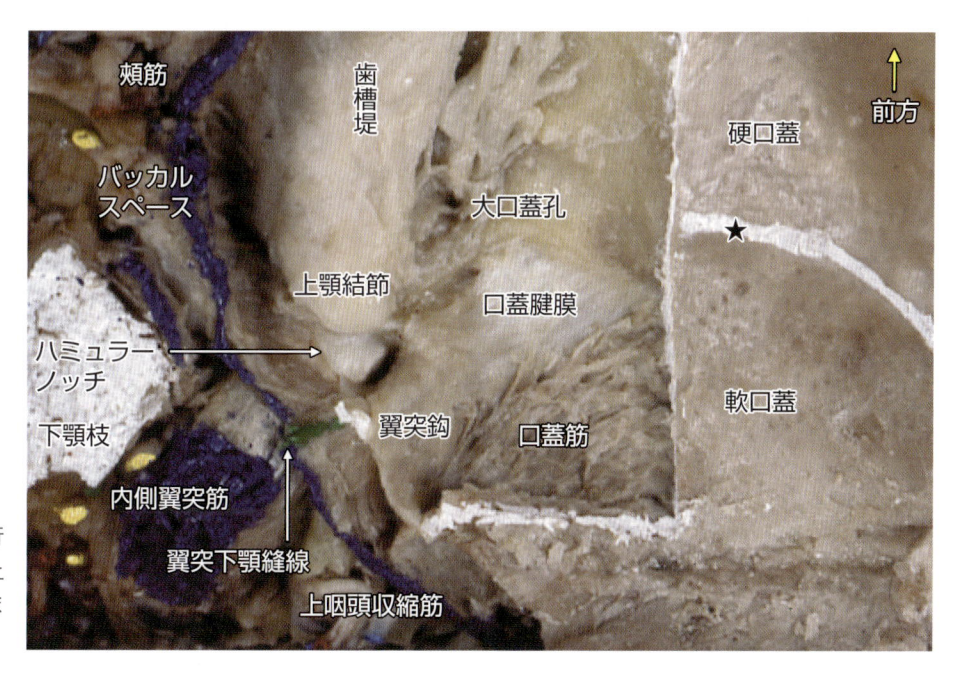

2-1-13 硬口蓋と軟口蓋の移行域[1]（★は，装着されていた上顎義歯の後縁の位置を示します）

　口蓋粘膜は，粘膜下組織の性状から4つに区分されます（**2-1-6**および**1-6-2**参照）．歯槽堤の部では粘膜下組織は密で，粘膜は骨膜に固着します．横口蓋ヒダの部は，粘膜下組織に脂肪組織を含みます．口蓋縫線の部では粘膜は薄く，粘膜下組織を欠きます．第一大臼歯より後方の口蓋腺の部では，粘膜下組織に口蓋腺が含まれ，粘膜は厚くなります．口蓋腺は，硬口蓋より軟口蓋で厚くなります．口蓋粘膜での被圧変異量の部位差[3]（**2-1-12**）は，粘膜下の構造の違いを反映しています．

　軟口蓋は口蓋筋で構成されますが，不動域である硬口蓋のすぐ後方に可動性の筋肉部があるわけではなく，間に口蓋腱膜が挟まります（**2-1-13**）．したがって，可動性からみると硬口蓋と口蓋腱膜の間，そして口蓋腱膜と口蓋筋の間の2つに境界線が存在することになります．

また，口蓋には辺縁封鎖に寄与する筋がないことから，臨床的には，義歯床口蓋部の後縁の辺縁封鎖は難しく，慎重に後縁の位置を決める必要があります．

アーライン（振動線）は，硬口蓋と軟口蓋の境を決める方法の1つですが，強く「アー」と発音させた場合に決定した前振動線は，硬口蓋と口蓋腱膜の境，弱く発音させた場合の後振動線（2-1-14）は，口蓋腱膜と口蓋筋の境をそれぞれ反映すると考えられます．この2つの振動線の間に義歯床口蓋部の後縁を設定し，ポストダムを付与するのが一般的です．

口蓋小窩（2-1-15）も，硬口蓋と軟口蓋の境を決めるランドマークの1つです．口蓋小窩は，口蓋腺の導管開口部の1つで，硬口蓋—軟口蓋移行域で口蓋縫線の両側に50％の頻度で出現します．口蓋小窩の少し前方にアーラインが位置することが多く，この付近まで義歯床口蓋部の後縁をもってくることが必要です．

ハミュラーノッチ（2-1-8）は，臨床的にいう上顎結節（解剖学的には上顎歯槽突起の後端）と翼突鈎の間の切れ込みのことで，床縁は上顎結節を覆い，ハミュラーノッチまで延長しなければなりません．2-1-13を見ると，粘膜下では，内側翼突筋が上顎結節の後面に付着し，翼突鈎から翼突下顎縫線が下方に走ります．翼突下顎縫線は，下顎や舌の運動で引っ張られ，それに対応する翼突下顎ヒダがハミュラーノッチの部に隆起してきます（2-1-16）．内側翼突筋が上顎結節後面に付着するのを反映して，同筋の収縮によってついたと思われる圧痕が，上顎印象の後外側部に見受けられる場合（2-1-17）があります．

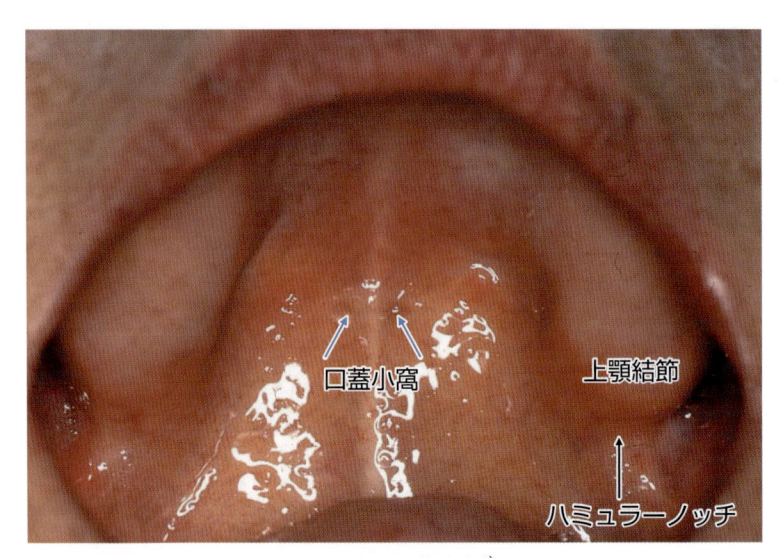

2-1-15　口蓋小窩[1]

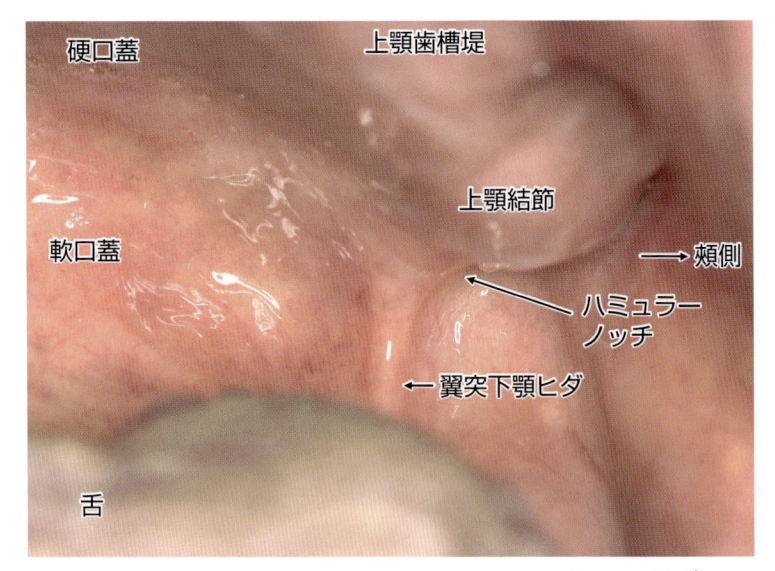

2-1-16　ハミュラーノッチに現れた翼突下顎ヒダによる隆起[1]

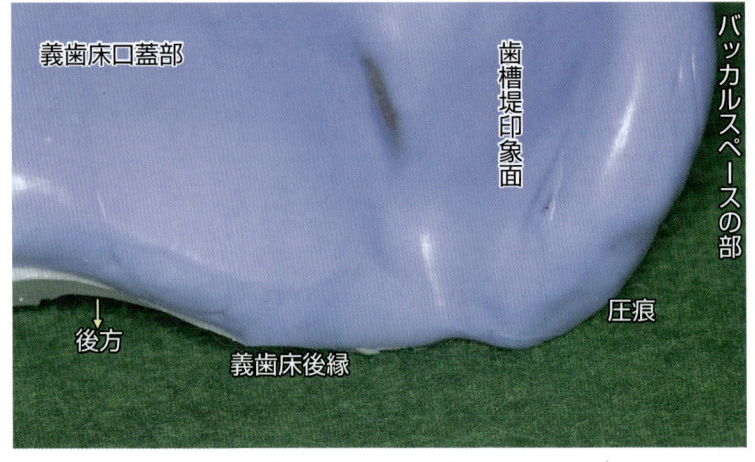

2-1-17　内側翼突筋による上顎印象面の圧痕[1]

本項のまとめ

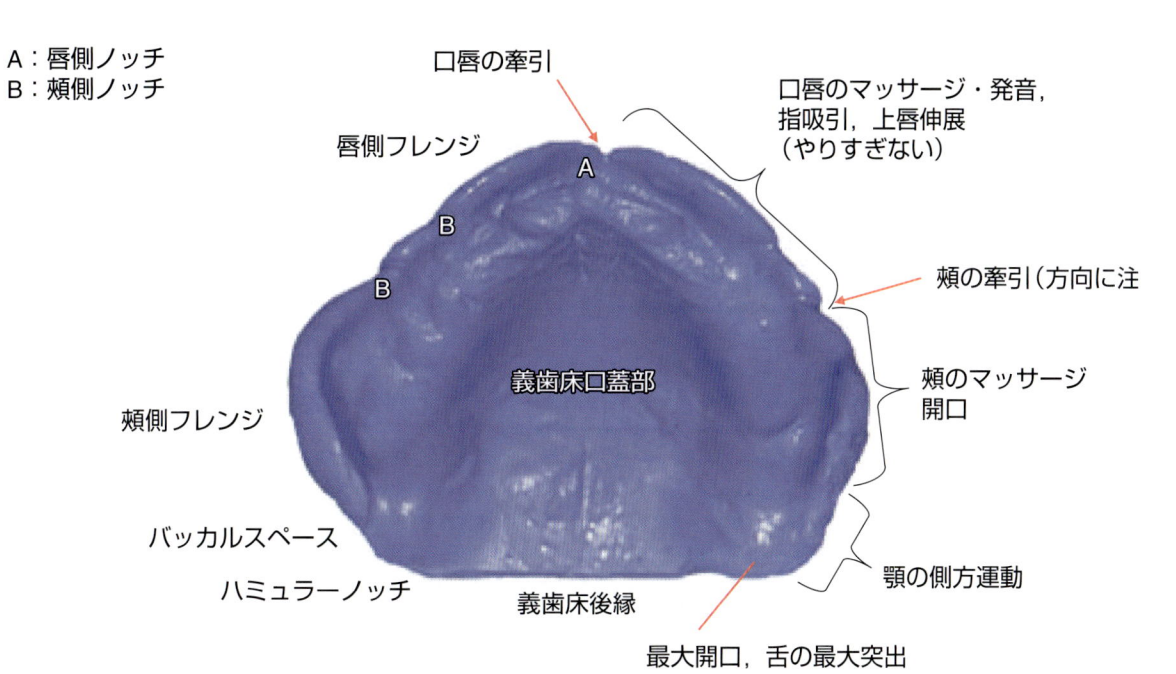

A：唇側ノッチ
B：頬側ノッチ

図中ラベル：
- 口唇の牽引
- 口唇のマッサージ・発音，指吸引，上唇伸展（やりすぎない）
- 唇側フレンジ
- 頬の牽引（方向に注）
- 頬のマッサージ，開口
- 頬側フレンジ
- 義歯床口蓋部
- バッカルスペース
- ハミュラーノッチ
- 義歯床後縁
- 顎の側方運動
- 最大開口，舌の最大突出

2-1-18　上顎総義歯の床縁形成に有効な口腔の運動[1]

今回身に付けた解剖学的知識をもとに，上顎総義歯の床縁形成に有効な口腔の運動（2-1-18）と，上顎印象に関係する解剖構造（ランドマーク）（2-1-19）をまとめました．臨床にお役立てください．

唇側フレンジ	口輪筋，口輪筋の上顎起始 鼻筋－鼻中隔下制筋の起始部
頬側フレンジ（バッカルスペースを含む）	頬筋，頬骨下稜，下顎枝（筋突起）内側翼突筋
ハミュラーノッチ	翼突下顎縫線，内側翼突筋
義歯床口蓋部	口蓋粘膜
義歯床口蓋部の後縁	口蓋小窩，硬口蓋後縁，口蓋腱膜，口蓋筋
唇側ノッチ	上唇小帯
頬側ノッチ	上唇小帯，口輪筋，頬筋，口角挙筋

2-1-19　上顎印象に関係する解剖構造（ランドマーク）[1]

2 総義歯の形態にかかわる解剖構造
―義歯の形を理解する　②下顎義歯

北村清一郎　石橋　淳　市川哲雄

本項のねらい

安定してよく噛める総義歯を製作するには，義歯周辺の解剖構造に，形態的にも機能的にも適合した形態を，義歯に付与することが必要です．上顎義歯の解説に続き，本項では，下顎義歯を周囲から抱き込み，その辺縁封鎖に寄与する解剖構造を解説します．なお，局所解剖構造については，第1章の3と4および5も参照してください．

■ 無歯顎の下顎歯槽堤の特徴

　下顎義歯が難しいのは，義歯床の置ける範囲が限られるうえに，舌の存在が義歯の安定を損ないやすく，また，解剖構造の複雑さが，床縁の正しい位置の把握を困難にしているからです．安定した下顎義歯の製作は，無歯顎（2-2-1）の骨形態を，粘膜を通して正しく認識することが出発点となります．

　下顎無歯顎（2-2-2 および 1-5-15～17 参照）では，歯槽部の吸収により，オトガイ結節，オトガイ棘，オトガイ孔，顎舌骨筋線が歯槽堤粘膜下に触知でき，大臼歯部頬側では，下顎底上面が頬棚として床下組織に加わります．オトガイ棘は歯槽堤近くの位置を占め（2-2-3），膨隆として触知されるようにもなりますし，オトガイ棘外側に下顎隆起が触知されることもあります．

　顎舌骨筋の付着線である顎舌骨筋線（2-2-3）は，前歯部では下顎底近くにありますが，後方にいくにつれて歯槽堤に近づき，やがて歯槽堤と同じ高さになります．この部が，歯槽舌側溝の区分でいう顎舌骨筋線部です（2-2-9）．

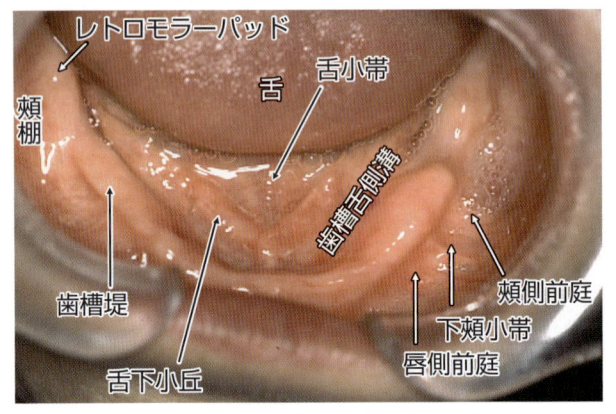

2-2-1　下顎無歯顎患者の口腔内所見

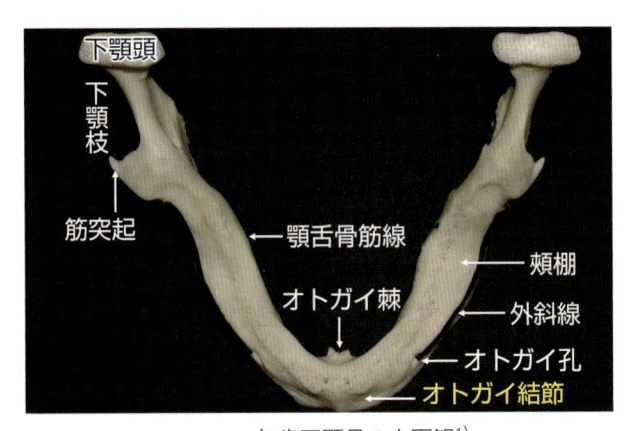

2-2-2　無歯下顎骨の上面観[1]

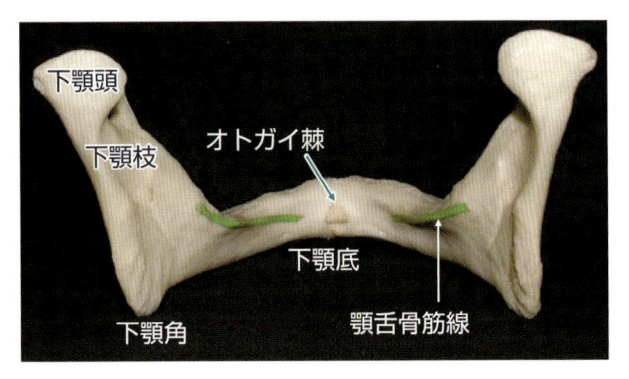

2-2-3　無歯下顎骨の後面観[2]

下顎の唇側・頬側フレンジに関する解剖構造

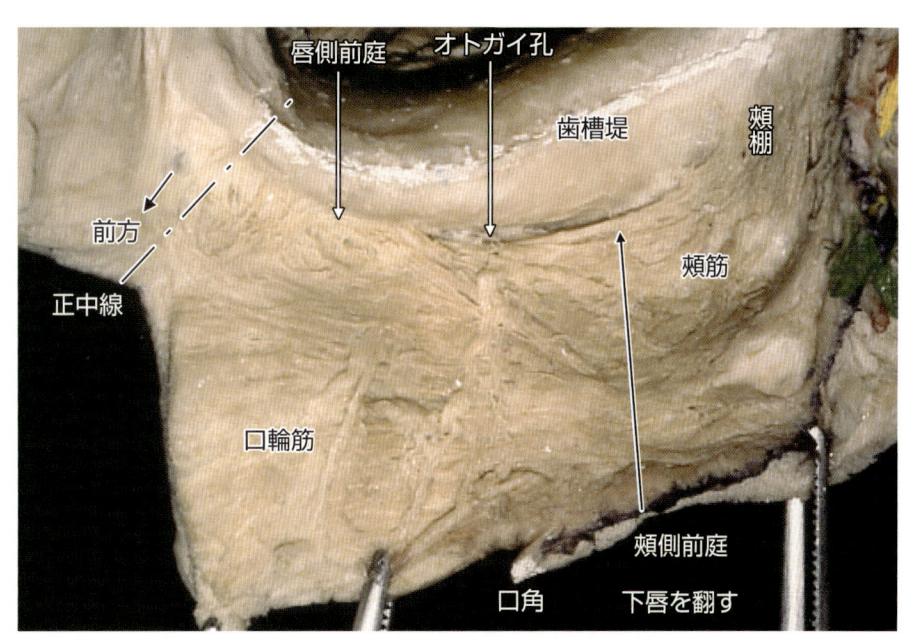

2-2-4　下顎口腔前庭の粘膜下の構造[1)]

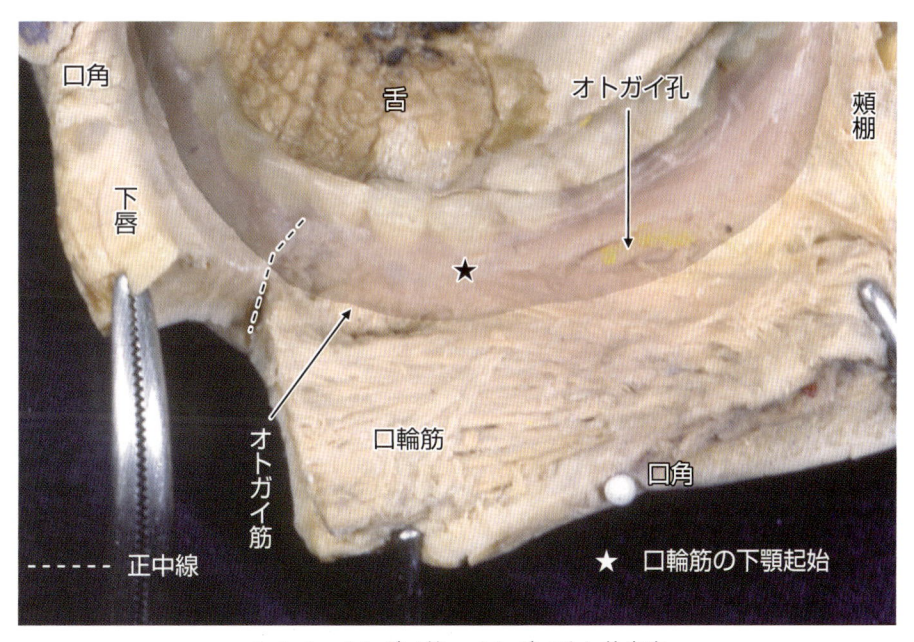

2-2-5　オトガイ筋・オトガイ孔と義歯床

　唇側前庭では口輪筋，頬側前庭では頬筋がそれぞれ歯槽堤に平行に走り（2-2-4），辺縁封鎖に寄与します．頬棚での頬筋の厚さは薄く，外斜線を目安に義歯床を頬棚に置くことができます．頬棚は，下顎義歯の主たる咬合圧負担域となります．

　唇側前庭で口輪筋を部分除去し，オトガイ筋（2-1-2 参照）を剖出します（1-3-8 参照）．無歯顎では，オトガイ結節に起始するオトガイ筋も歯槽堤に近接して床縁を横切り（2-2-5），収縮すると唇側前庭を浅くします．また，オトガイ孔が義歯床の直下に位置することがあり，この場合，咬合時に圧痛を生じやすくなります．

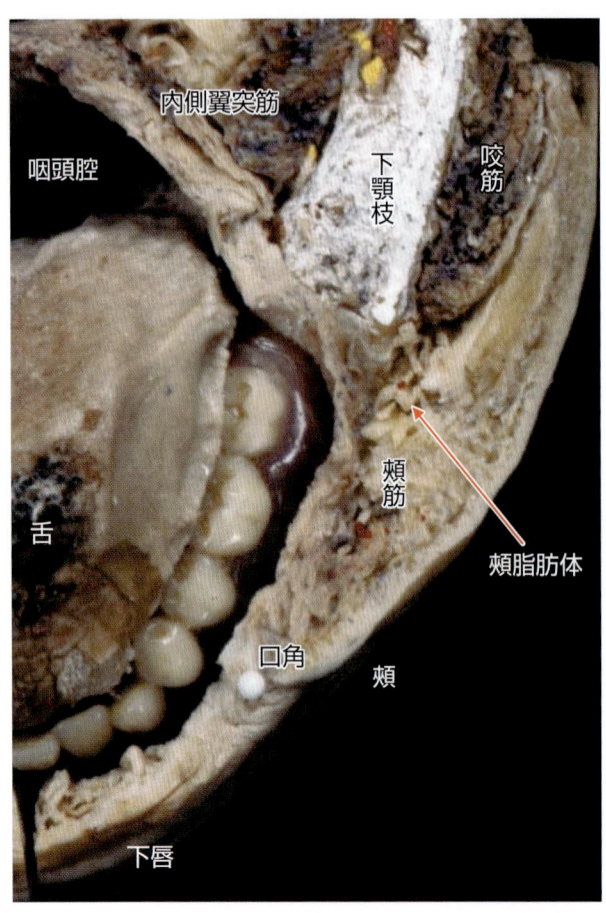

2 総義歯の形態にかかわる解剖構造——義歯の形を理解する ②下顎義歯

下顎義歯の遠心頬側隅角部に接して下顎枝があり，外側に咬筋が存在します（2-2-6）．咬筋はその前縁で頬筋下半に近接します（2-1-2 参照）．印象面のこの遠心頬側隅角部にしばしば圧痕が形成されます（2-2-7）．咬筋が収縮した際，頬脂肪体と頬筋を内側に押すためと考えられます．

レトロモラーパッド（臼後隆起）は，有歯顎の臼後三角に相当します．臼後三角については第2章の6で詳述します．レトロモラーパッドは，開口時に後方に引かれ，閉口時と形が変わります（2-2-8）．開口時，ハミュラーノッチの部で隆起する翼突下顎ヒダ（2-1-16 参照）が，下方に続くレトロモラーパッドを上方に引くためと考えられます．

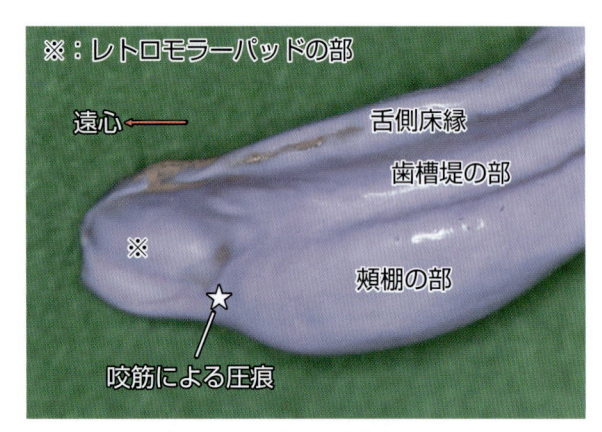

2-2-6 下顎義歯遠心頬側隅角部に接する解剖構造[1]

2-2-7 咬筋による下顎義歯遠心頬側隅角部の圧痕[1]

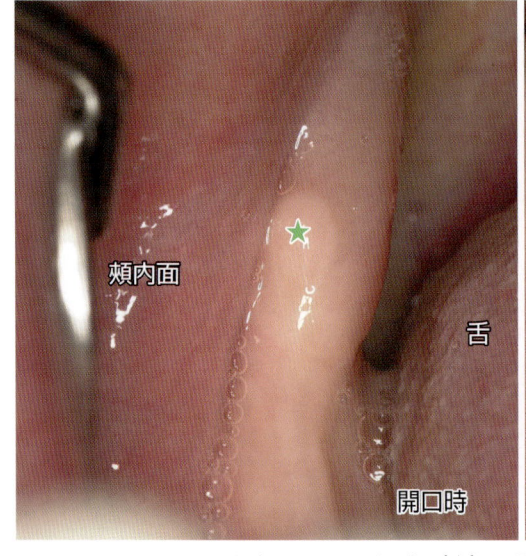

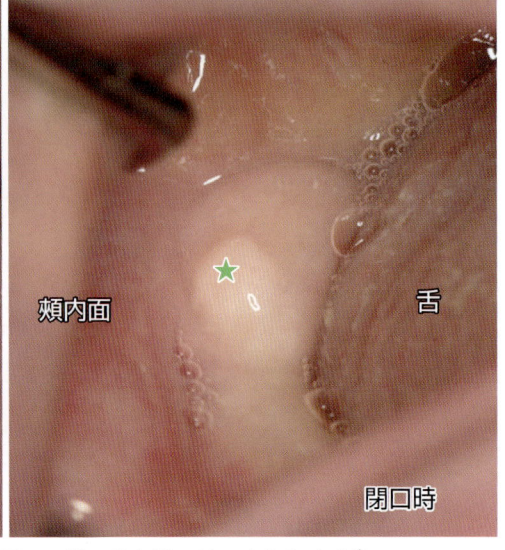

2-2-8 レトロモラーパッド（★）の形は，開口時と閉口時で変わります[1]

舌側フレンジの形態設定に関連する解剖構造

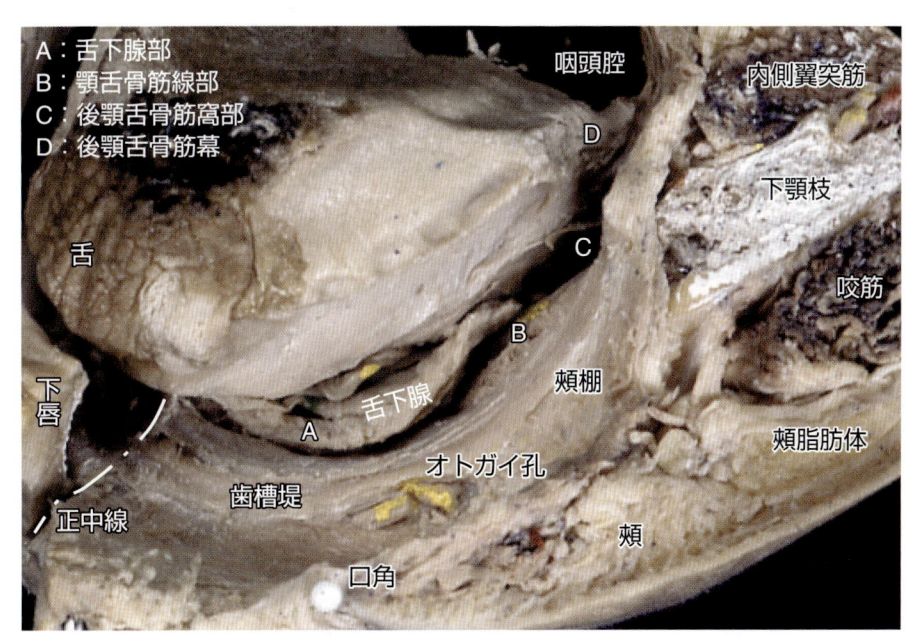

A：舌下腺部
B：顎舌骨筋線部
C：後顎舌骨筋窩部
D：後顎舌骨筋幕

2-2-9　歯槽舌側溝の粘膜下の構造[1]

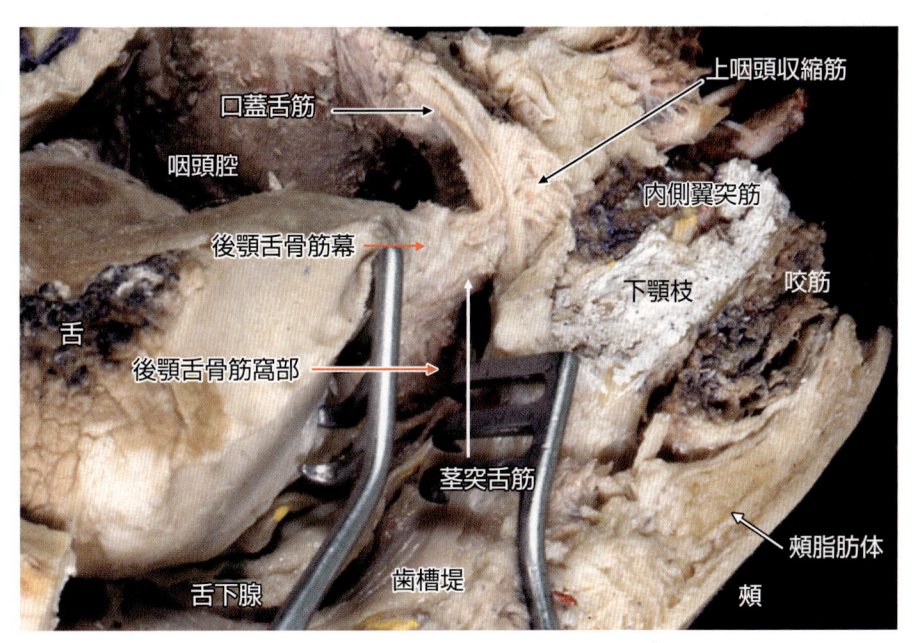

2-2-10　後顎舌骨筋幕の粘膜下の構造[1]

　下顎の歯槽堤の内側で舌との間は補綴学的に歯槽舌側溝（2-2-1）と呼ばれ，下顎義歯の舌側フレンジ（2-2-15）が入ります．歯槽舌側溝では舌が常時運動し，口腔底の高さも刻々変動します．直視直達での操作も困難で，これらのことが舌側床縁の設定を困難にします．

　歯槽舌側溝は，舌下腺部，顎舌骨筋線部，後顎舌骨筋窩部に区分されます（2-2-9）．舌下腺部では，顎舌骨筋は柔らかな舌下腺に隠れ，辺縁封鎖には働きません．顎舌骨筋線部では，顎舌骨筋線に付着する顎舌骨筋が粘膜下の浅い位置にあります．後顎舌骨筋窩部では，顎舌骨筋が舌骨に向かって下方に走り

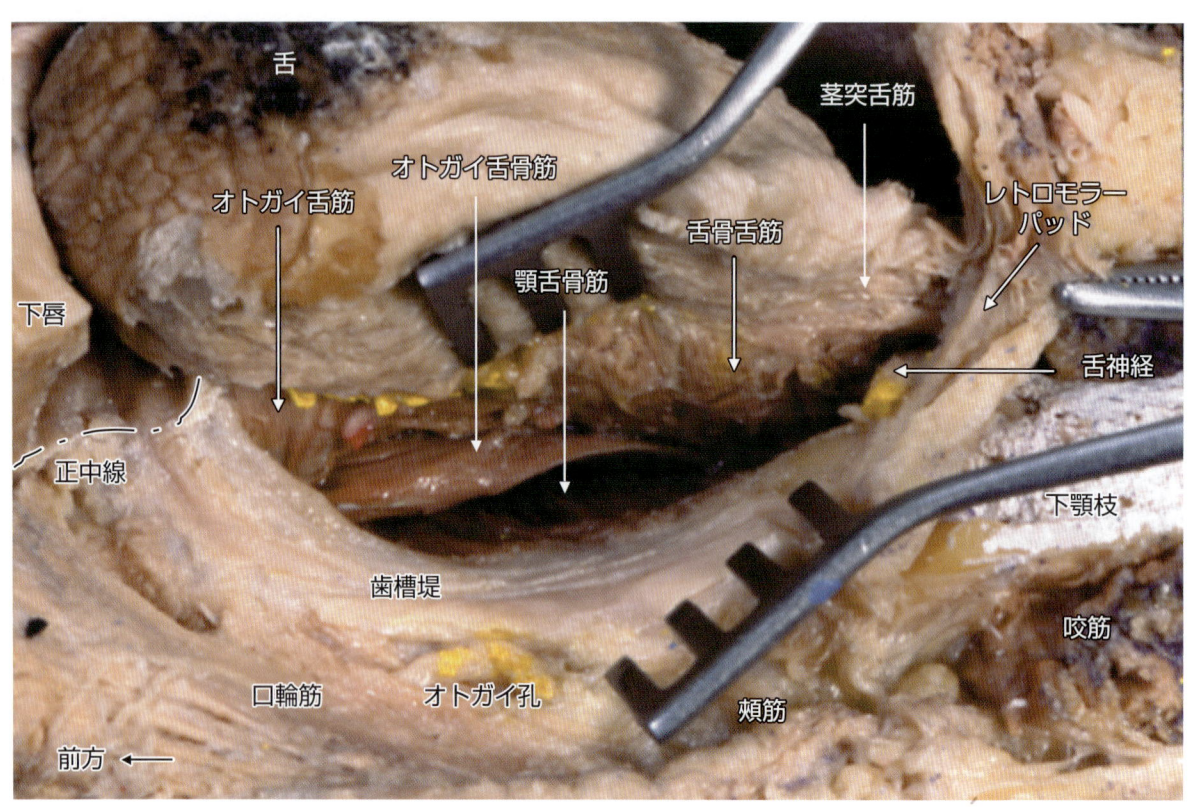

2 総義歯の形態にかかわる解剖構造—義歯の形を理解する ②下顎義歯

2-2-11 歯槽舌側溝の周辺の筋[2)]

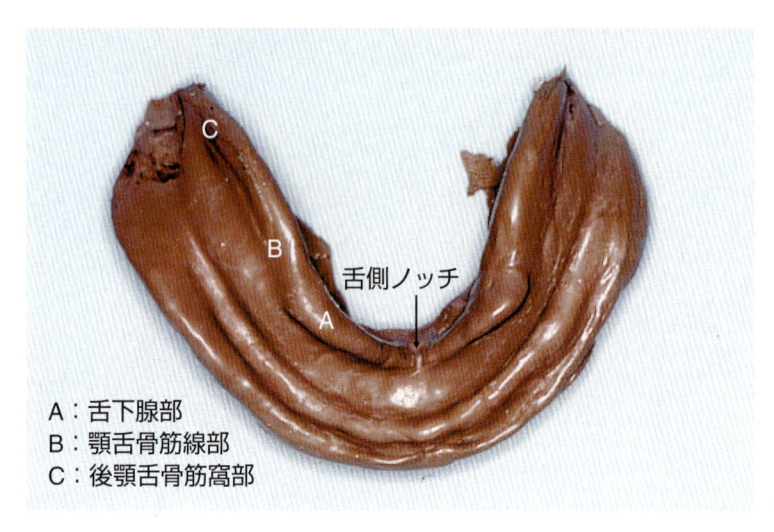

A：舌下腺部
B：顎舌骨筋線部
C：後顎舌骨筋窩部

2-2-12 下顎無歯顎の印象—舌側縁のS字状彎曲

ます．歯槽舌側溝の後端は，後顎舌骨筋幕で咽頭腔と隔てられます．後顎舌骨筋幕の構成には，口蓋舌筋と茎突舌筋，および上咽頭収縮筋がかかわります（2-2-10）．

歯槽舌側溝の底はオトガイ舌骨筋と顎舌骨筋で形成され，これらの上に舌の筋が大きく乗ります（2-2-11）．後顎舌骨筋幕の筋も含めて歯槽舌側溝を取り巻く筋は，咀嚼や嚥下，発音などに際して常時動いており，その機能時の形態を的確に印象採得して，舌側フレンジの長さと厚みを適切に設定することが重要です．

なお，顎舌骨筋線部では顎舌骨筋線が歯槽堤から舌側に張り出すため，下顎の歯槽堤の舌側縁は全体としてS字状に彎曲します（2-2-2 参照）．下顎無歯顎印象（2-2-12）の舌側縁のS字状彎曲は，このことを反映しています．

後顎舌骨筋窩部で，床縁を顎舌骨筋線を越えて下方に伸ばせる理由

2-2-13は，顎舌骨筋を下方から見たものです．顎舌骨筋の走行は部位により異なり，前方の部では下顎底近くで起始し，水平方向に走って正中で左右が合しますが，後方の部の後顎舌骨筋窩部では歯槽堤近くで起始し，下内方に走って舌骨に達します．

2-2-14は，2-2-13で述べた部位差を模式図で示したものです．前方の部では，舌側床縁を顎舌骨筋線を越えて下方に伸ばすと，弛緩時はまだしも収縮時には顎舌骨筋が挙上し，舌側床縁を押し上げてしまいます．

一方，後方の部の後顎舌骨筋窩部では，収縮しても顎舌骨筋は顎舌骨筋線の高さまでは達せず，舌側床縁を顎舌骨筋線より下方に伸ばすことができます．すなわち，顎舌骨筋線は後方にいくにつれて歯槽堤に近づきます．舌側床縁が顎舌骨筋線を越えて下方に伸ばせないとしたら，舌側床縁は後方にいくにつれて短くなるはずですが，実際には，上記の理由で，後方の部でも舌側床縁を多少長く取ることができます（2-2-15）．

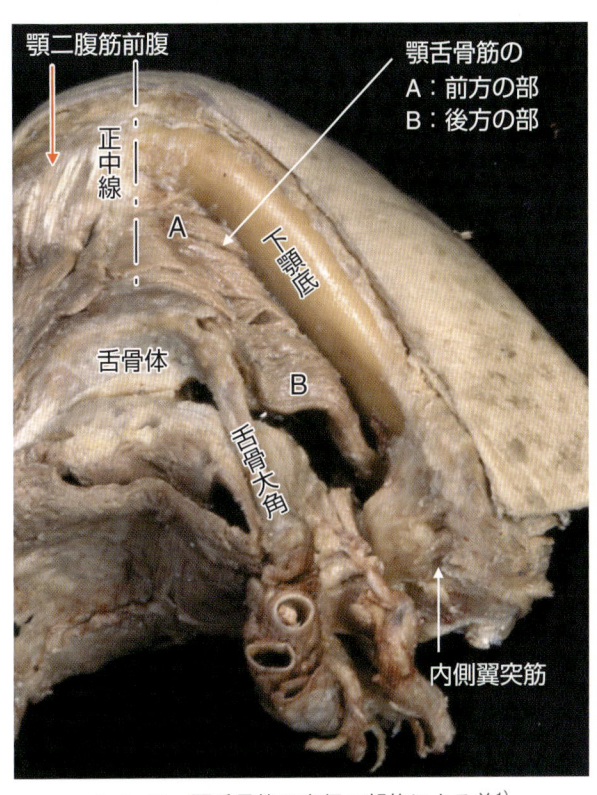

2-2-13 顎舌骨筋の走行の部位による差[1]

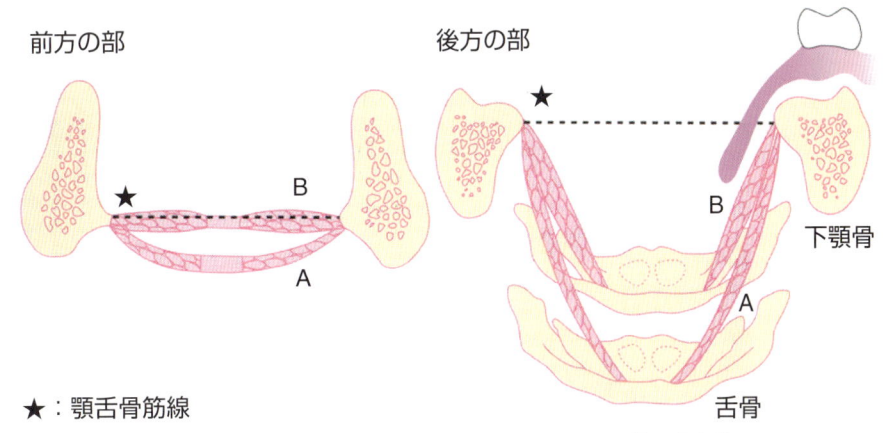

★：顎舌骨筋線
2-2-14 弛緩時（A）と収縮時（B）の顎舌骨筋の走行[2]

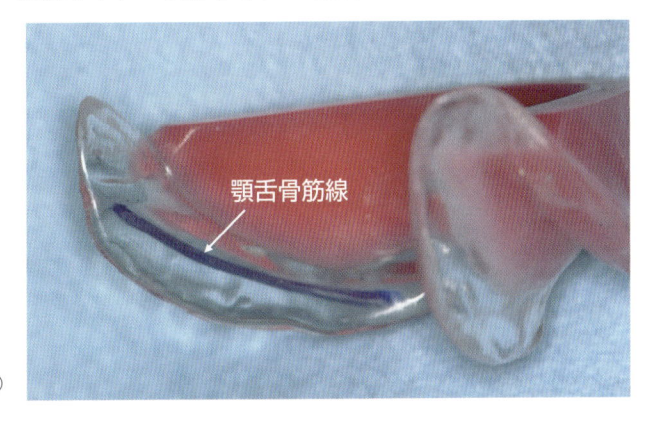

2-2-15 下顎義歯舌側フレンジの長さと顎舌骨筋線[1]

本項のまとめ

唇側フレンジ	口輪筋，口輪筋の下顎起始，オトガイ筋，オトガイ結節
頰側フレンジ	頰筋，咬筋
レトロモラーパッド	臼歯腺，翼突下顎縫線，頰筋 上咽頭収縮筋，側頭筋停止腱の内側脚
唇側ノッチ	下唇小帯
頰側ノッチ	下頰小帯，口輪筋，頰筋
舌側フレンジ	下顎隆起，舌下腺，顎舌骨筋線，舌筋 顎舌骨筋，オトガイ舌骨筋，上咽頭収縮筋
舌側ノッチ	舌小帯，オトガイ棘

2-2-16　下顎印象に関係する解剖構造（ランドマーク）[1]

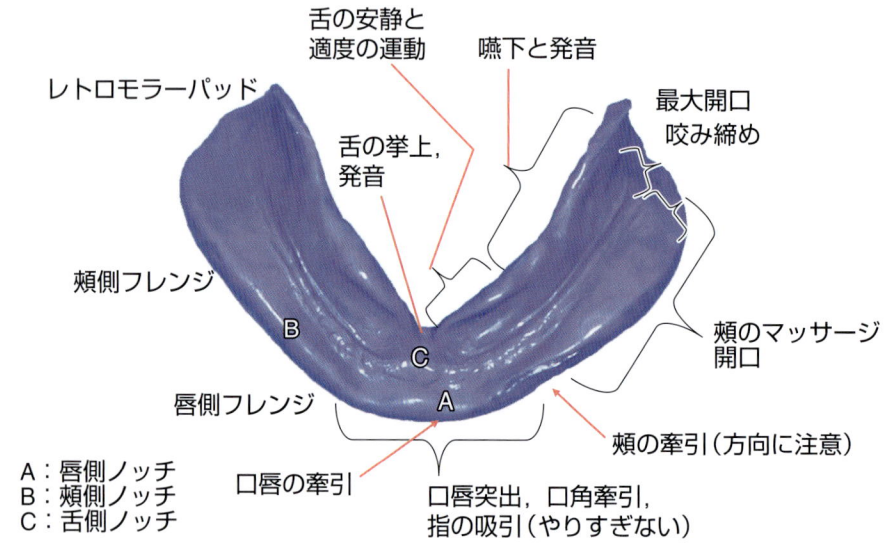

2-2-17　下顎の床縁形成に有効な口腔の運動[1]（2-2-16を参考にしながら，なぜこのような運動が必要なのか考えてみてください）

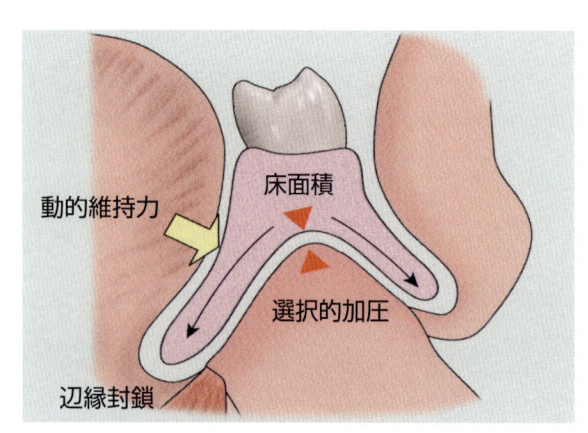

A：唇側ノッチ
B：頰側ノッチ
C：舌側ノッチ

2-2-18　総義歯の維持や支持に関与する4つの力学的事項[1]

　総義歯の維持や支持に関与する力学的事項として，義歯の床面積，「被圧変異量の異なる各粘膜面に，疼痛も起こさず歯槽堤も吸収させないようにして，最大に負担を与える」ことを目的とした印象採得時の選択的加圧，周囲構造による義歯床縁部の辺縁封鎖，および「周囲構造からの押さえ付けにより義歯を維持させようとする」動的な維持力の4つが挙げられます（2-2-18）．

　粘膜面における床面積と選択的加圧は義歯の支持と維持に，床縁部の辺縁封鎖は維持に関係します．

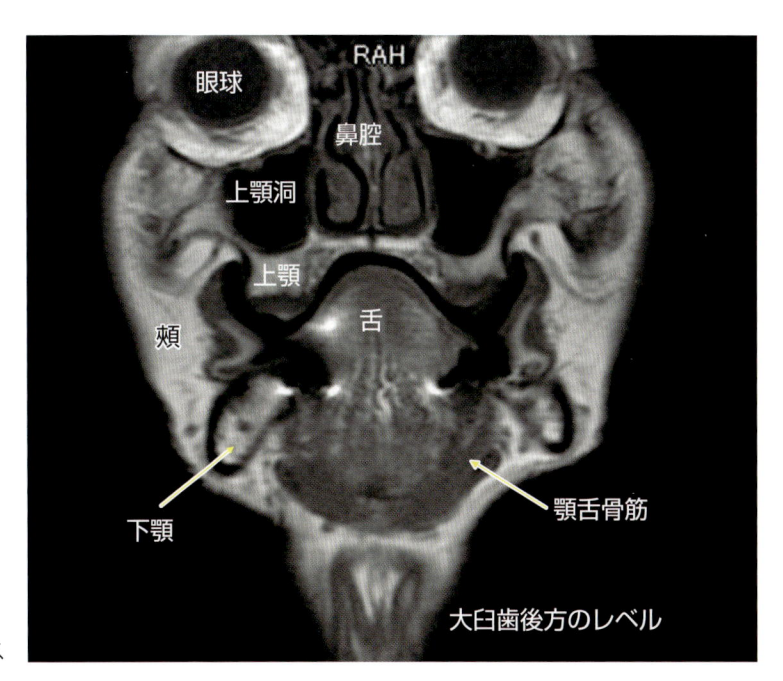

2-2-19 デンチャースペース

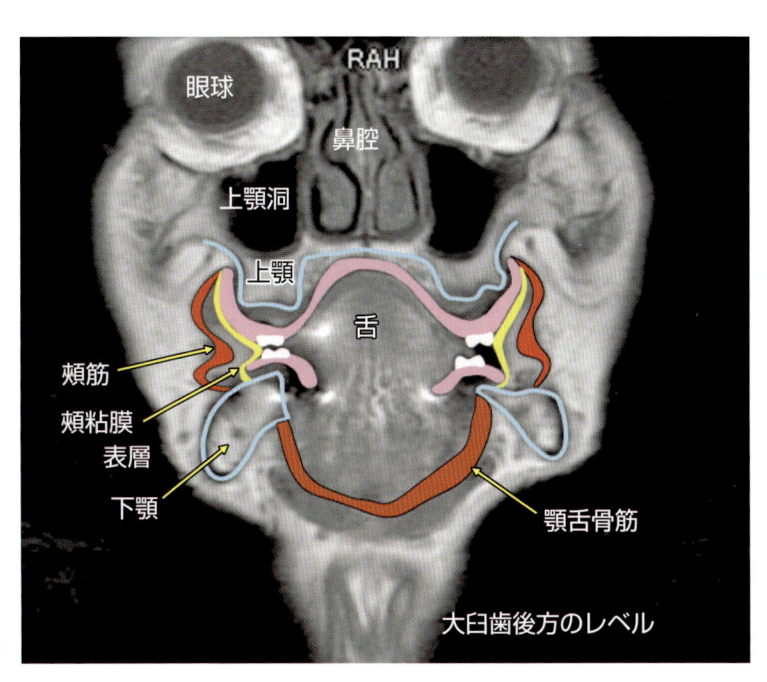

2-2-20 デンチャースペースと総義歯

研磨面は動的な維持力に関係します．

2-2-19 は，総義歯を装着した状態での MRI 写真です．上・下顎の間で黒く抜けているのが総義歯の入っている空隙です．総義歯が安定して口腔内で機能するには，舌，頬，口唇などの動きを動的な維持力として活用できる空隙，すなわちデンチャースペース（ニュートラルゾーン）に総義歯が入っていることが必要です．

2-2-20 は，2-2-19 に総義歯と周辺の解剖構造を着色した図です．総義歯が周囲解剖構造に抱き込まれ，辺縁封鎖されています．すなわち，フレンジが唇・頬側では，口唇粘膜・頬粘膜から歯肉頬（唇）移行部にかけての口腔前庭，下顎の舌側部では，舌から口腔底粘膜・歯槽堤粘膜へと続く歯槽舌側溝を，いずれも軽く粘膜を圧排する程度に満たしています．

3 インプラント植立手技のエビデンスを考える
①上顎インプラント

北村清一郎　角田佳折　安田清次郎

> **本項のねらい**
>
> インプラント手術は，粘膜・骨膜剥離時には，血管・神経を損傷しないように，インプラント植立時には，下顎では下顎管，上顎では上顎洞や鼻腔に穿孔しないようになど，解剖学的エビデンスに基づいてなされています．本項では，上顎インプラントについて植立手技のエビデンスを考察します．なお，上顎の局所解剖構造については，第1章の3と6も参照してください．また，インプラント手術にかかわる解剖学的事項については，古賀剛人氏の著書[1]に大きく依っています．

どの部位がインプラント植立に適しているのか

　上顎洞が存在することによって，上顎でインプラント植立に適するのは，前歯から第一小臼歯部と上顎結節の2カ所ということになります（2-3-1）．その間の部では，歯槽部が吸収されると上顎洞底が口腔に近接するようになり，インプラントの維持に必要な骨量が得られにくくなります．2-3-1 矢印 a は，梨状口外側縁と上顎洞前縁との間の犬歯の部です．骨量が豊かで比較的長いインプラントの植立が可能です．

　一方，上顎結節への植立は，手術手技が困難で植立方向も非生理的なこと（2-3-2）から敬遠されがちです．そのため，術式の比較的容易なサイナスリフトを用い，上顎洞の部にあえて植立する傾向にあります．部位的にも植立方向の面でも，咬合圧の負担に適しているためと思われます．

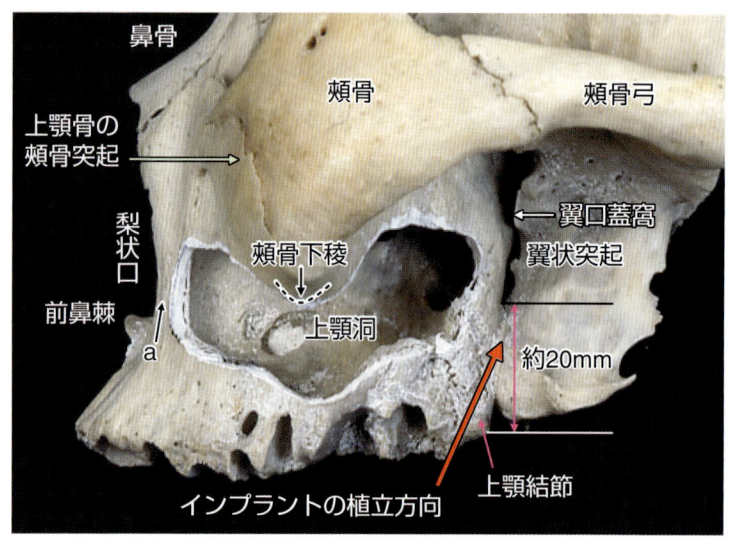

2-3-1　上顎骨内での上顎洞の拡がり

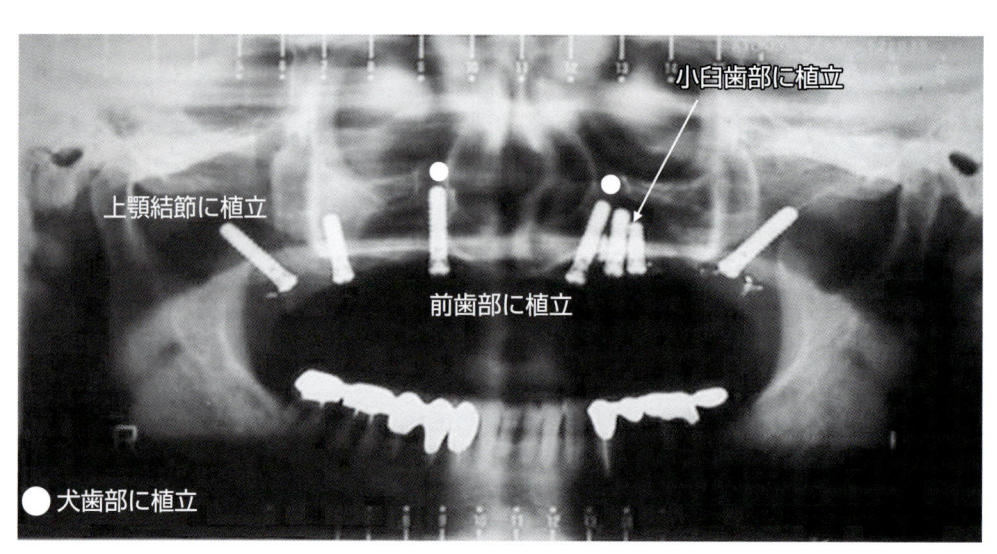

2-3-2　上顎インプラント植立例のパノラマX線写真

粘膜・骨膜を剥離する際の注意点

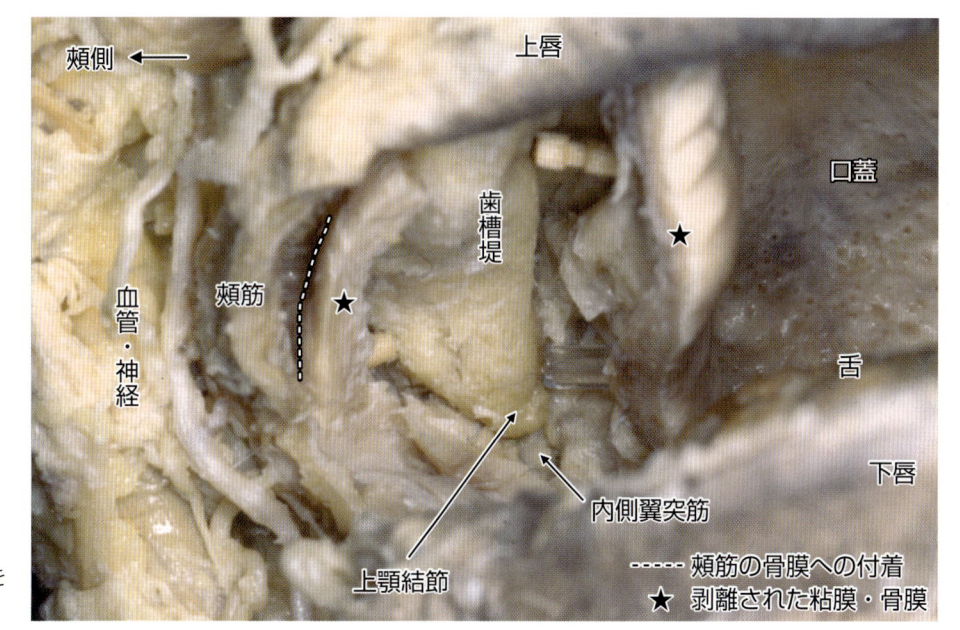

2-3-3 頬側歯肉と口蓋粘膜を剥離

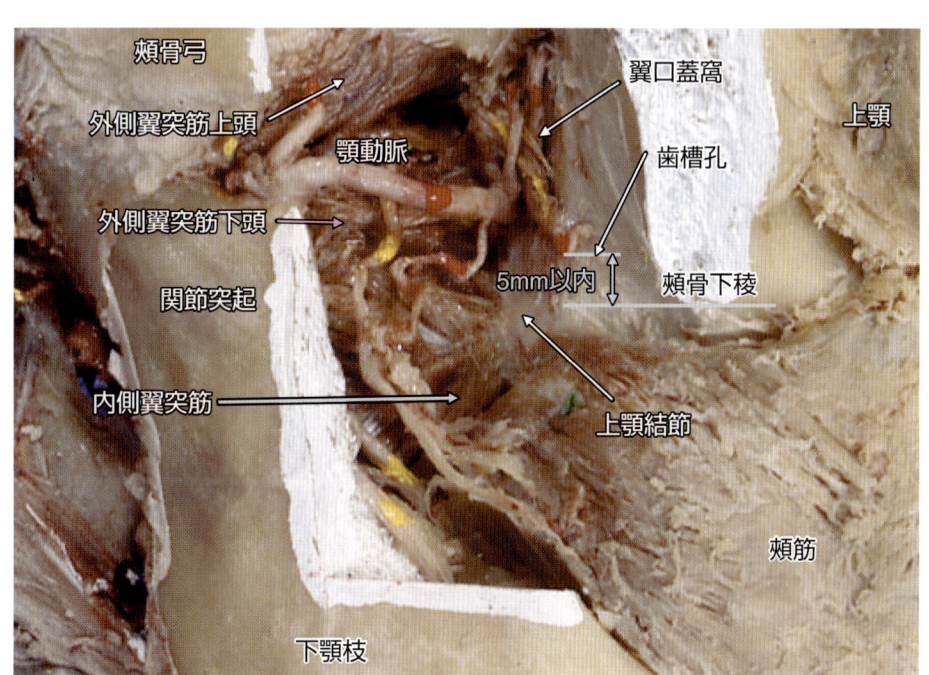

2-3-4 歯槽孔と頬骨下稜（顔面側から見ています）

2-3-3では，頬側歯肉と口蓋粘膜が歯槽頂で切開され，骨膜とともに観音開きに剥離されています．頬側骨面に筋肉を剥がした跡が見られないことから，表情筋が骨ではなく，骨膜に付着しているのがわかります．また，血管・神経は骨膜の外側に位置します．したがって，歯槽頂近くで切開し，剥離面を骨膜と骨面の間に設定することは，血管・神経や表情筋の損傷を防ぐことにつながります（1-3-14，15参照）．

しかしながら，血管や神経が骨から出る部では，骨膜剥離を行うことで，これらを切断してしまいます．上顎の唇・頬側面では，眼窩下孔（2-3-6）や歯槽孔がこれにあたります．特に歯槽孔（2-3-4）は，頬骨下稜より後方のバッカルスペースにおいて，頬骨下稜の下端より上方5mm以内にあるとされています．この部での骨膜の剥離には注意を要します．

3 インプラント植立手技のエビデンスを考える①上顎インプラント

硬口蓋では切歯窩や大口蓋孔から血管，神経が出てきます（2-3-5）．切歯窩から出る鼻口蓋動脈・神経は，切断しても麻痺や出血の影響は少ないとされていますが，必要なければ，切歯乳頭の粘膜は剥離しないに越したことはありません．

一方，大口蓋孔は第二大臼歯より後方で歯槽突起の口蓋側基部にあります．大口蓋動脈・神経は骨膜上にあり，歯槽堤に平行に大口蓋孔より前方に走ります．骨膜ごと骨面から剥がす（本書の見方と読み方図4参照）ことで，大口蓋動脈・神経の損傷は防ぐことができますが，第二大臼歯より後方に剥離が及ぶときや，大臼歯部での口蓋側への剥離には，やはり大口蓋孔に注意する必要が生じます．無歯顎では歯槽突起の段差が消失している（2-3-6）ため，位置を錯誤しないよう特に注意を要します．

歯槽突起の吸収が著しい場合（2-3-6），上顎洞底をなす骨壁は，紙のように薄くなります（1-6-16参照）．歯槽突起の唇側が特に吸収されるので，切歯窩が歯槽堤上に乗るようになり，インプラント植立の障害となります．また，口蓋面では神経・血管溝が骨面に凹凸を生じさせます．そのため，骨面は平滑でなく，骨膜を傷つけずに剥離することは容易ではありません．

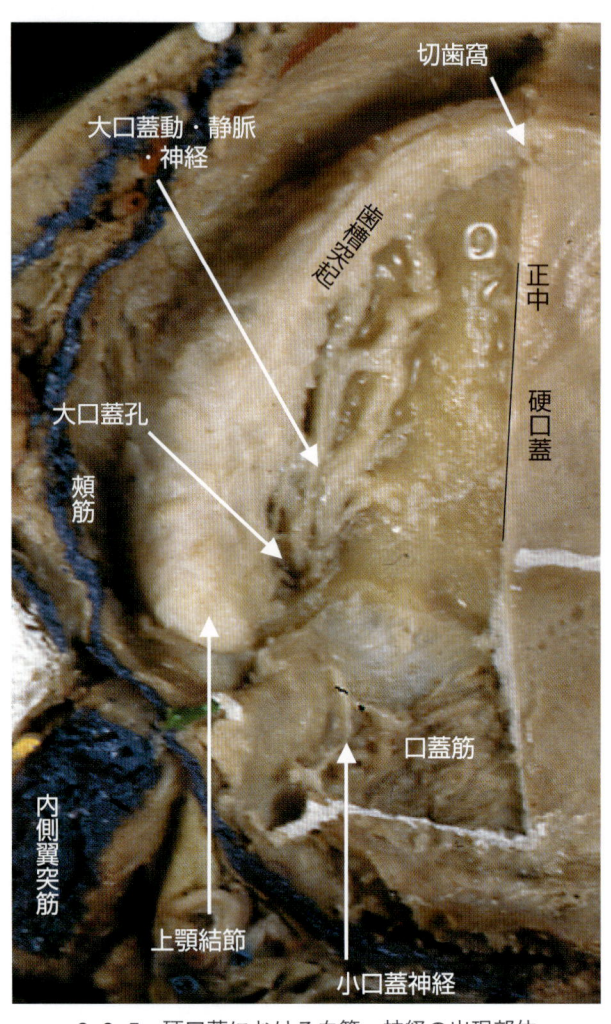

2-3-5 硬口蓋における血管，神経の出現部位

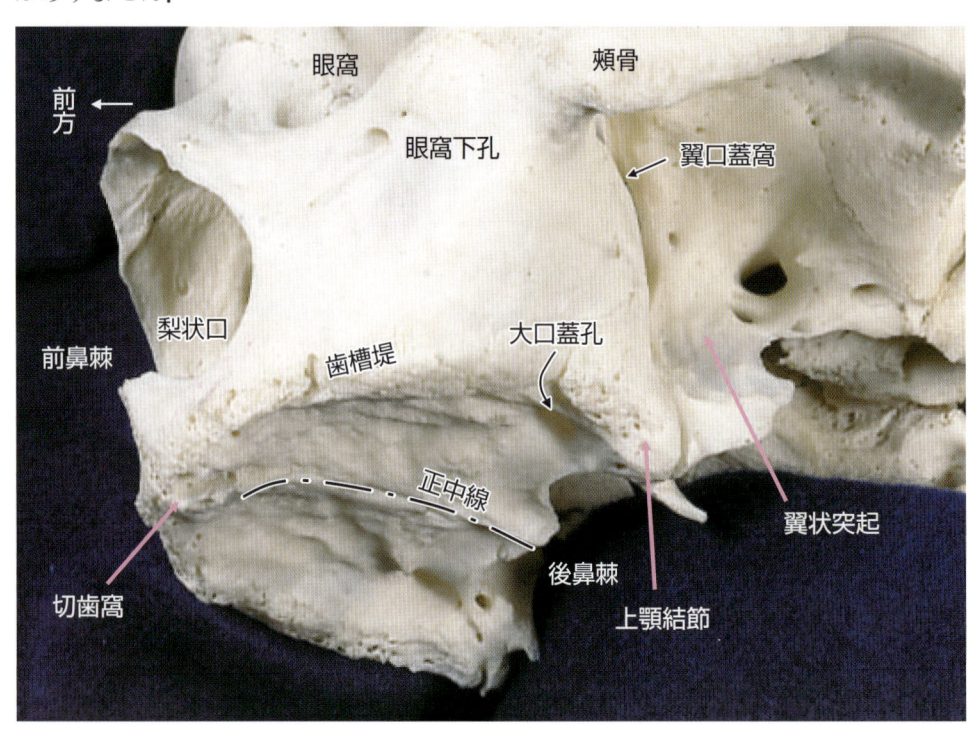

2-3-6 無歯顎の上顎骨を外下方より見ています

上顎前歯部にインプラントを植立する際の注意点

2-3-7では，梨状口下縁が明示されています．梨状口下縁と歯槽頂の距離を測ることで，植立しうるインプラントの長さを推測できます．梨状口の外側縁は彎曲して上方に向かい，上顎洞前壁との間の犬歯部に骨量の豊かな部をつくります（2-3-1）．ここは，インプラント植立（2-3-2）に非常に有利な部とされています．外側縁を明示することで，この部に埋入しうるインプラントの長さを推測できます．

梨状口の側方には，眼窩下神経が分布します（2-3-8）．顔面動脈も通ります．唇や舌は敏感ですので，上唇，下唇，舌に分布する眼窩下神経，オトガイ神経（1-3-9参照），舌神経（1-4-7参照）の口腔内から見た位置を理解し，その損傷を防ぐことは大切です．

唇側壁の吸収が進んだ上顎前歯部では，根尖部付近に陥凹を生じ（2-3-9），インプラントが唇側骨面に露出したり，骨壁を裂開させることがあるため，植立点をやや口蓋側にする必要があります．

また，切歯窩とそれに連なる左右の切歯管は，大きく，太い場合もあるため，切歯部正中付近でのインプラント植立は避けるのが賢明です．

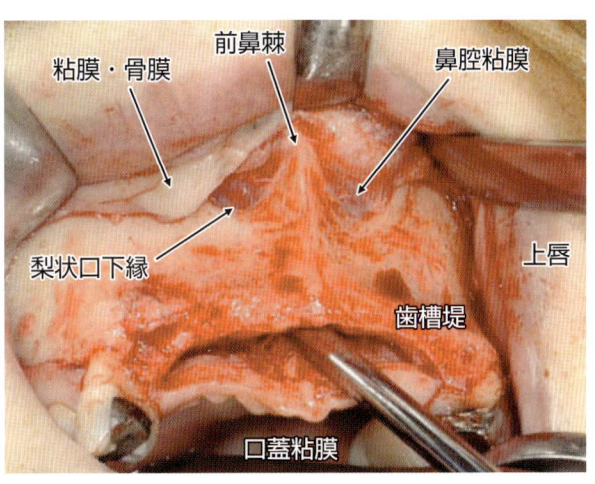

2-3-7 前歯部唇側で粘膜・骨膜を剥離

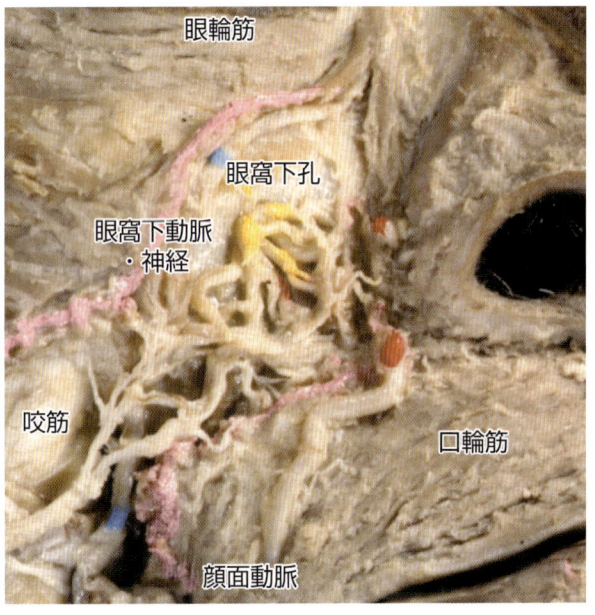

2-3-8 眼窩下孔と眼窩下神経

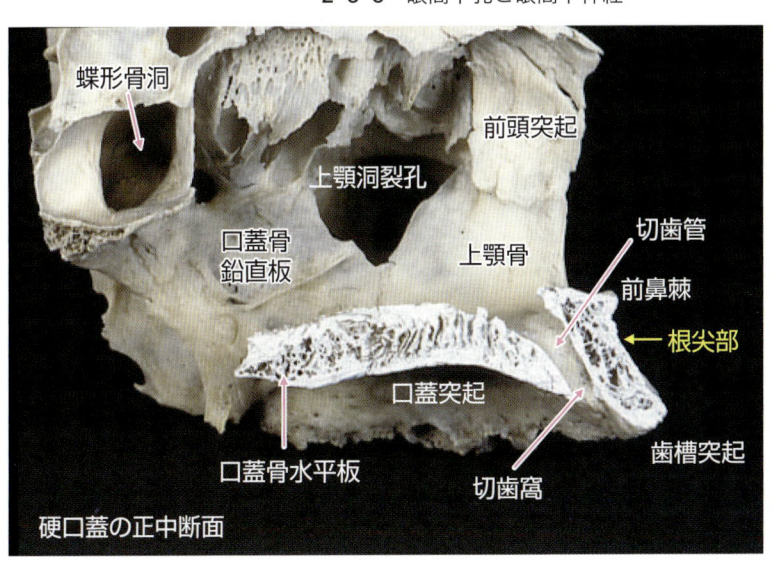

2-3-9 歯槽突起と切歯管

3 インプラント植立手技のエビデンスを考える ①上顎インプラント

上顎結節にインプラントを植立する際の注意点

　臨床的にいう上顎結節（2-3-10 ★印）の骨質は脆弱（2-3-1）で，上顎洞が上顎結節内部に及ぶこともあるため（2-3-11），インプラントの維持を，骨質の緻密な翼状突起（2-3-6）に求めることが必要となります．上顎結節の外側には，頬脂肪体を入れる空隙が拡がり，内側には，大口蓋孔に開口する口蓋管が存在する（2-3-10）ことから，インプラントをきっちり翼状突起に向けて植立する必要があります（2-3-1 赤色矢印）．

　翼状突起の外側板と内側板の間には内側翼突筋が付着します．内側翼突筋は上顎結節後端にも付着しますから，ハミュラーノッチ粘膜下の内側翼突筋の付着幅は，翼状突起の範囲を示す指標となります．

　また，内側翼突筋の外側に翼突筋静脈叢がみえ，深部には顎動脈（2-3-11）や，それに伴行する顎静脈もあります．いずれも，インプラントの遠心頬側

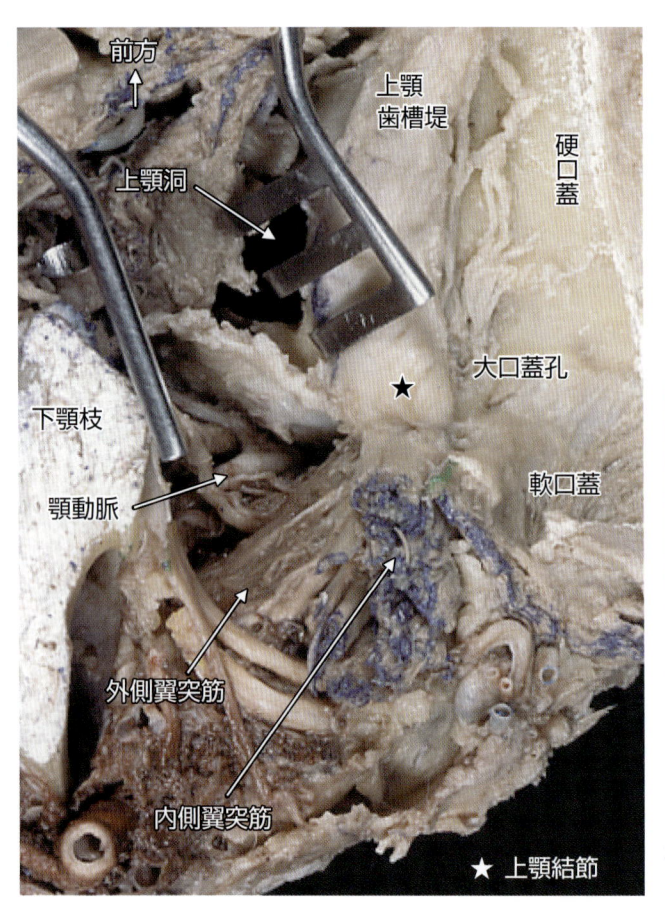

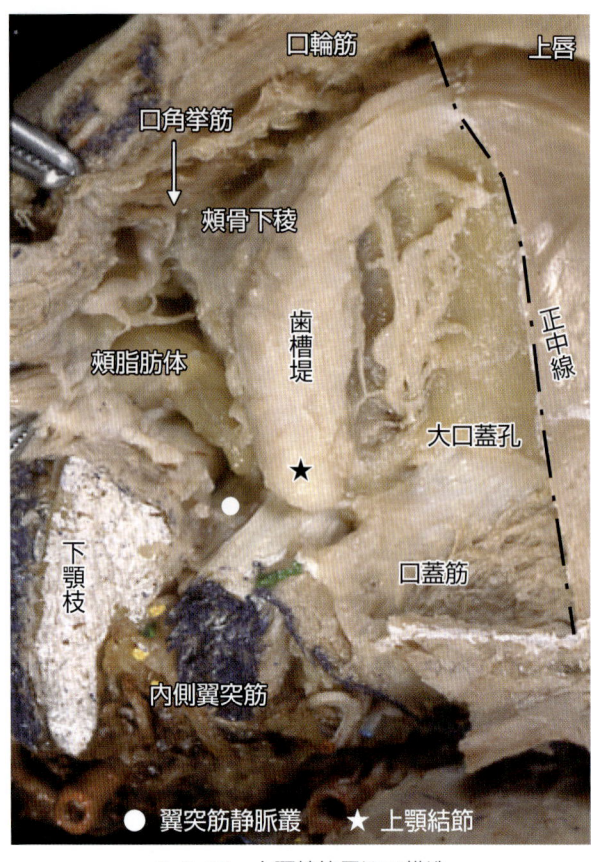

2-3-10　上顎結節周辺の構造

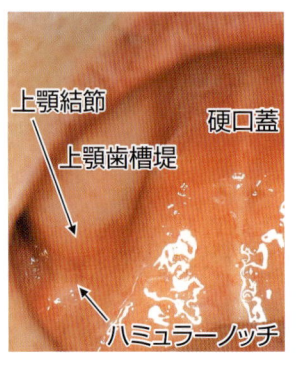

2-3-11　上顎結節周辺の深部の構造．
　　　　上の図は写真のアングルを示します

への穿孔で損傷される可能性があります．

顎動脈は外側翼突筋の外側を経て，翼口蓋窩（2-3-1，2-3-6）に入ります（2-3-4）．上顎結節の下端から翼口蓋窩下端までの距離は，約20 mmです（2-3-1）．これは，顎動脈までの距離の指標となります．インプラントの植立方向を翼口蓋窩に向けない（2-3-1）ことも重要です．

上顎結節に植立されたインプラントと口蓋管の方向はほぼ平行し，ともに後上方を向きます（2-3-12）．したがって，植立方向が口蓋側に傾くと，インプラントが口蓋管を通る大口蓋動脈・神経を，損傷する可能性を生じます．

パノラマX線画像（2-3-13）では，梨状口の外形や上顎洞，上顎結節，翼状突起，翼口蓋窩の範囲などを見ますが，パノラマX線画像のみからの情報は不十分なため，CT画像との併用が必要です．CT画像ではこれらの構造の描出が明瞭で，この例では上顎洞粘膜の肥厚も明瞭に見えています．

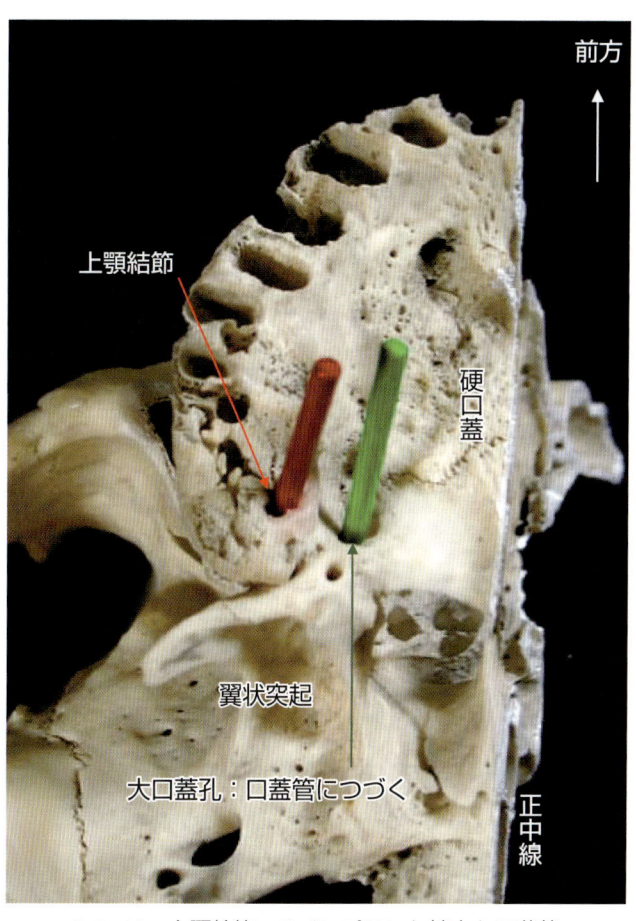

2-3-12 上顎結節へのインプラント植立と口蓋管

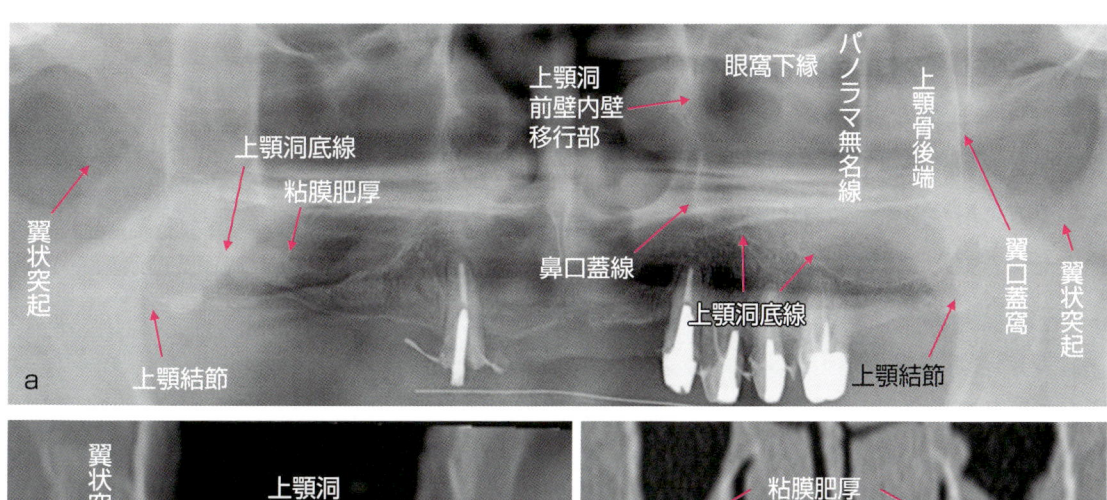

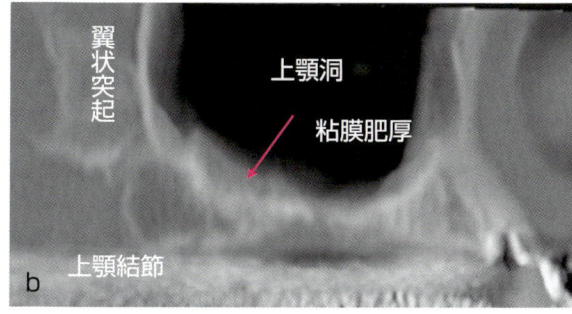

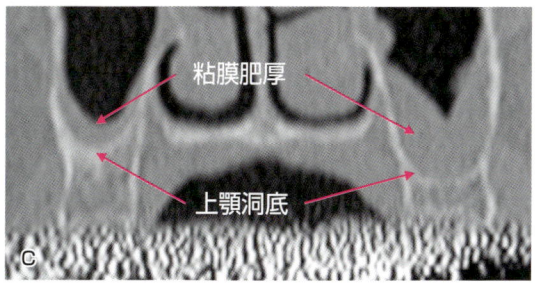

2-3-13 上顎結節と翼状突起に関するX線写真
　a：上顎パノラマX線画像
　b：上顎右側のCT傍矢状断再構成像
　c：上顎結節部のCT前額断再構成像

コラム：臨床医からの一言アドバイス―解剖構造をどう読むか

宮本 洋二

● 上顎のインプラントを失敗しないために

インプラントのオステオインテグレーション獲得とその維持に重要なファクターは，インプラントの初期固定と長さです．しかし，上顎骨は骨質が軟らかく，さらに臼歯部には上顎洞が存在するため，良好な初期固定が得にくく，十分な長さのインプラントを埋入できないこともしばしばです．

臼歯部ではサイナスリフトを併用することもありますが，患者さんへの侵襲や合併症を考えて，著者はできるかぎりサイナスリフトを避けて，インプラントの傾斜埋入を行うことによって，これらの問題を解決するように心がけています．

頰舌的な傾斜埋入にはCT画像が不可欠です（図1）．インプラントの先端を口蓋側に向けて，鼻腔底や口蓋の骨を利用することが良好な初期固定を得るために有効です．鼻腔底や口蓋の皮質骨は，上顎洞底の皮質骨よりも厚いため，バイコルチカルに強固な固定が得られます．さらに，口蓋側に傾けることによって，より長いインプラントが埋入できます．口蓋側のフラップを大きく剥離して，口蓋の形態を直視して埋入すると，術式は確実で容易になります．ドリリングを慎重に行えば，ドリルの先端が皮質骨に当たると簡単にわかります．このとき，鼻腔や上顎洞にドリルを穿孔してしまうことがありますが，通常使用する直径2mm程度のドリルでは問題は生じません．さらに，上顎洞を避けて小臼歯部や上顎結節に傾斜埋入する方法も有用です（図2）．

また，良好な初期固定の獲得には，テーパー型のインプラントを使用することも有効です．

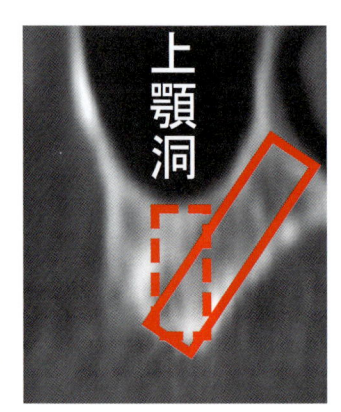

図1 上顎臼歯部のCT断面像（前頭断）．インプラント先端を口蓋側に向けることによって，長いインプラントを埋入できます

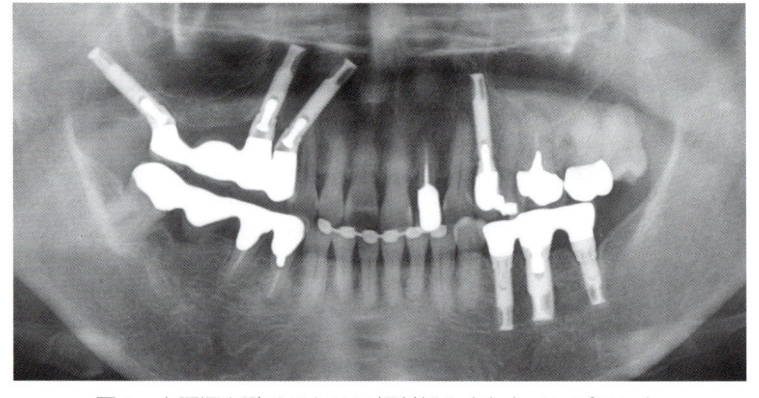

図2 上顎洞を避けるために傾斜埋入されたインプラント

コラム：臨床医からの一言アドバイス—解剖構造をどう読むか

宮本 洋二

● 下顎のインプラントを失敗しないために

　下顎は，上顎に比べると骨質が良いため，インプラントの失敗で問題になるのは，インプラントの脱落ではなく，下歯槽神経に関連するトラブルが多いと思われます．

　下歯槽神経は下顎孔から骨内に入り，下顎体の下顎管内を前方に走行して，オトガイ孔から骨外に出ます．小臼歯部，大臼歯部では，インプラント先端から下顎管の上壁までは 2 mm 以上離す必要があります．ときにパノラマ X 線像では，下顎管の上壁か下壁の一方しか識別できないことがあります（図1）．このような場合，このラインは通常，下壁であることを覚えておいてください．下顎管は上方へ多数の神経や血管を出しますが，下方には出さないので，下壁がクリアに描出されるからです．

　第二点は，埋入されたインプラント体の先端よりもインプラント窩形成ドリルが，深く骨内に達することは，常に考慮する必要があります（図2）．通常，ドリルの先端はインプラント先端よりも 1〜2 mm 深く骨内に入りますので，インプラントの長さを選択するときには注意が必要です．

　第三点は，オトガイ孔の前方 5 mm 以内にはインプラントを埋入してはいけません（図3）．下顎管の前方ループが存在するので気をつけてください．

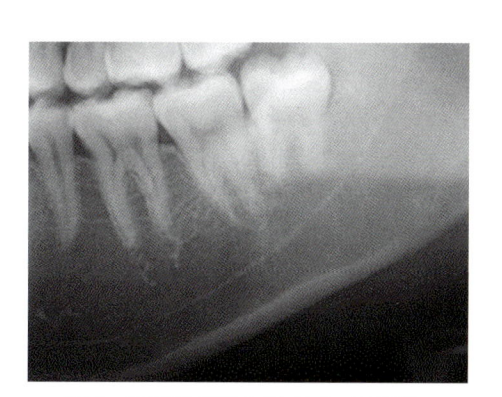

図1 下顎臼歯部のパノラマ X 線像．下顎管の下壁だけが識別できます

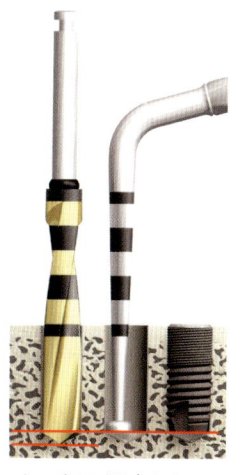

図2 インプラントの埋入深度とドリルの到達深度の差（アストラテックインプラントのカタログより転載）

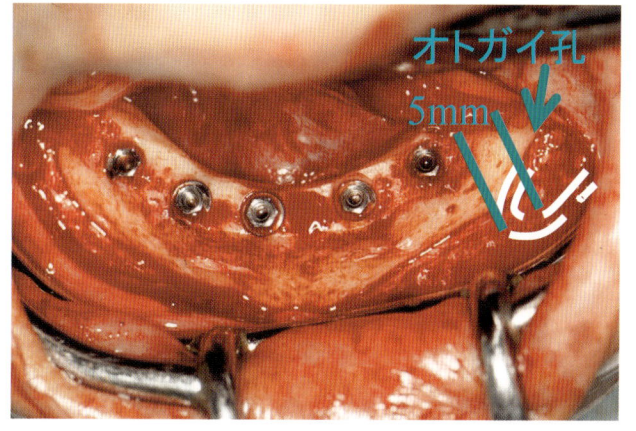

図3 左側のオトガイ孔の位置．白の破線は，下顎管の前方ループを示します

5 歯科局所麻酔時に必要な解剖学の知識
—より効果的な麻酔を目指して

北村清一郎　篠原千尋　宮本洋二

本項のねらい

患者からみた歯科医師の技量評価の一つに，治療時の除痛が挙げられます．本項では，上・下顎への浸潤麻酔と下顎孔への伝達麻酔を取り上げ，これらを効果的に行うために必要な局所解剖学的知識をまとめます．なお，浸潤麻酔にかかわる解剖学的事項については，上條雍彦先生の著書[1]に大きく依っています．

下顎骨と上顎骨のどこを通って神経は歯に達するのか

下顎骨では，下顎神経の枝の下歯槽神経が下顎孔から下顎管に入り，臼後枝，臼歯枝，切歯枝を出して，歯や歯肉に分布します（2-5-1）．臼後枝は臼後管を通って臼後三角に達し，切歯枝は"下顎管の前歯部への続き"（2-4-6参照）を通って前方に向かいます．下顎管は下歯槽動・静脈も通します．

上顎骨では，上顎神経の後上歯槽枝，中上歯槽枝，前上歯槽枝が，上顎骨頬骨突起の下縁に沿って上顎洞外壁内で吻合し，そこからの枝が歯や歯肉に分布します（2-5-2）．後上歯槽枝は歯槽孔（2-5-5）から，中・前上歯槽枝は眼窩底から上顎骨に入ります（1-6-11参照）．これらの神経を通す骨内管（歯槽管）は血管も通します．

いずれにせよ，神経は根尖から歯に入ります．したがって，"前庭円蓋（歯肉唇・歯肉頬移行部）から根尖に向けて"が，浸潤麻酔の際の刺針部位の第一選択となります．ただし，前庭円蓋には痛点が多いので，刺入部粘膜の表層に麻酔液を浸潤させ，その後，徐々に深部に針を進めるのが得策です．

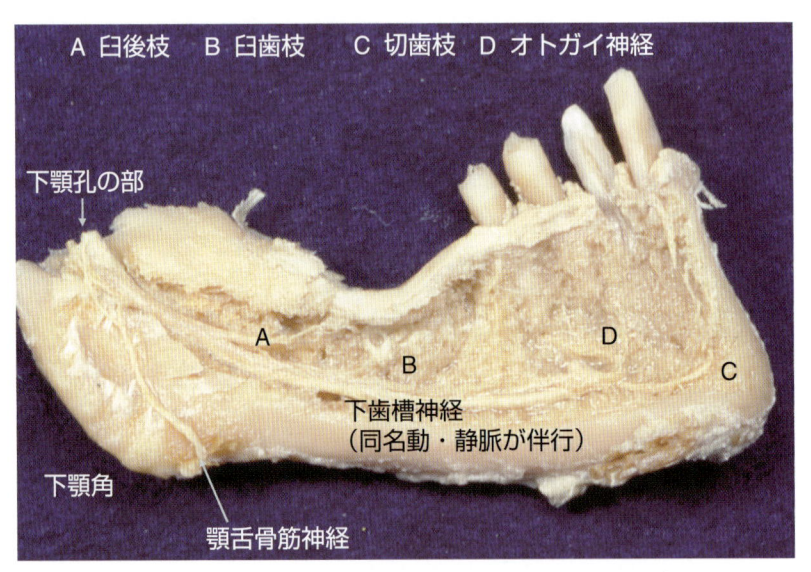

2-5-1　下顎骨内の神経の経路（舌側より見ています）

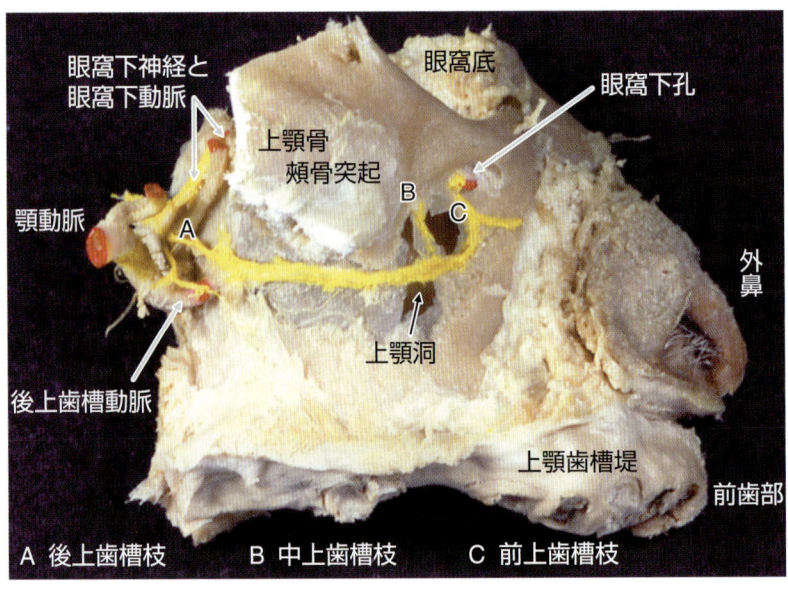

2-5-2　上顎骨内の神経の経路

上顎骨や下顎骨への神経の経路

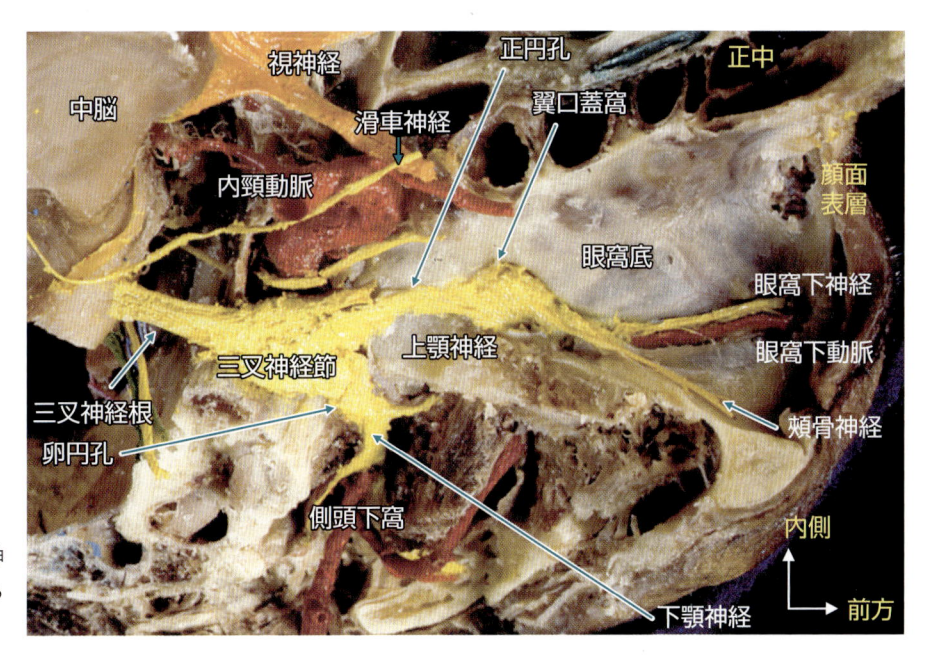

2-5-3 卵円孔・正円孔と下顎神経・上顎神経（頭蓋腔を上方から見ています）

　上顎神経も下顎神経も三叉神経の枝です（コラム 99 頁図 3, 4 参照）．三叉神経については，1-2-13〜16 でも示しました．2-5-3 では，頭蓋底で卵円孔と正円孔を開き，各孔を通って，下顎神経が側頭下窩，上顎神経が翼口蓋窩を経て眼窩底に達するのを見ています．上顎神経は，眼窩底に入ると直ちに頬骨神経を分枝し，眼窩下神経となります．頬骨神経は，頬骨に入ってのちに顔面に分布し，眼窩下神経は眼窩下孔から顔面に出ます（2-5-4）．

　側頭下窩に出た下顎神経（2-5-4）は，咀嚼筋への枝（深側頭神経や咬筋神経など）や頬神経を出し，次いで耳介側頭神経，舌神経および下歯槽神経に分岐します．後者の 4 神経は知覚神経です．下歯槽神経は，下顎孔に入る直前に顎舌骨筋神経を分枝します（2-5-19, 21）．

　顎舌骨筋神経は，顎二腹筋前腹や顎舌骨筋に向かいます．下歯槽神経は，下顎管内で切歯枝を分枝（2-5-1）後，後上方に向かい，オトガイ神経としてオトガイ孔から骨外に出ます．

　上顎神経は，翼口蓋窩から下眼窩裂を経て眼窩

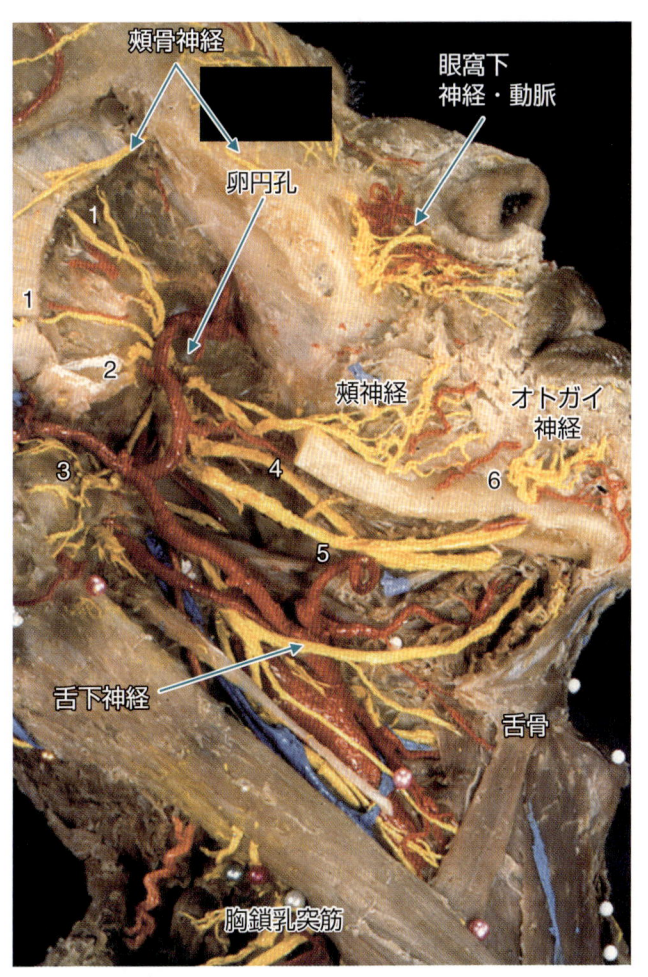

2-5-4 側頭下窩で下顎神経の分布を見ています（1 深側頭神経，2 咬筋神経，3 耳介側頭神経，4 舌神経，5 下歯槽神経，6 オトガイ孔）

5 歯科局所麻酔時に必要な解剖学の知識—より効果的な麻酔を目指して

底に入ります（2-5-5）．翼口蓋窩（2-3-1参照）で，上顎神経は翼口蓋神経と後上歯槽枝を分枝します．翼口蓋神経は翼口蓋神経節に達し，そこからの枝の大・小口蓋神経（口蓋神経として分枝後，この2神経に分枝）や鼻口蓋神経が，口蓋に分布します（1-6-3参照）．

顎動脈（1-9-4参照）は，翼口蓋窩で内外2終末枝に分かれ，外側の枝は，眼窩下動脈と後上歯槽動脈に分かれて上顎の歯・歯肉に分布し，内側の枝は，蝶口蓋動脈と下行口蓋動脈に分かれて鼻腔と口蓋に分布します．

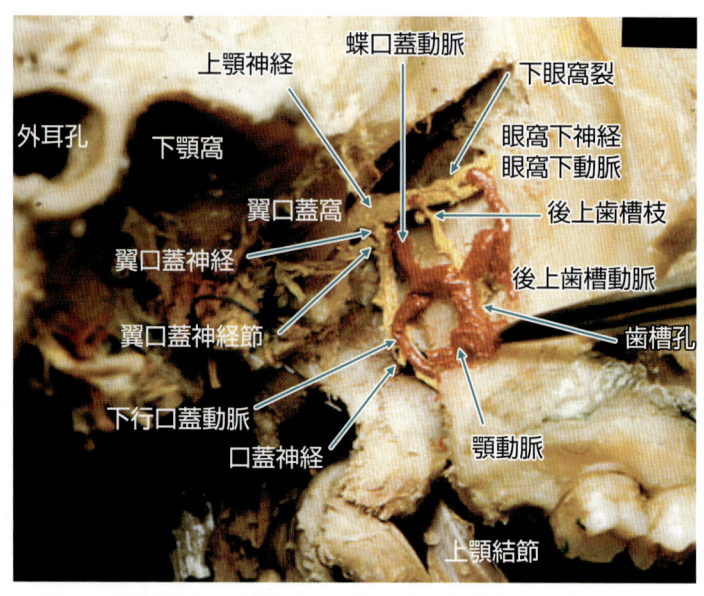

2-5-5　翼口蓋窩と上顎神経（上顎の部を後外方から見ています）

刺針部位の観点から歯間乳頭や歯根膜を見る

歯間乳頭も浸潤麻酔の刺針部位に選ばれることがあります．上・下顎を通して，槽間中隔の上縁は，前歯部では幅が狭く，小孔もあまり多くありませんが，臼歯部では幅が広く，小孔も多数存在します（2-5-6）．歯間乳頭への刺針は，特に臼歯部で有効と考えられます．なお，歯間乳頭には痛点は少ないのですが，組織が密なため，薬液の注入には強圧が必要なことが多く，痛みを誘発しやすい部位です．前庭円蓋に麻酔を施したあとに，歯間乳頭に刺針するのもよい方法です．歯間乳頭には歯周疾患が波及していることが多いので，感染には十分な配慮が必要です．

歯根と歯槽窩壁の間隙（歯根膜が存在）に麻酔液を圧入するのが歯根膜内麻酔です．なお，歯間乳頭に圧入された麻酔液でも，多孔質な槽間中隔から歯根膜に入り，根尖まで達する経路が考えられます．歯間乳頭にせよ，歯根膜にせよ，通常の刺針部位では奏功しにくい下顎大臼歯部の浸潤麻酔時に多く選択されます．

2-5-7は，下顎の歯根と歯槽窩壁の間隙で，大臼歯部では，0.5mm以上の間隙が近・遠心側や頬側に比較的多く見られます．

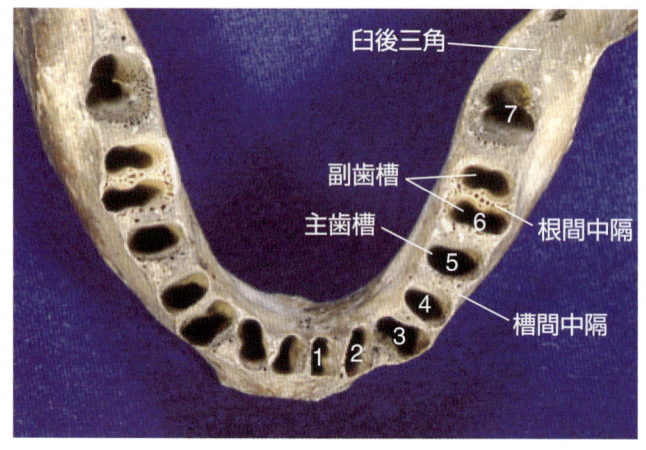

2-5-6　槽間中隔上縁の多孔性（図は下顎骨上面）

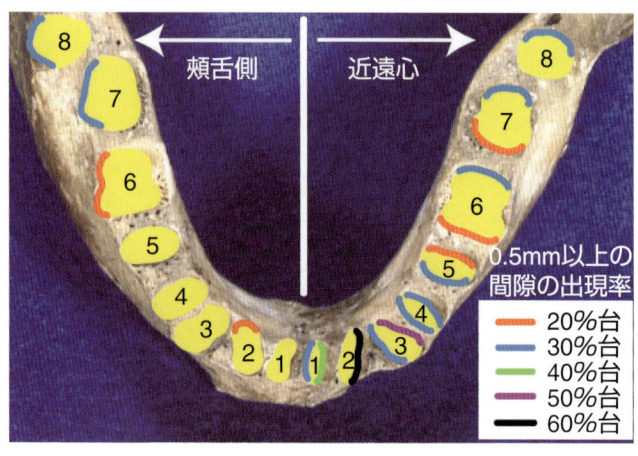

2-5-7　歯根と歯槽窩壁の間隙

上顎の浸潤麻酔は，どうして効きやすいのか

　上顎骨歯槽突起の唇・頰側壁は，前歯部・小臼歯部ともに多孔性（**2-5-8**）で，このことは，口蓋壁にも共通します．唇・頰側壁では，骨壁の穿孔も前歯部・臼歯部でしばしば認められます．

　大臼歯部の頰側壁では，歯槽縁付近に小孔があるものの，根尖付近は，頰骨下稜の下縁付近で骨面がやや厚く，緻密になります．しかし，第一大臼歯頰側壁にしばしば出現する骨壁の穿孔は，同部の浸潤麻酔に有利に働きます．

　上顎の唇・頰側壁表層の緻密質は，臼歯部に比べ前歯部でやや薄く，骨表面から根尖までの距離は，口蓋壁に比べ，唇・頰側壁でかなり短いことがわかります（**2-5-9**）．唇・頰側壁への刺針がより効果的ですが，大臼歯口蓋根に関しては，口蓋壁への刺針が効果的となります．

　いずれにせよ，歯槽骨壁の多孔性と緻密質の薄さ，骨表面から根尖までの距離の短さが，上顎での浸潤麻酔を容易にしています．

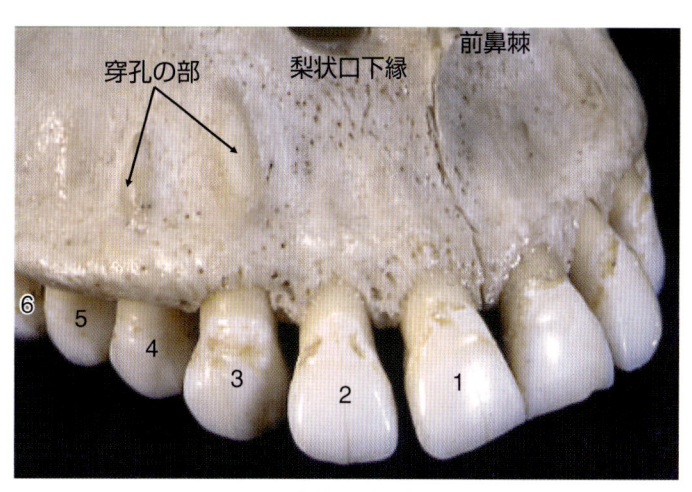

2-5-8　上顎歯槽骨壁の多孔性と穿孔

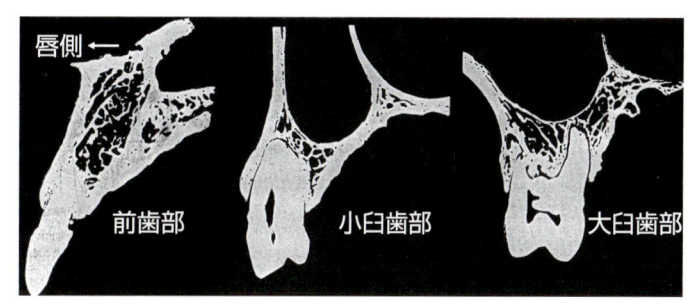

2-5-9　上顎唇・頰側の歯槽骨壁では，表層の緻密質（皮質骨）は薄く，骨表面から根尖までの距離も短くなります[2]

下顎臼歯部の浸潤麻酔は，どうして効きにくいのか

　下顎臼歯部では，歯槽骨壁は頰側も舌側も緻密で，麻酔液の浸潤を容易にする小孔は，ほとんど存在しません（**2-5-10**）．このことが，下顎臼歯部での浸潤麻酔を困難にしています．

　この場合，下顎孔伝達麻酔の適応となりますが，**2-5-6，7**で示したように，歯間乳頭や歯根膜への刺針を考慮することも一つの方策です．

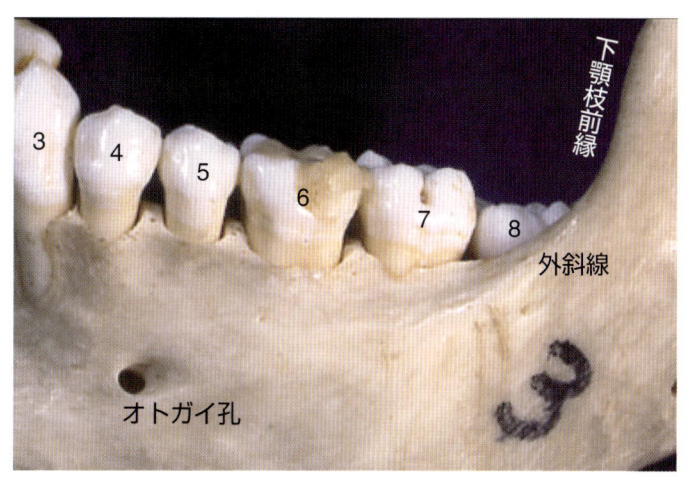

2-5-10　下顎臼歯部の歯槽骨壁の緻密性

5 歯科局所麻酔時に必要な解剖学の知識——より効果的な麻酔を目指して

■ 下顎前歯部の浸潤麻酔は，臼歯部に比べてどうして効きやすいのか

　緻密質の厚さも根尖までの距離も，下顎前歯部では唇側壁・舌側壁ともに，臼歯部に比べ，小さいことがわかります（2-5-11）．なお，前歯部でも臼歯部でも，緻密質の厚さ・根尖までの距離は，頬側壁に比べて舌側壁で大きく，麻酔液の浸潤に関しては，舌側壁が不利です．また，舌下隙への感染面からも，下顎舌側壁への浸潤麻酔は避けるほうが得策と考えられます．

　骨の表面を見ると，下顎前歯部では，唇側壁・舌側壁ともに多孔性（2-5-12）で，緻密であった下顎臼歯部の場合とかなり異なります．また，骨壁の穿孔が，下顎前歯部唇側壁でしばしば認められます（2-5-13）．

　骨壁の欠損は，上顎ではあまり見られませんが，下顎ではしばしば犬歯の唇側壁に，ときに第一小臼歯の頬側壁に見られます．

　いずれにせよ，歯槽骨壁での緻密質の薄さや骨表面から根尖までの距離の短さ，および歯槽骨壁の多孔性や穿孔・欠損の多さが，下顎前歯部，特に唇側での浸潤麻酔の容易さを説明します．

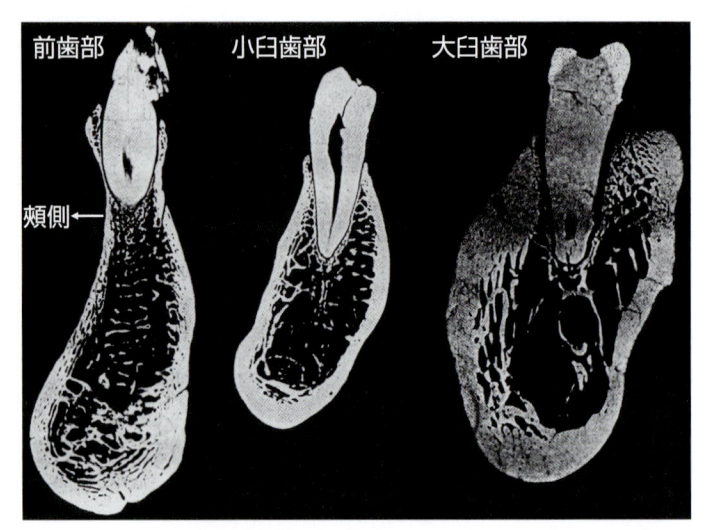

2-5-11　下顎前歯部歯槽骨壁の緻密質は薄く，骨表面から根尖までの距離も短くなります[3]

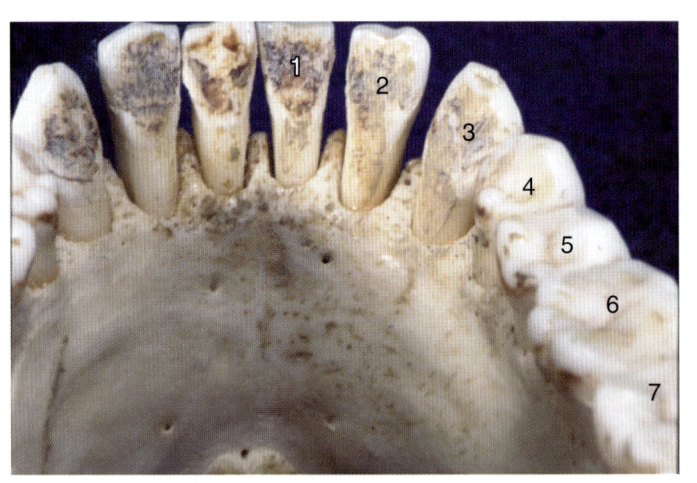

2-5-12　下顎前歯部の歯槽骨壁の多孔性

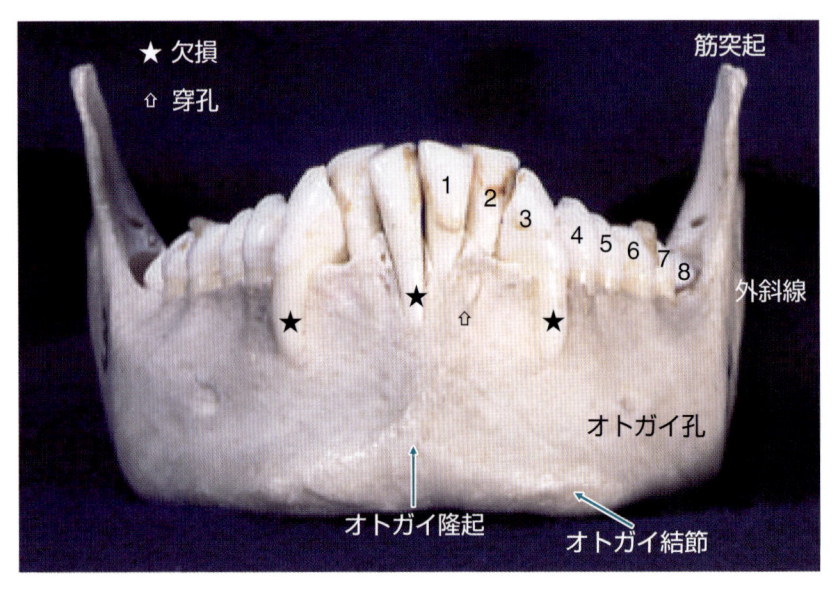

2-5-13　下顎前歯部唇側壁の穿孔と欠損

口腔の神経支配と浸潤麻酔のまとめ

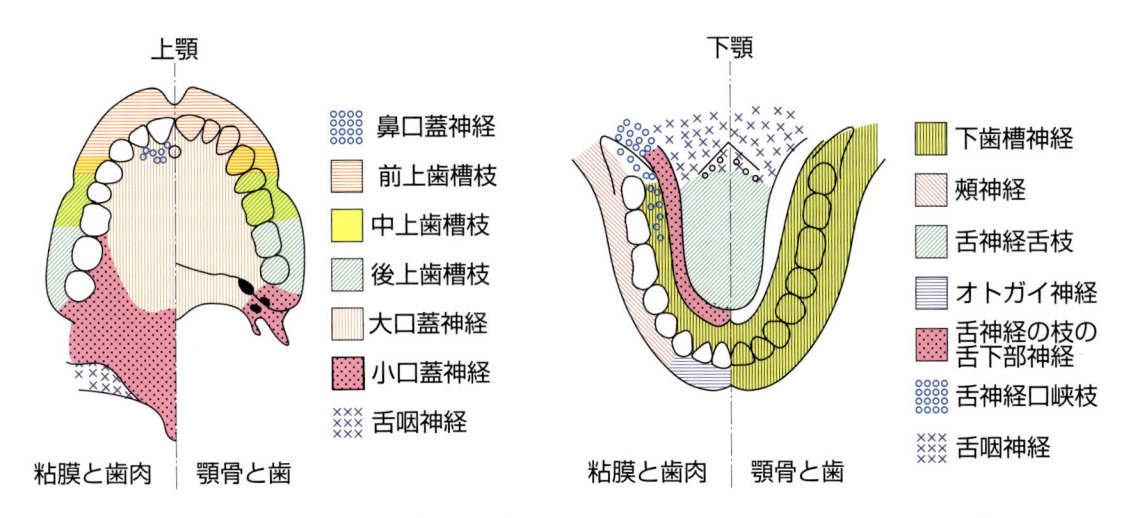

2-5-14 上顎諸部の神経支配[4]

凡例：鼻口蓋神経、前上歯槽枝、中上歯槽枝、後上歯槽枝、大口蓋神経、小口蓋神経、舌咽神経
粘膜と歯肉 ／ 顎骨と歯

2-5-15 下顎諸部の神経支配[4]

凡例：下歯槽神経、頬神経、舌神経舌枝、オトガイ神経、舌神経の枝の舌下部神経、舌神経口峡枝、舌咽神経
粘膜と歯肉 ／ 顎骨と歯

桃色文字は効果に好影響，青色文字は悪影響

		槽間中隔上縁の多孔性	歯根と歯槽窩壁の間隙	骨壁の緻密質の厚さ	骨表面から根尖までの距離	骨壁での小孔の有無	骨壁の穿孔と欠損の有無	麻酔の難易度
上顎前歯部	唇側	多孔性は臼歯部で特に顕著 上縁の幅も臼歯部で広い 臼歯部歯間乳頭への刺針は効果的である	文献を見ない	薄い	短い	多孔性	多い	効き易い
	口蓋側			—	長い	—	—	—
上顎臼歯部	頬側			薄い	短い	やや多孔性	多い	効き易い
	口蓋側			—	長い	多孔性	—	—
下顎前歯部	唇側		0.5 mm 以上の間隙が前歯部・小臼歯部では近心・遠心側，大臼歯部ではさらに頬側にも見られる	薄い	短い	多孔性	多い	効き易い
	舌側			薄い	長い	—	—	—
下顎臼歯部	頬側			やや厚い	長い	小孔を見ない	見ない	効きにくい
	舌側			厚い	長い	—	—	—

2-5-16 歯に対する浸潤麻酔効果に影響する因子の部位別まとめ

　浸潤麻酔の効果に影響する歯槽部の骨学的因子として，槽間中隔上縁の多孔性，歯根と歯槽窩壁の間隙，歯槽骨壁の緻密質の厚さ，歯槽骨壁の骨表面から根尖までの距離，歯槽骨壁での小孔の有無，歯槽骨壁の穿孔と欠損の有無が挙げられます．2-5-16 は，その状態を部位別にまとめたものです．

　2-5-14，15 では，口腔諸部の神経支配が示されています．これを理解することは，どの領域の麻酔には，どの神経を麻痺させなければならないのか，そのためには，どの麻酔法を選択すればよいのかを判断するうえで重要です．なお，口腔諸部の動脈分布は，コラム 103 頁の図 3 を参照ください．

5 歯科局所麻酔時に必要な解剖学の知識——より効果的な麻酔を目指して

■ 下顎孔伝達麻酔の刺入針は，どの経路を経て下顎孔に達するのか

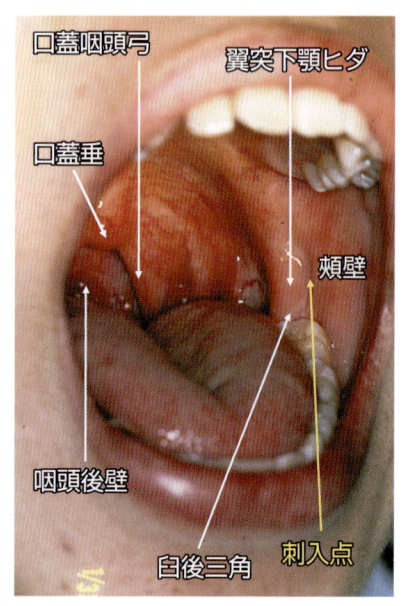

2-5-17　注射針の刺入部位

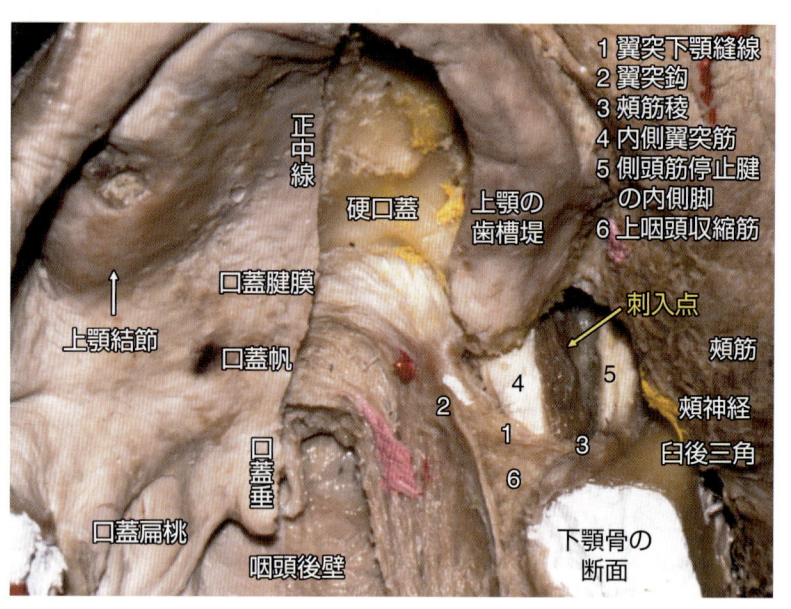

2-5-18　刺入部位の粘膜下の構造

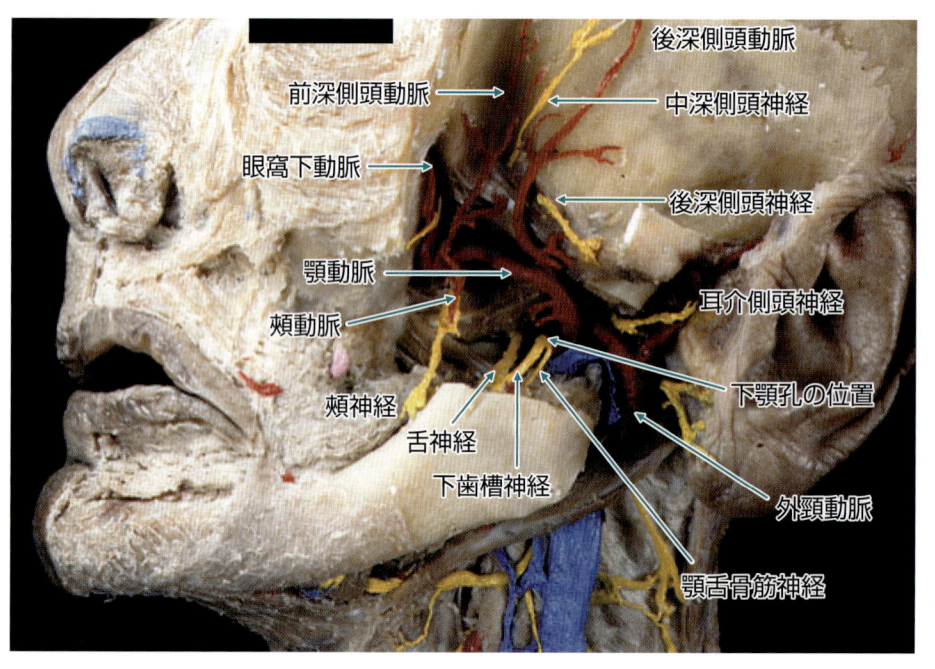

2-5-19　下顎枝を除去し，翼突下顎隙を外側から見ています

　下顎孔伝達麻酔は，下顎孔で下歯槽神経を麻酔しようとするものです．舌神経が下歯槽神経の直前を通過します（2-5-19）ので，舌神経も同時に麻酔されます．注射針は，内斜線と翼突下顎ヒダの間の陥凹（2-5-17）に刺入されます．翼突下顎ヒダは臼後三角の後方から続き，上方はハミュラーノッチに向かいます．

　翼突下顎ヒダは，粘膜下（2-5-18）では翼突下顎縫線に対応します．翼突下顎縫線には，上咽頭収縮筋と頬筋が付着します．2-5-18 では，外側で頬筋が除去され，頬筋の後方で，翼突下顎縫線のすぐ外側に内側翼突筋が見えます．

　内側翼突筋と側頭筋停止腱の内側脚（内斜線に付着）の間に，翼突下顎隙に連なる陥凹が見られます．

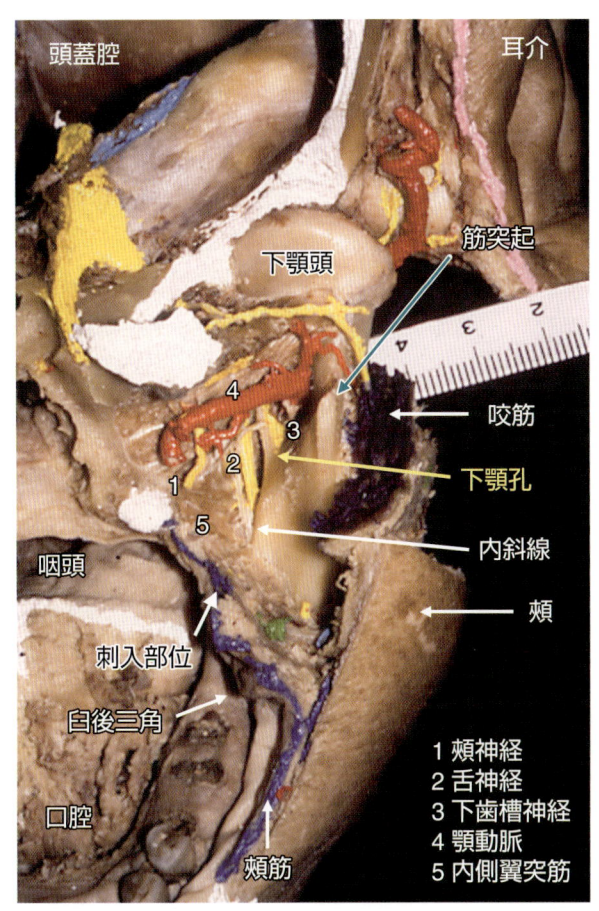

2-5-20 下顎孔伝達麻酔時の注射針の進入路（翼突下顎隙を上方から見ています）

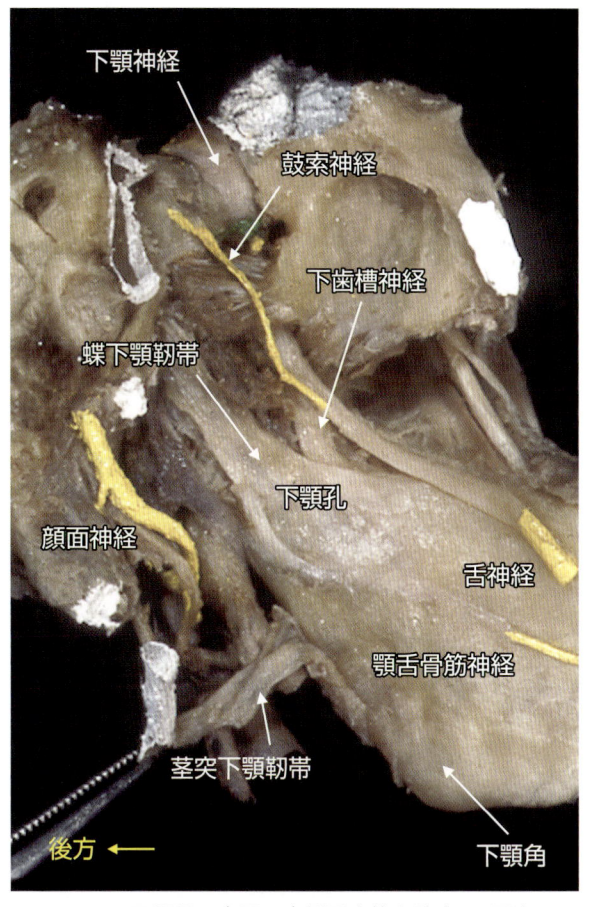

図中ラベル：頭蓋腔／耳介／下顎頭／筋突起／咬筋／下顎孔／内斜線／頰／咽頭／刺入部位／臼後三角／口腔／頰筋／1 頰神経　2 舌神経　3 下歯槽神経　4 顎動脈　5 内側翼突筋

2-5-21 下顎骨の内面で内側翼突筋を除去し，翼突下顎隙を内側から見ています

図中ラベル：下顎神経／鼓索神経／下歯槽神経／蝶下顎靱帯／下顎孔／顔面神経／舌神経／顎舌骨筋神経／茎突下顎靱帯／後方／下顎角

この部が刺入部位に対応します．

翼突下顎隙を外側から見ます（2-5-19）．下顎孔の上方と後方には，翼突筋静脈叢（顎動脈に伴行しつつ，外側翼突筋下頭を覆いますが，ここでは除去されています）や顎動脈があり，注射針が下顎孔より後方や上方に達すると，これらを損傷してしまいます．

注射針の進入路を上方から見ます（2-5-20）．1-9-18 も参考にしてください．注射針は，刺入部位から，内側翼突筋と内斜線の間を後外方に向かい，舌神経や下歯槽神経が含まれる翼突下顎隙に達します．

下歯槽神経が下顎孔に入るところは，蝶下顎靱帯で覆われます（2-5-21）．舌神経は，下歯槽神経より前方で，かつむき出しの状態にあり，麻酔されやすい状態にあります．

なお，下顎枝内側の前半部は頰脂肪体で充たされます（1-9-2 参照）ので，頰脂肪体の部に注入することで，麻酔液は下顎孔近くに容易に達すると推測されます．したがって，針先は必ずしも下顎孔に達する必要はなく，より手前の下顎枝内側前半部に麻酔液を注入し，下歯槽神経に麻酔液が及ぶのを待つ"下歯槽神経近位伝達麻酔法"[5]も，一つの選択肢となります．刺入する針の深さは約 1.5 cm 程度ですみます．

臨床的ポイントは，できるだけ大きく開口してもらうことです．これによって，刺入点の陥凹がはっきりします．さらに，下顎が前に出ることで，下歯槽神経が前方にきて，麻酔が奏効しやすくなります．さらに麻酔後，口の開閉運動をさせることで，麻酔液が翼突下顎隙に拡散しやすくなり，麻酔の発現時間を短縮し，効果を確実にできます．

6 臼後三角の局所解剖学
―下顎智歯抜歯時の偶発症を防ぐには

北村清一郎　石橋　淳　宮本洋二

本項のねらい

下顎智歯の抜歯など，臼後三角に外科的処置を行ったのち，開口障害や嚥下痛，皮下気腫や縦隔気腫，または舌神経麻痺をきたすことがあります．本項では，臼後三角周辺の解剖構造をまとめ，これらの偶発症の原因とその対策を考察します．

臼後三角の外観と臨床的意義

　臼後三角は，下顎最後臼歯の後方に接する軟組織の隆起（2-6-1）で，歯をもたないことから，無歯顎でも顕著な骨吸収は起こらず，歯槽堤後端粘膜の膨らみ（レトロモラーパッド）として，観察されます（2-2-1 参照）．したがって，義歯の維持部として利用されたり，義歯床後縁の外形決定の指標ならびに仮想咬合平面を決定する際の参考とされます．

　臼後三角は，乾燥骨標本では，下顎最後臼歯の後方で，下顎枝前縁の内斜線に続く傾斜した三角形の骨面として観察されます（2-6-2）．臼後三角の頬側縁をなすのが頬筋稜で，頬筋が付着します．頬筋稜の頬側には浅いくぼみがあり，そのさらに頬側が外斜線で，上方は下顎枝前縁に続きます．

　臼後三角では，下顎智歯の抜歯やインプラントの埋入などに際して切開が加えられ，粘膜が剥離されます（2-6-17）．したがって，臼後三角とその周辺の局所解剖構造を理解することは，下顎義歯の製作時のみならず，抜歯時や抜歯後，あるいはインプラント埋入時や埋入後の，さまざまな偶発症を防ぐうえできわめて重要といえます．

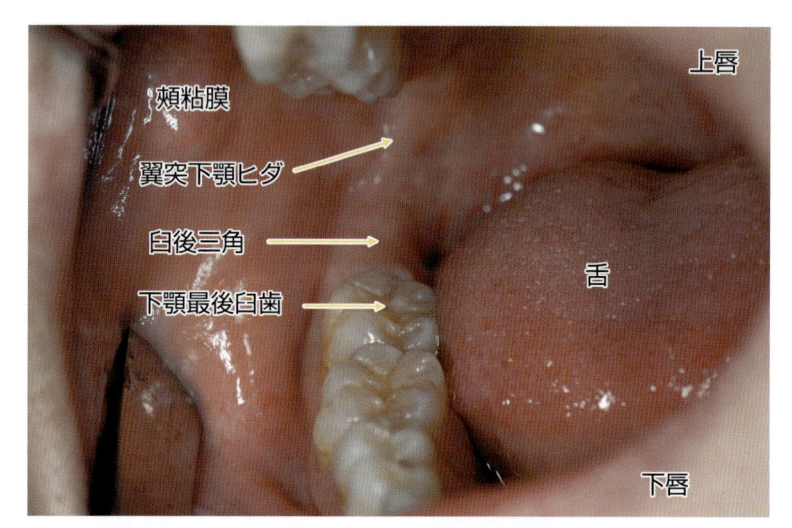

2-6-1　臼後三角の外観―有歯顎

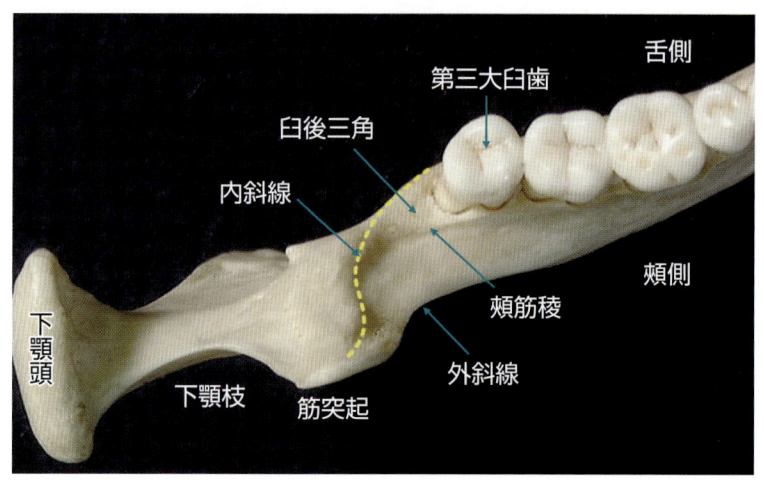

2-6-2　臼後三角の定義―乾燥骨標本を用いて

　なお，ここでいう臼後三角には，下顎智歯がある場合には，智歯の部も含めて考えていることを付記しておきます．

臼後三角とその周辺の粘膜下の構造

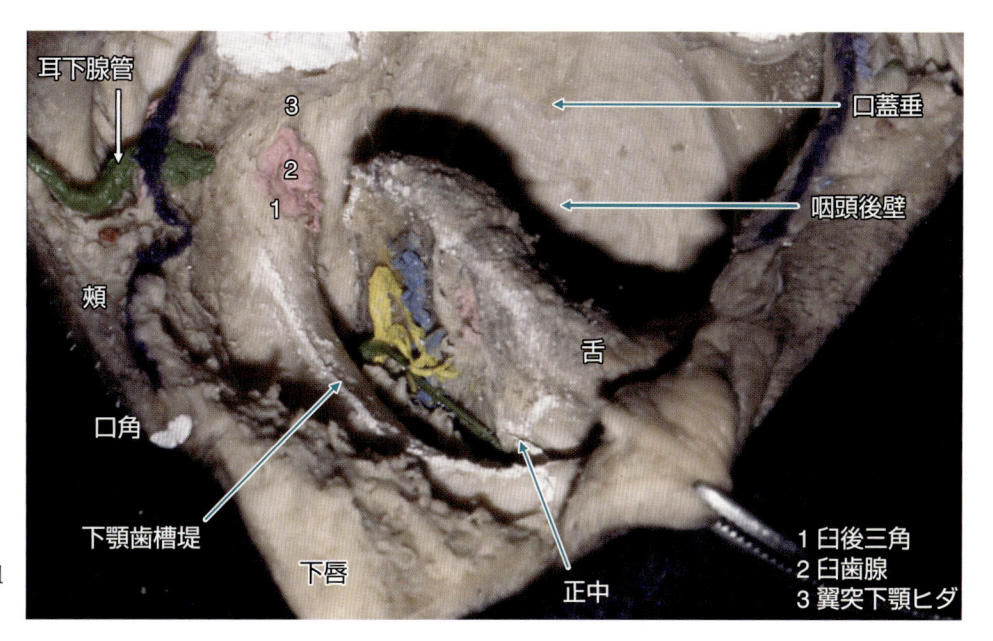

2-6-3 臼後三角の粘膜下組織

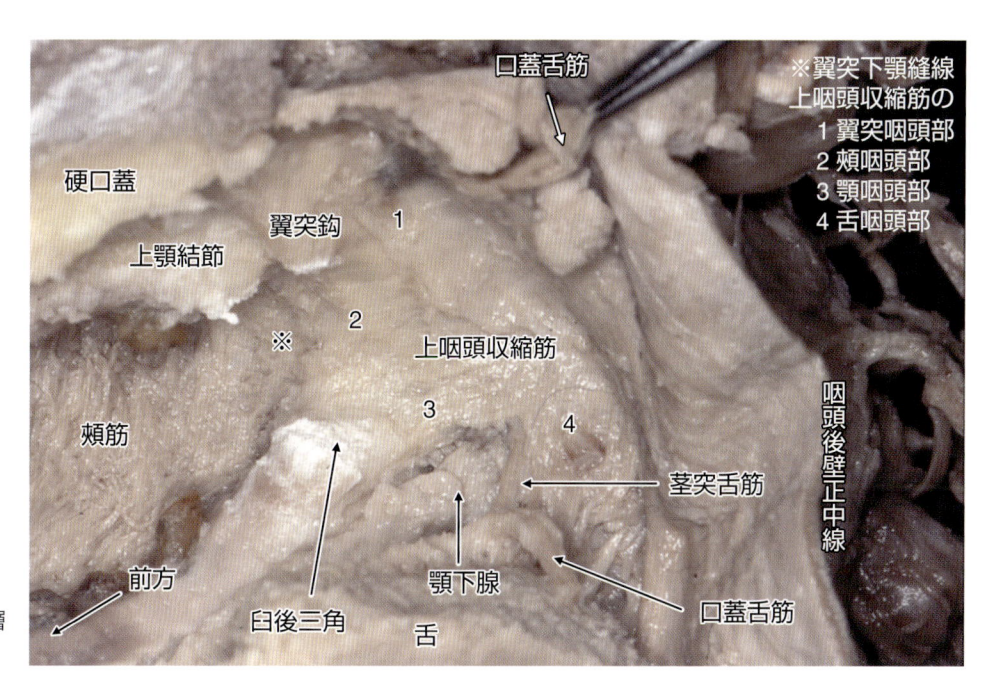

（ラベル：耳下腺管、口蓋垂、咽頭後壁、頰、舌、口角、下顎歯槽堤、下唇、正中、1 臼後三角、2 臼歯腺、3 翼突下顎ヒダ）

2-6-4 臼後三角周辺の浅層の筋肉

（ラベル：口蓋舌筋、※翼突下顎縫線 上咽頭収縮筋の 1 翼突咽頭部、2 頰咽頭部、3 顎咽頭部、4 舌咽頭部、硬口蓋、上顎結節、翼突鈎、上咽頭収縮筋、頰筋、咽頭後壁正中線、茎突舌筋、前方、臼後三角、顎下腺、口蓋舌筋、舌）

　無歯顎の臼後三角（レトロモラーパッド，2-6-3）は，前部と後部の2部に区分されます．前部では，粘膜下は緻密な線維性結合組織から成り立ち，可動性は少なく，歯槽堤の続きと考えられます．一方，後部には臼歯腺があって，粘膜下組織は豊富で可動性に富み，最遠心端は翼突下顎ヒダに続きます．

　臼後三角周辺の粘膜下の浅層（2-6-4）では，翼突下顎縫線から頰側に頰筋，後内方に上咽頭収縮筋が生じます．翼突下顎縫線は翼突下顎ヒダに対応し，翼突鈎と頰筋稜をつなぎます．臼後三角の後方粘膜下は上咽頭収縮筋で占められます．臼後三角で粘膜が切開され，これが後方に及ぶと上咽頭収縮筋を損傷することになり，開口時，損傷された筋に引っ張り力が加わって痛みを生じると推測されます．

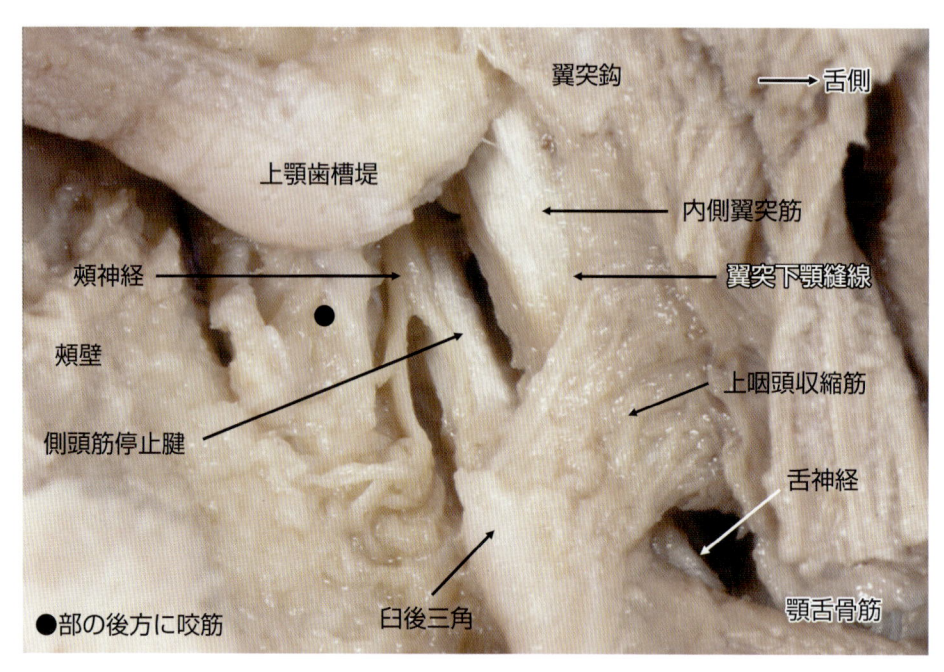

6 臼後三角の局所解剖学―下顎智歯抜歯時の偶発症を防ぐには

2-6-5　臼後三角周辺の深層の筋肉

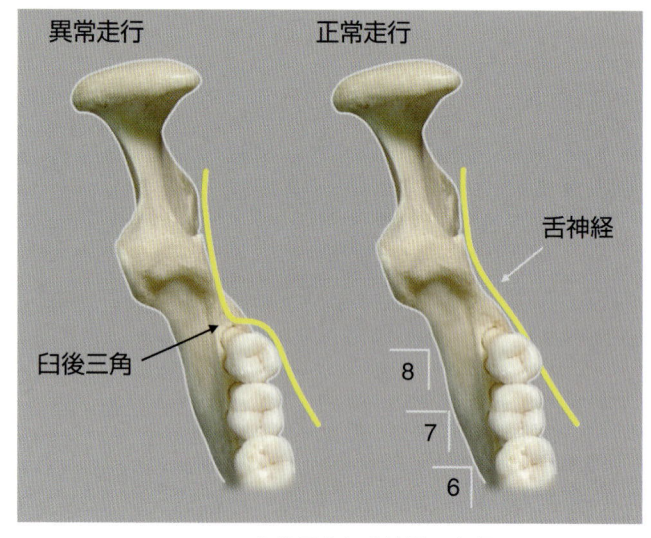

2-6-6　臼後三角と舌神経の走行

2-6-5では，翼突下顎縫線の頬側で頬筋が除去されています．側頭筋停止腱が下顎枝前縁に沿って臼後三角に達します．側頭筋は下顎枝の意外と下方まで付着しています．深層では側頭筋以外に，内側翼突筋や顎舌骨筋も臼後三角に近接します．側頭筋の外側には咬筋も存在します（2-4-13参照）．

臼後三角の可動粘膜は，頬筋の収縮による頬粘膜の動き，頬筋や上咽頭収縮筋の収縮からくる翼突下顎縫線の動き，さらには顎舌骨筋や舌の動き，咬筋，側頭筋，内側翼突筋の動きの影響を受けます．開口・閉口に伴うレトロモラーパッドの形の変化（2-2-8参照）は，開口に伴う翼突下顎ヒダの緊張により生じたと考えられます．また，臼後三角で骨に侵襲が加えられると，側頭筋停止腱も損傷され，炎症がさらに拡大すると，内側翼突筋や咬筋も影響を受け，開口障害の程度が強まると考えられます．

神経では，頬神経と舌神経が臼後三角に近接します．頬神経（2-6-5）は，下顎枝前縁を横切って頬筋外面に向かいます．横切る位置は，開口位では上顎大臼歯咬合面の高さとなるため，臼後三角の粘膜切開を後方に伸ばし過ぎると，頬神経損傷の可能性が出てきます．一方，舌神経（2-6-11）は内側翼突筋と臼後三角舌側歯槽壁の間から，歯槽舌側溝（2-2-9参照）に入ります．

2-6-6は，臼後三角近傍での舌神経の走行[1]を示したもので，正常走行の場合と異常走行の場合があります．正常走行では，舌神経は臼後三角の舌側歯槽壁に沿って，舌側歯槽頂の3mm下，舌側骨面より2mm舌側のところを走ります．しかし，異常走行の場合では，舌神経が歯槽頂の舌側寄りや臼後三角上を走ることがあるため，舌神経を損傷する確率が高まります．

臼後三角舌側の筋膜隙

2-6-7は，歯槽舌側溝後端の粘膜下，すなわち舌下隙（第1章の4）の後端の部を見ています．臼後三角の舌側は，舌下隙の後端に当たり，顎下腺が顔をのぞかす顎下三角隙への交通路に近接します．したがって，臼後三角から波及した炎症や気腫は，容易に舌下隙から顎下三角隙（第1章の10）に波及します．

2-6-8は，下顎骨をはずして外側から見た図で，顎舌骨筋が下外方にめくられています．顎舌骨筋の内側の舌下隙に舌下腺が見えます．顎舌骨筋を挟んで外側で，舌下隙の下方に拡がるのが顎下三角隙で，顎下腺がその後方の部に含まれます．舌下隙と顎下三角隙は，顎舌骨筋後縁の後方で交通しています．

顎下三角隙とは，顎下部（2-6-9）の深部に拡がる空隙です．2-6-10では，顎下腺などの臓器を取り出して，顎下三角隙の拡がりを示すとともに，他の隙との交通を見ています．

炎症が顎下三角隙に及ぶと，顎下部に腫脹をきたすようになります．2-6-10の矢印Aは，顎舌骨筋後縁の上方から出てくる舌下隙との交通路，矢印Bは，顎二腹筋前腹の上方や下方を経て，オトガイ下三角隙と交通する方向です．矢印Cは，舌神経や顎舌骨筋神経の経路を経て，翼突下顎隙にいたる交通です．矢印Dは，顔面動・静脈の経路を経て，深部の茎突後隙にいたる交通です．臼後三角から波及した炎症や気腫は，これらの経路を経て，拡大します．気腫の場合は，茎突後隙から気管前隙や咽頭後隙などを経て，縦隔気腫（2-6-15）へと発展することになります（1-11-

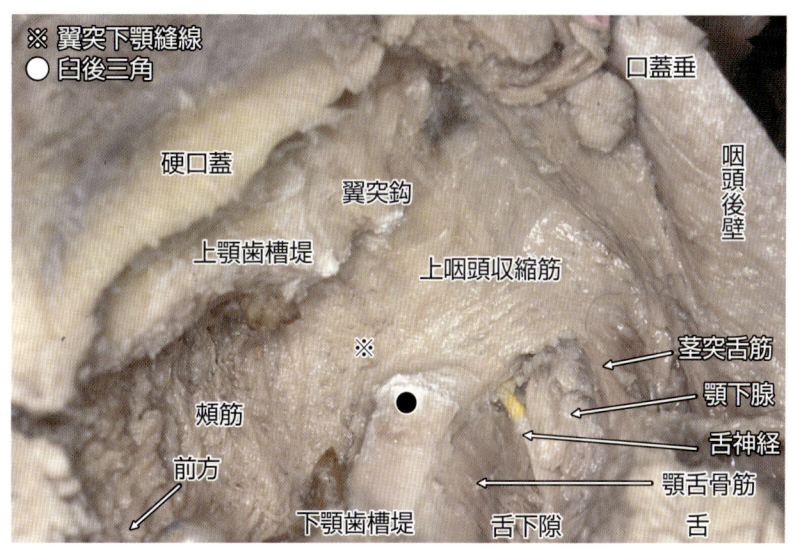

2-6-7 臼後三角の舌側には舌下隙が拡がります

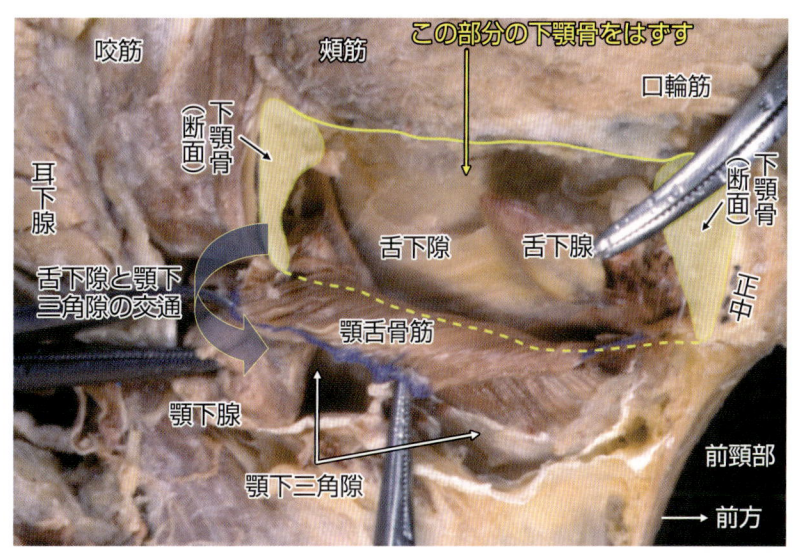

2-6-8 舌下隙は顎下三角隙と交通します

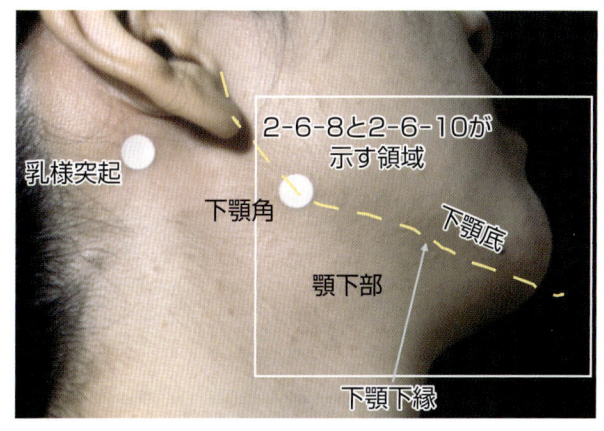

2-6-9 体表から見た顎下部

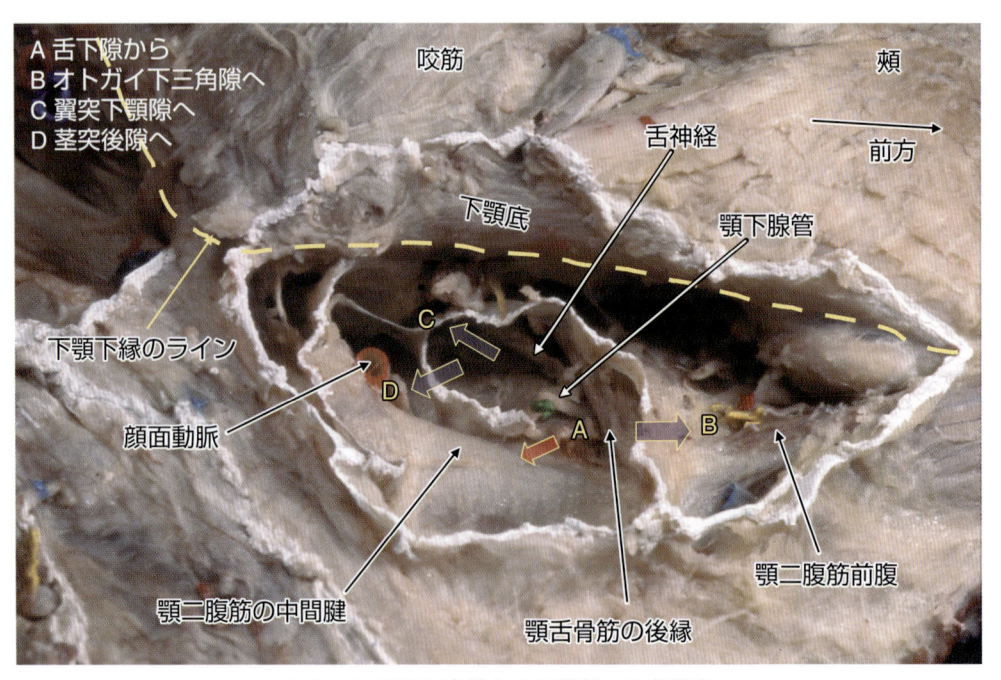

6 臼後三角の局所解剖学——下顎智歯抜歯時の偶発症を防ぐには

2-6-10 顎下三角隙からの深部への交通路

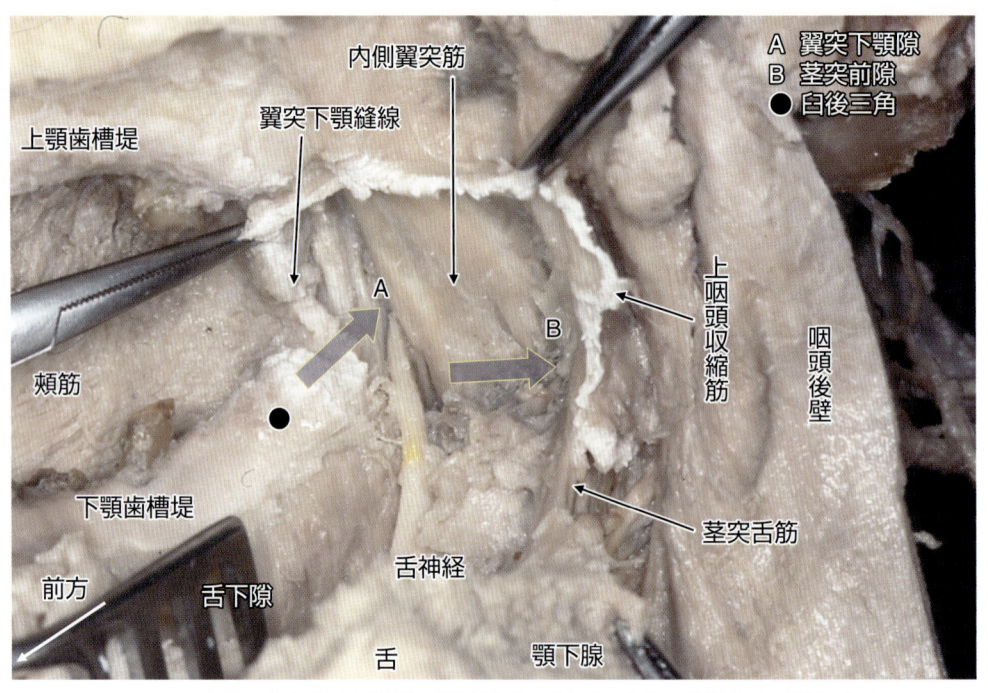

2-6-11 臼後三角は翼突下顎隙（頬脂肪体を経由）や茎突前隙とも近接します

20参照）．

2-6-7からさらに上咽頭収縮筋を切り拡げると（2-6-11），内側翼突筋を挟んで，翼突下顎隙（頬脂肪体の入る空隙を経由します．1-9-2参照）と茎突前隙の前方への開口部が見えます．したがって，臼後三角で上咽頭収縮筋が損傷されると，また，たとえ筋が損傷されなくても，この部位は筋束が密でないことから，気腫や炎症は臼後三角周辺から翼突下顎隙や茎突前隙（第1章の9）に容易に波及します．嚥下時に咽頭が動くと，損傷部位や炎症波及部位を刺激して痛みを生じさせます．いずれにせよ，臼後三角では，炎症や気腫が舌側に向かって波及すると，重篤な状態を招きやすい解剖構造になっていることを理解する必要があります．

臼後三角頬側の筋膜隙

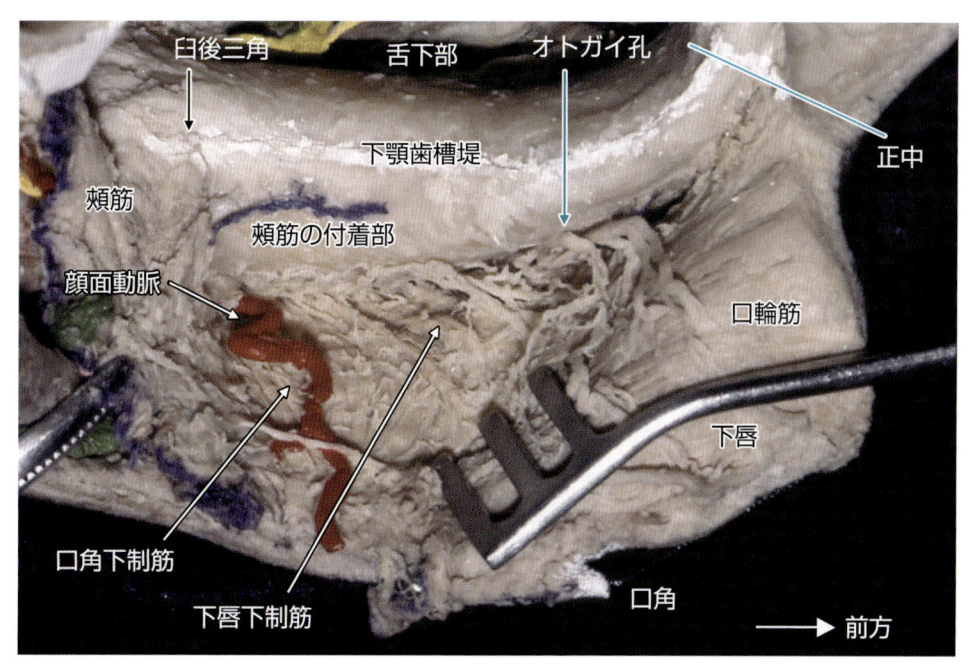

2-6-12 頬筋のすぐ外側は血管・神経に富みます

　下顎歯槽部の頬側では，頬筋の外側に脂肪組織に富んだ部があり，血管・神経の通路をなします（2-6-12）．

　この部では，下唇下制筋や口角下制筋の下顎骨への付着部が頸部との間を閉ざしますが，臼後三角に近い後方の部では，口角下制筋の後縁を経て，後方は，頬筋より表層にある脂肪組織（2-6-13）に連なります．この脂肪組織は，深部に続く頬脂肪体（1-1-16～19 参照）とともに頬隙を構成します．

　2-6-13 では，浅顔面筋膜を剥ぎ，表情筋もめくって，頬隙が眼窩下部の犬歯窩隙に続くのを見ています．また，広頸筋や下唇浅層の筋も除去されています．なお，頬隙と犬歯窩隙は 1-1-13～15 にも示されています．

　すなわち，臼後三角から頬側に波及した炎症や気腫は，拡大すると頬隙，次いで犬歯窩隙に達し，頬部から眼窩下部に腫脹をきたすようになります（2-6-14）．

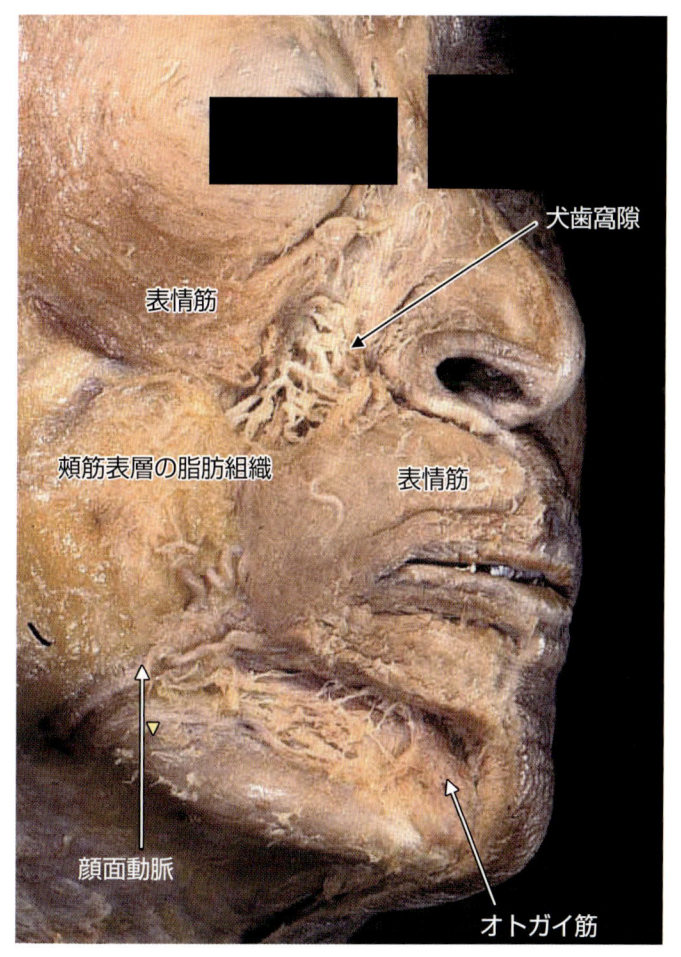

2-6-13 頬筋より表層にある脂肪組織

6 臼後三角の局所解剖学—下顎智歯抜歯時の偶発症を防ぐには

■ 皮下気腫と縦隔気腫

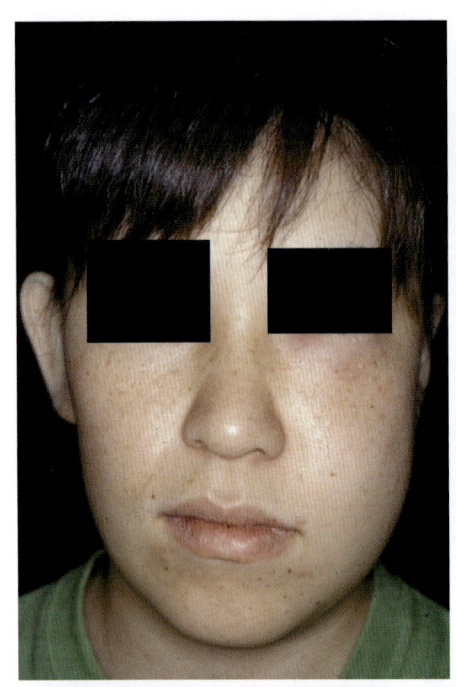

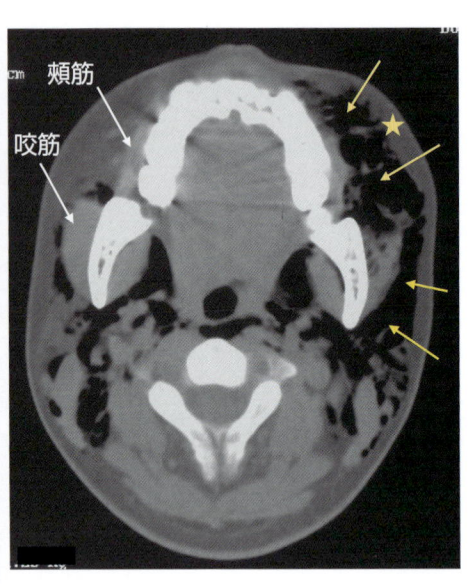

☆ 皮下組織

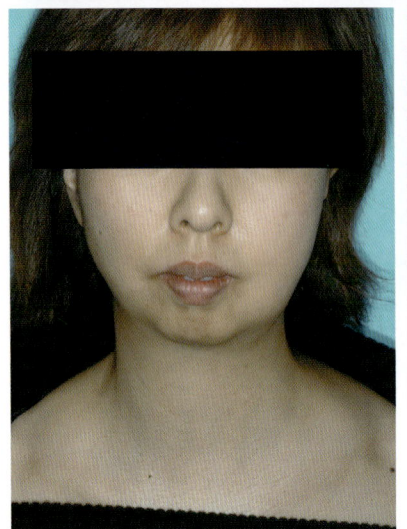

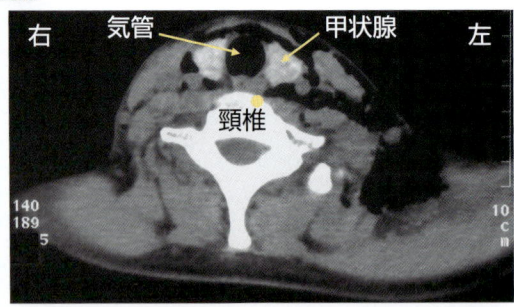

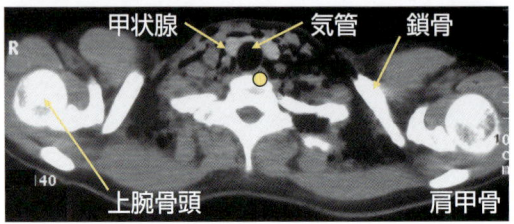

2-6-14　頬部の皮下気腫

2-6-15　縦隔気腫

　2-6-14の左側の写真は，左側頬部に腫脹をきたした皮下気腫例の顔貌写真で，右側の写真はそのCT水平断面像です．顔面表層の皮下組織とは表情筋や浅顔面筋膜で隔てられた，咬筋表層から前方，頬筋表層にわたる領域（頬隙，矢印）が拡大し，この層に気腫が拡がっているのがわかります．

　2-6-15は，左側に生じた縦隔気腫の例で，顔面の腫脹は皮下気腫の例（2-6-14）ほどではありませんが，頸部にやや腫脹が認められます．左側のCT水平断面像写真を見ると，気腫と覚しき透過域が前頸部の深部に拡がり，内側端（丸印）は咽頭傍隙に達し，気管に近接しているのがわかります．

　縦隔気腫[2]では，皮下にも空気が及んで顔面の腫脹を伴うこともありますが，深部に達することから，呼吸困難や血圧低下等の心肺機能低下が生じ，症状がより重篤です．また，皮下気腫が広範な場合には，縦隔気腫を併発している場合が多く，時間経過とともに症状が重篤となるので，注意を要します．

臼後三角への処置に際し留意すべき事項

2-6-16は，下顎埋伏智歯の抜歯時（2-6-17）の遠心切開線の設計を示したものです．臼後三角の舌側域は，舌神経に対する危険域であることに留意して，切開線はやや頬側寄りに設定し，外斜線方向に向けます．

遠心方向や舌側にメスを入れると，舌神経を損傷する確立が高まります．上咽頭収縮筋は極力損傷しないよう，また，粘膜剥離に際しては深部の咀嚼筋を損傷しないよう注意を払うことが，開口障害や嚥下痛を防ぐうえで重要と思われます．

また，側頭筋停止腱は内斜線に沿う腱のほうが，外斜線に沿うものより臼後三角に近接します．したがって，切開線を頬側寄りにおくことは，側頭筋停止腱の保護にもつながります．

切開後は，骨膜を丁寧に剥離し，骨膜を損傷することなく，骨膜下で操作を行うことが大切です．

また，この部位では3-wayシリンジのエアーを使ってはいけません．血液は吸引するかガーゼで拭き取ります．エアーを使うにせよ，より重篤な縦隔気腫を防ぐ意味で，エアーを舌側に向けないことが肝要です．

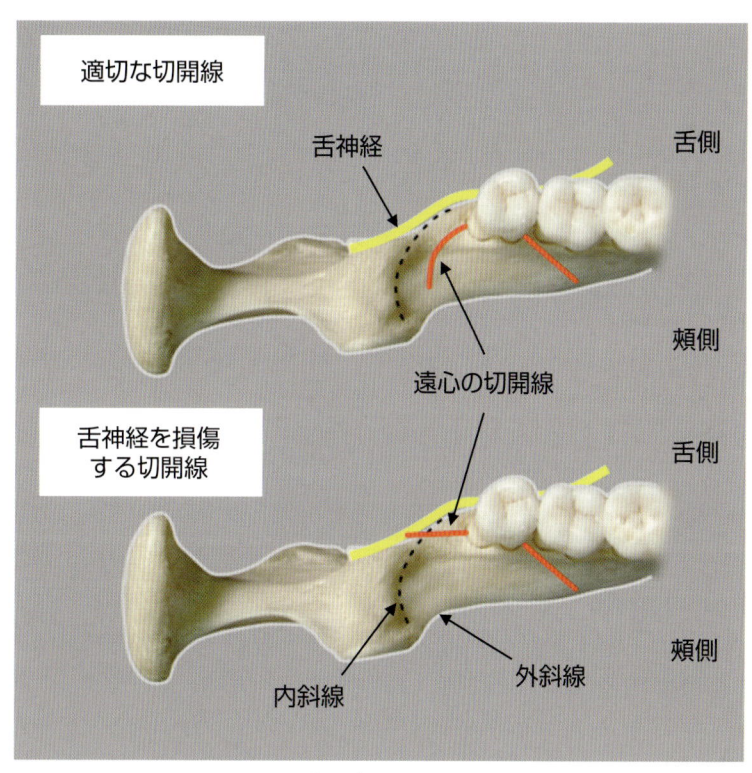

2-6-16 臼後三角における遠心切開線

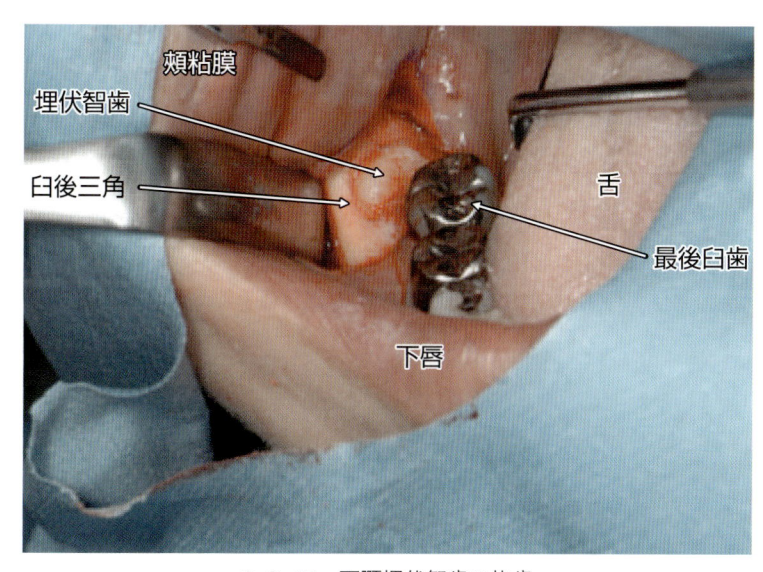

2-6-17 下顎埋伏智歯の抜歯

コラム：臨床医からの一言アドバイス—解剖構造をどう読むか

宮本 洋二

● 下顎大臼歯部の局所麻酔の勘所

　口腔外科医として，26年間で一度だけ抜歯できなかったことがあります．その歯は，何の変哲もない下顎第二大臼歯です（図）．局所麻酔がまったく効かず中止しました．実は，患者は著者の父でした．得てして家族の治療は手抜きになりやすいものです．1週間前から痛みと排膿があったとのことでしたが，そのまま抜歯を開始したのです．ご存知のように局所麻酔薬は，非イオン型になって効力を発揮します．炎症があると組織のpHが低下し，非イオン型になりにくいのです．さらに，炎症があると滲出液中のタンパク質が麻酔薬と結合したり，炎症による血管拡張によって麻酔薬が血中に吸収されやすくなるため，効果が減弱します．実際，局所の洗浄と抗生物質による消炎で，1週間後には何の問題もなく簡単に抜歯できました．

　下顎の大臼歯部は，局所麻酔が最も奏功しにくい部位です．その原因は，根尖部では厚い緻密な皮質骨があり，さらに前歯に比べると根尖と骨表面との距離が長いことです．

　下顎大臼歯の抜歯の場合，著者は頰側の根尖相当部と舌側では根1/2程度の高さに合わせて，カートリッジを1本使用します．これで通常の抜歯はほとんど問題なく行えます．そして，十分な効果が得られない場合，あるいは抜髄のときには，あらかじめ歯間乳頭部にも麻酔をします．大臼歯部頰側の骨は，歯槽縁に近づくほど根尖との距離は長くなりますが，多孔性になるとともに皮質骨が薄くなります．よって，麻酔薬は根尖に浸透しやすくなります．しかし，歯間乳頭の組織は硬く，多量の麻酔薬を注入できません．そこで，近遠心の歯間乳頭に0.3 mlほどの麻酔薬を注入します．これで抜歯ができないことはほとんどありませんが，抜髄では麻酔が不十分なことがあります．この場合には，歯根膜内麻酔あるいは下顎孔への伝達麻酔を追加しています．

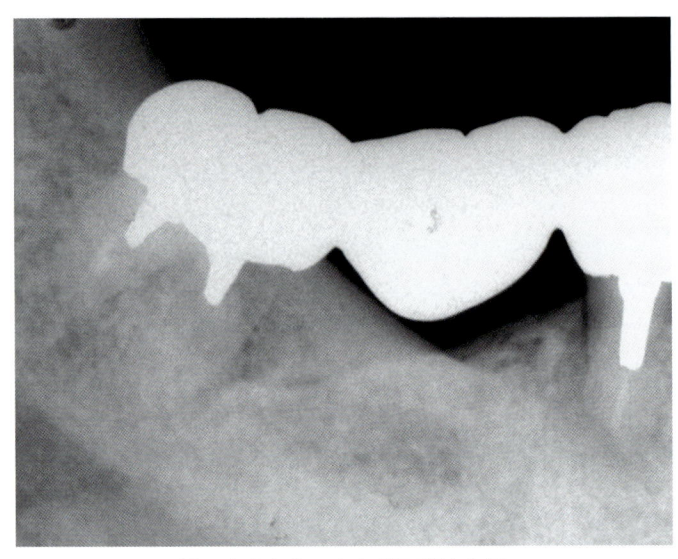

図　炎症を伴った左側下顎大臼歯

コラム：臨床医からの一言アドバイス—解剖構造をどう読むか

宮本　洋二

● 下顎埋伏智歯抜歯の勘所

　下顎埋伏智歯の抜歯におけるいちばんのコツは，上手な歯冠の切断です．的確に切断できれば抜歯は容易ですが，思ったように切断できないときには難渋します．

　切削器具ですが，歯冠を覆っている骨は，ラウンドバーとフィッシャーバーを使って除去します（**図1**）．ダイヤモンドポイントを使用する先生を見かけますが，ダイヤモンドポイントは，目が細かく刃がないため，骨を削ると焦げつくだけで効率よく切削できません．通常，歯冠はダイヤモンドポイントで切断します．ゼックリヤバー（タングステンカーバイドバー）は歯も骨も切断できます．ただし，破折しやすいこと，切れすぎる感があるので使用には十分な注意が必要です．

　歯冠の切断では，切断線を遠心に倒すことが大切です（**図2**）．これが逆になってしまうと，せっかく切断できても切断した歯冠がなかなか取り出せません．さらに，下歯槽神経の損傷を心配するあまり切断が不十分になると，図3に示す赤の実線や破線のように歯冠が破折し抜歯に難渋します．下顎管との距離がある場合には，バーで歯冠を完全に切断することが大切です．下顎管に接しているような場合，著者は，パノラマX線像の拡大率が約1.3倍であることを参考にして切断線の深さを算出し，その8割程度をバーでカットし，残りをヘーベルで破折しています．

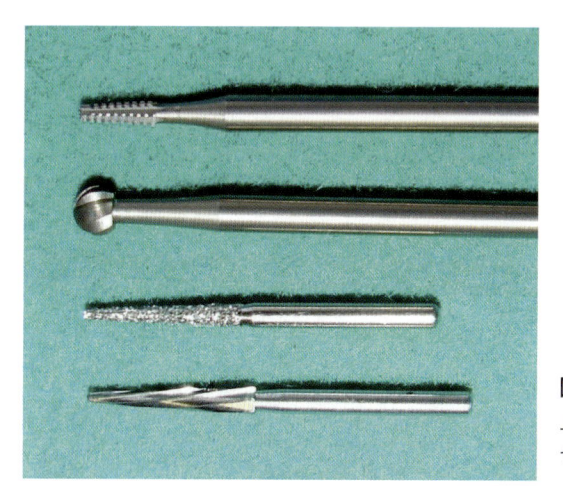

図1　下顎埋伏智歯の抜歯に使用するバー．
上から，フィッシャーバー，ラウンドバー，ダイヤモンドポイント，ゼックリヤバー（タングステンカーバイドバー）

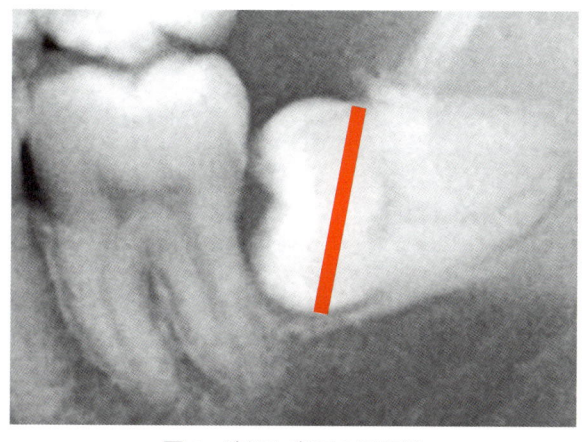

図2　適切な歯冠の切断線

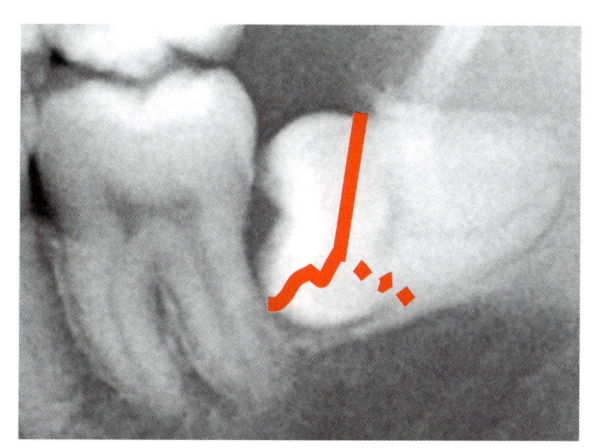

図3　不適切な歯冠の切断・破折

7 顎関節の局所解剖学
―顎関節症を理解するために

北村清一郎　篠原千尋　高橋 章

本項のねらい

顎関節は，軸移動性の蝶番関節です．下顎窩から関節結節にわたる斜面を関節円板が滑走し，滑走する関節円板の下面では，下顎頭が回転しています．本項では，関節円板を中心に顎関節の構造を説明し，関節円板が顎関節に果たす役割を考えます．顎関節症の症状を理解するうえでとても重要です．

関節包と関節円板

関節包（2-7-1）は交錯結合組織でできた袋で，顎関節では，下顎窩の周囲（2-7-8）と下顎頸の周囲をつないでいます．前面では関節包は欠如していますが，関節円板の前方延長部がこれを補い，後面では関節包は円板後部組織と区別がつきません（2-7-4）．

外側面では外側靱帯が関節包を補強します（2-7-2）．外側靱帯は関節結節の外側面から後下方に向かい，下顎頸の後縁と外側縁につきます．関節結節は内方に続き，関節隆起として下顎窩前縁を形づくります（2-7-7, 8）．

外側靱帯の役割は，下顎頭・関節円板・下顎窩の3者の接触を保持し，下顎頭の前進運動（関節隆起を越えての過剰な動き，2-7-12）や後退運動を制限すること，および下顎頭の外側への逸脱を防ぐことです．

2-7-2の左図では，関節円板より下の関節包が残されています．関節包の内部に関節円板が存在します．関節円板は内側と外側で周辺の関節包に連なります．2-7-2の右下図では，関節円板より下方の関節包も除去されています．関節円板は下顎頭を覆っています．

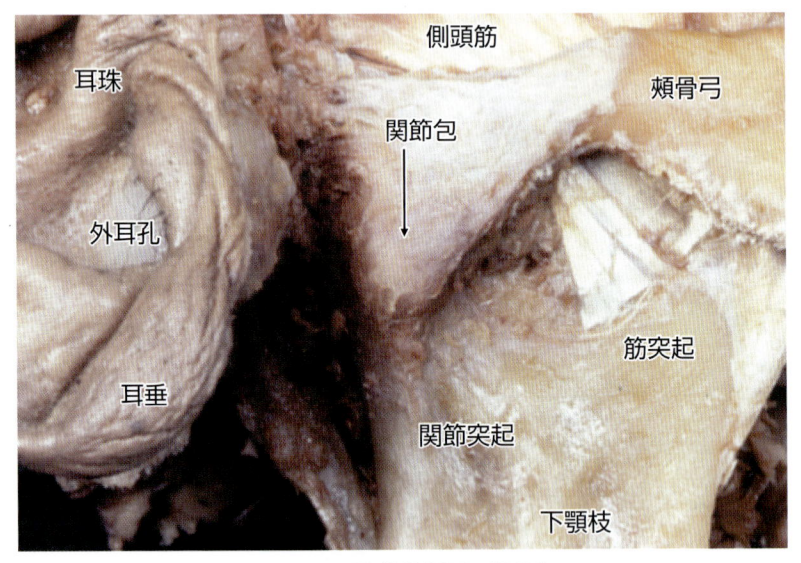

2-7-1　顎関節外側面の関節包

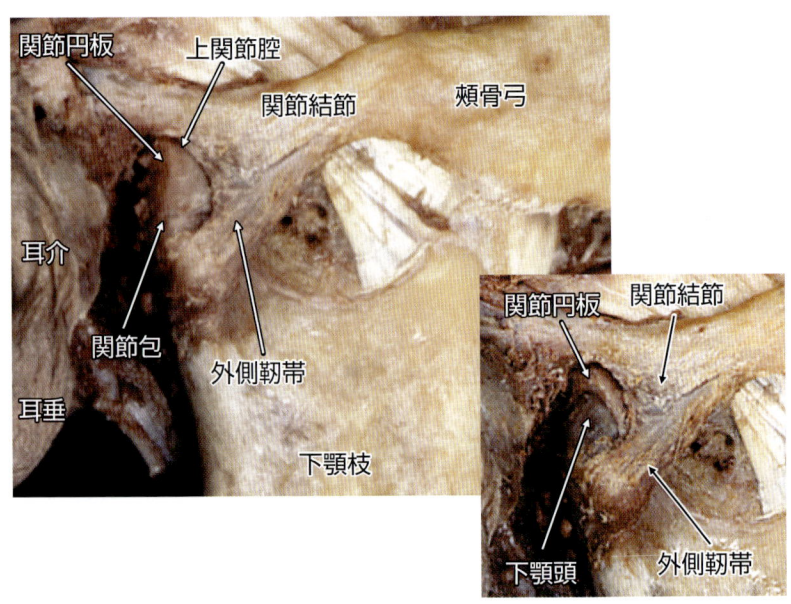

2-7-2　外側靱帯を残し，外側面の関節包を除去

顎関節の断面像

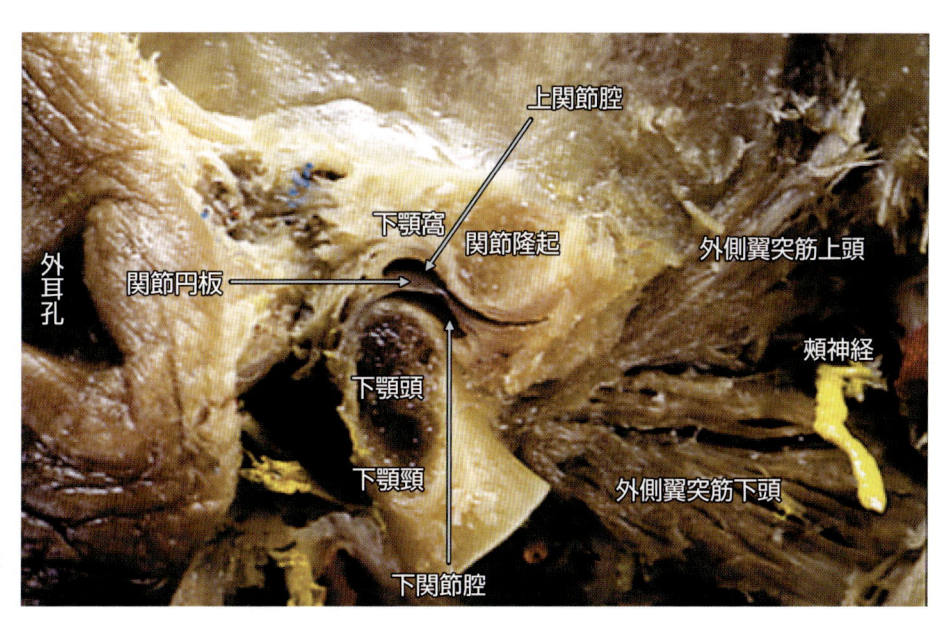

2-7-3 顎関節の矢状断面（遺体での肉眼解剖所見）[1]

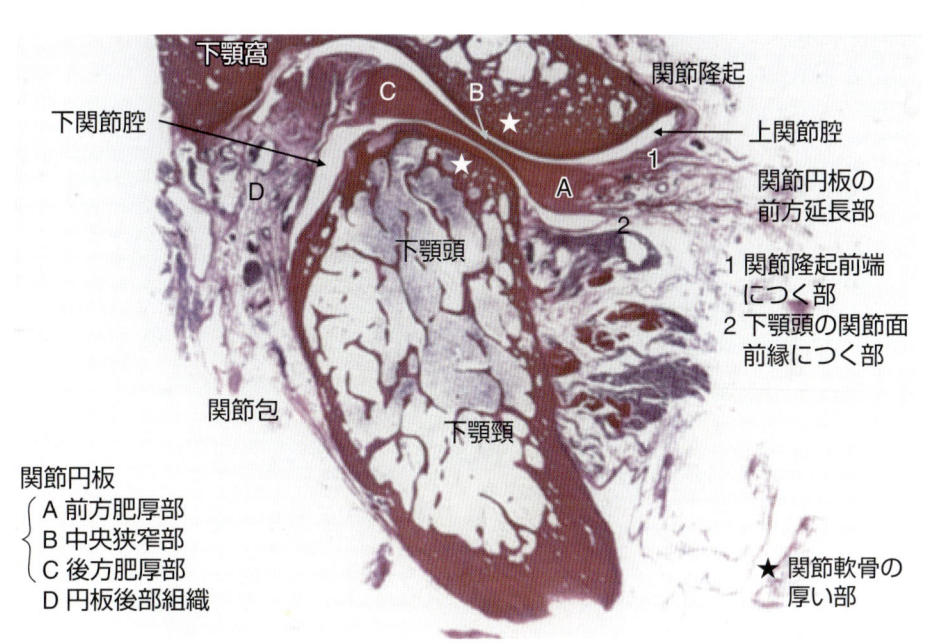

2-7-4 顎関節のHE染色矢状断面像[1]

　顎関節の矢状断面を見ます（2-7-3）．下顎窩の前方は関節隆起に続きます．下顎窩から関節隆起にわたるS字状斜面が，関節円板の滑走面です．関節円板の上面の彎曲は滑走面の彎曲に対応します．関節円板の凹んだ下面に下顎頭がはまり，ここで下顎頭が回転します．関節円板は，形態的に不適合な下顎窩-関節隆起と下顎頭の間に介在し，この不適合を補正していると考えられます．関節包の内部で，下顎窩と下顎頭の間にある空間が関節腔で，関節円板により上下（上関節腔と下関節腔）に隔てられます．

　矢状断面を組織切片で見ます（2-7-4）．関節円板の前方は，前方延長部として二分し，関節隆起の前端と下顎頭の関節面前縁につきます．関節円板の後方は，円板後部組織に移行し，上方は下顎窩後方の骨部，下方は下顎頸につきます．

　一方，下顎窩-関節隆起と下顎頭の表面は，線維軟骨性の関節軟骨で覆われます．関節軟骨は関節隆起後斜面と下顎頭前斜面で厚く（2-7-4★印），軟骨

163

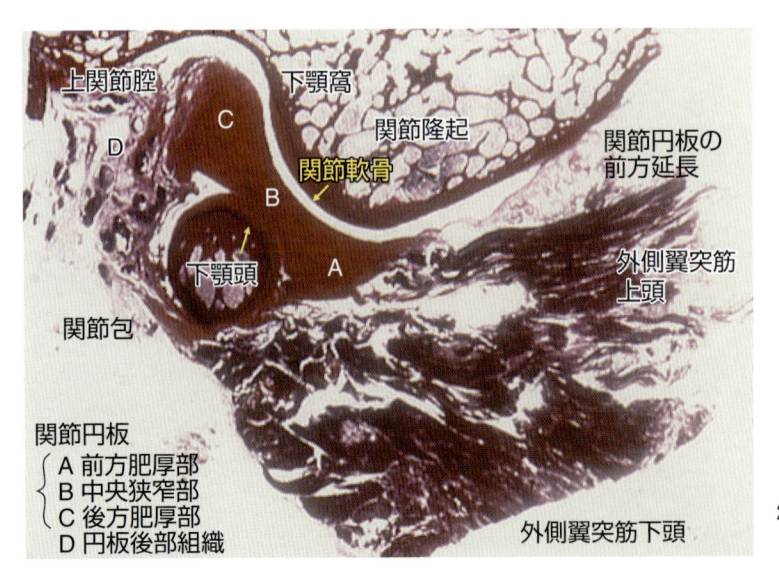

7 顎関節の局所解剖学——顎関節症を理解するために

2-7-5 外側翼突筋上頭が見える部での顎関節のHE染色矢状断面像[1]

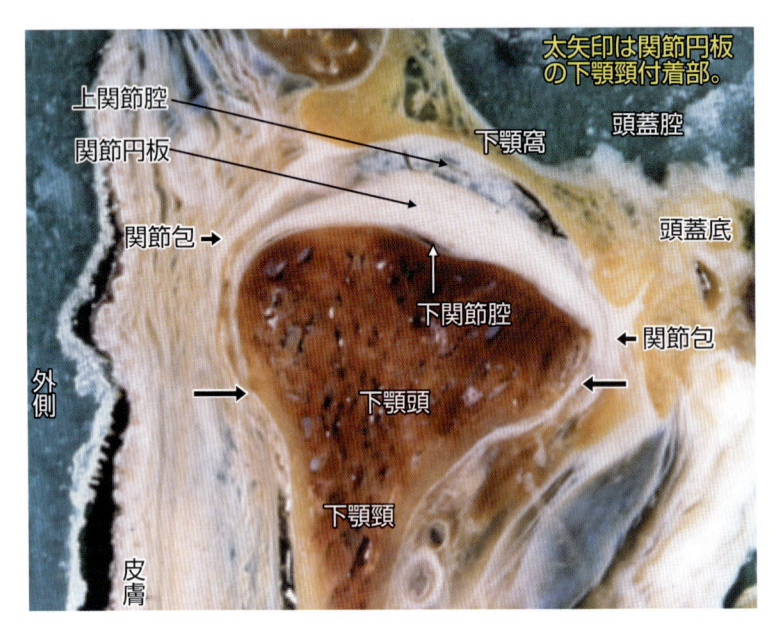

関節円板
- A 前方肥厚部
- B 中央狭窄部
- C 後方肥厚部
- D 円板後部組織

2-7-6 顎関節の前頭断面（大阪大学大学院歯学研究科・村上秀明准教授作成）[2]

成分を残しますが，他の面では薄く，密な膠原線維を含む結合組織で置き換えられます．

2-7-5は，外側翼突筋と関節円板や下顎頭との関係を示しています．関節円板の前縁内側寄りでは，外側翼突筋の上頭が，関節円板前方延長部の上・下部の間を埋めつつ，関節円板に付着します（**2-7-9**）．同筋の下頭は，下顎頭直下の下顎頸に付着します（**2-7-9**）．外側翼突筋の収縮によって，関節円板と下顎頭は前方に滑走します．

下顎頭と下顎窩-関節隆起は，前後方向に比べて内外方向で長く，病態を把握するにはX線，CT，MRIの前頭断面像からの情報も重要となります．

2-7-6は，顎関節の前頭断面像を示します．この図では，関節円板が下顎頭に密着し，下関節腔は圧接された状態になっています．

このように，顎関節の関節腔は，常態では圧接された裂隙として存在します．上関節腔では，天井に当たる下顎窩の中央部骨質は薄く，直上で頭蓋腔に接しています．そのため，穿刺などの外科的処置に際し，穿孔させないよう注意する必要があります．

なお，関節円板は内外で関節包に移行するだけでなく，下顎頸の内・外両側端にも付着します．

下顎窩・関節腔・下顎頭

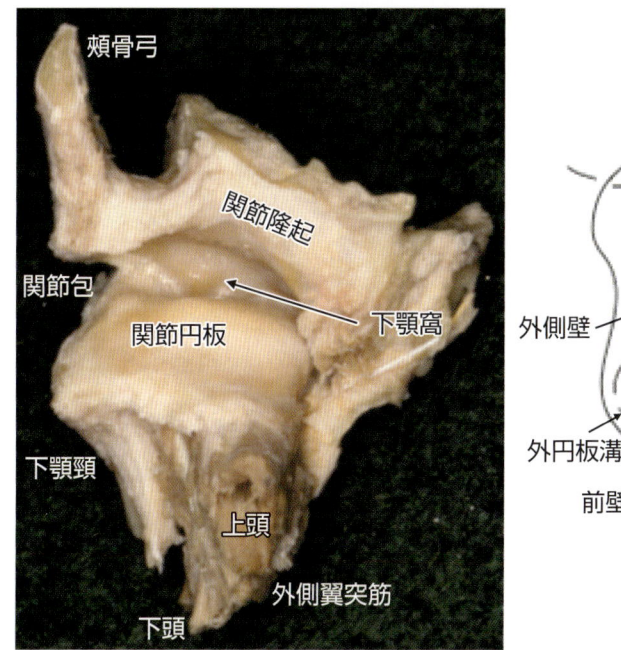

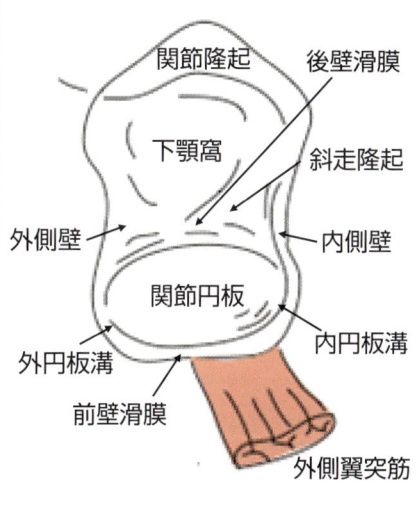

2-7-7 上関節腔を前方より開いています[2]

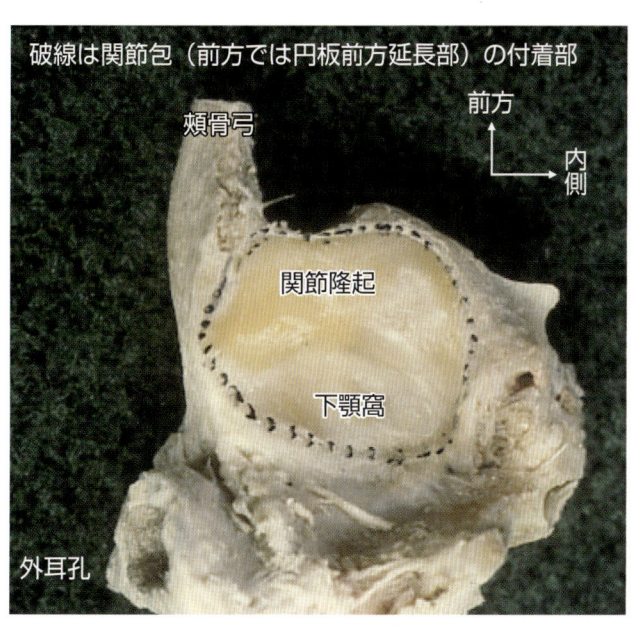

2-7-8 下顎窩[2]

　取り出した顎関節で，前方から上関節腔を開きます（2-7-7）．下顎頭は関節円板をかぶった状態にあります．外側翼突筋が関節円板・下顎頸の内側寄りに付着します．上関節腔後壁で前後に走る稜状の斜走隆起（2-7-7の右模式図，2-7-10）は，開口時に関節円板が前方に移動し，後壁との移行部が前方に引かれることで生じます．

　2-7-8では，下顎窩-関節隆起（関節軟骨で覆われる）を下方から見ています．関節隆起の後斜面が滑沢です．この面が下顎窩-関節隆起の機能面で，顎運動に際し，何らかの摩擦力が作用していたことを示します．

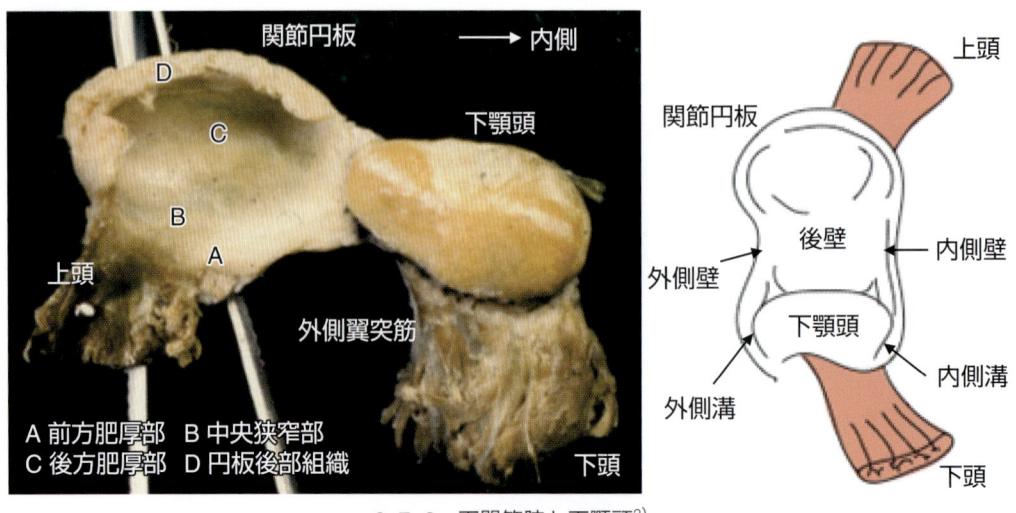

7 顎関節の局所解剖学──顎関節症を理解するために

2-7-9 下関節腔と下顎頭[2]

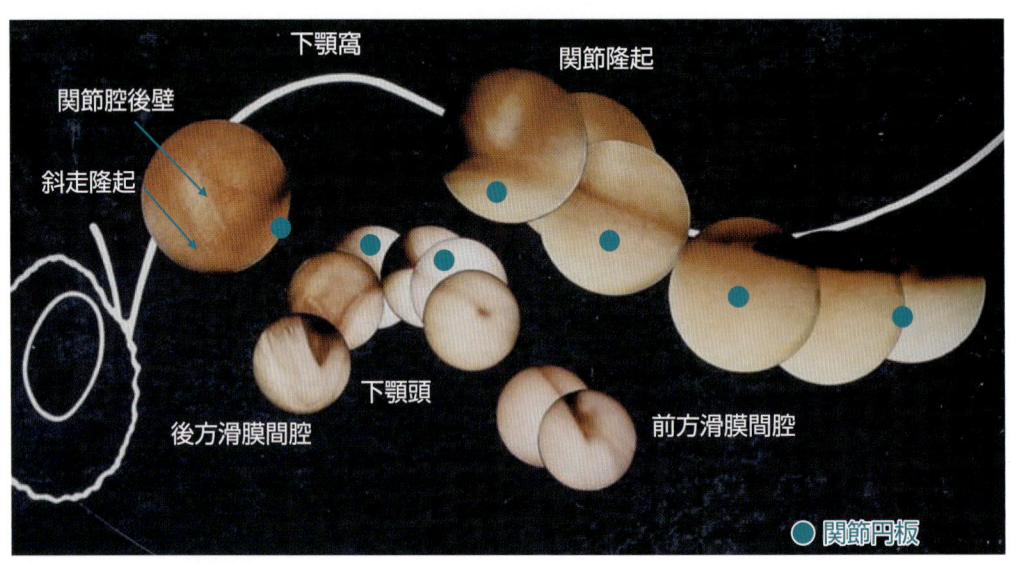

A 前方肥厚部　B 中央狭窄部
C 後方肥厚部　D 円板後部組織

2-7-10 右側顎関節腔の関節鏡所見（総合病院国保旭中央病院歯科口腔外科部長・秋葉正一先生のご厚意によります）

　2-7-9の右図は，下関節腔を前方より開いた模式図です．左図では，下顎頸外側端への付着部を残して，関節円板が外側に翻され，下顎頭が見えています．下顎頭の前斜面が滑沢です．この面が下顎頭の機能面で，顎運動に際し，やはり何らかの摩擦力が作用していたことを示します．

　2-7-10は，健常者に近い関節腔内の関節鏡所見です．下顎窩-関節隆起の滑走面や関節円板の表面，および下顎頭の表面は血管の分布が少なく，滑らかなことがわかります．

　一方，上下の関節腔の後方の部では，関節円板から関節腔後壁への移行部が写し出されています．関節腔の周縁の内壁は，滑膜で裏打ちされます．

　滑膜は滑液を分泌します．滑液は関節面の潤滑油として働くとともに，関節軟骨や関節円板の無血管部に栄養を供給します．供給は表面からの，あるいは比較的血管に富む周辺の関節包からの，浸透にまかせたもので，顎関節の機能部は栄養供給の面からは，不利な状況におかれています．

　また，創傷治癒の面でも不利で，穿刺や関節鏡操作時には，この部の損傷を最小限にするよう留意する必要があります．

関節円板の形態と動き

2-7-11 の左図では，関節円板をかぶった下顎頭を外側から見ています．右上図では前頭方向に，右下図では矢状方向に関節円板を切断し，下顎頭を見ています．関節円板は，前頭方向では，下顎窩の深部に入る中央部で厚く，周辺で薄くなります．また，厚さや性状から，矢状方向に3部に区分されます．

前方肥厚部は比較的厚く，疎な結合組織からなります．中央狭窄部は密な結合組織からなって薄く，血管および自由神経終末を欠き，圧の負荷に適します．ここが関節円板の機能部に相当します．後方肥厚部は最も厚く，疎な結合組織よりなり，後方は円板後部組織に続きます．円板後部組織は疎な結合組織で，血管（2-7-4）や自由神経終末を多く含みます．また弾性線維が含まれます．

2-7-12 は，顎関節運動の種々相での下顎窩-関節隆起・関節円板・下顎頭の位置関係を MRI 画像で示しています（閉口時と開口時の MRI 画像は同一人物のものですが，「さらに開口」のみ別人のもの）．

閉口時，下顎頭は下顎窩内にあり，下顎頭と下顎窩の間に関節円板の後方肥厚部が介在します．開口時，下顎頭の前斜面と関節隆起の後斜面の間に，関節円板の中央狭窄部（いずれも各部の機能部）が介在しますが，さらに開口すると，下顎頭は関節隆起の前方に達し，関節円板は下顎頭の後方に位置するようになります．開口時，円板後部組織は血液を取り込んで拡張し，空いた下顎窩を満たします．

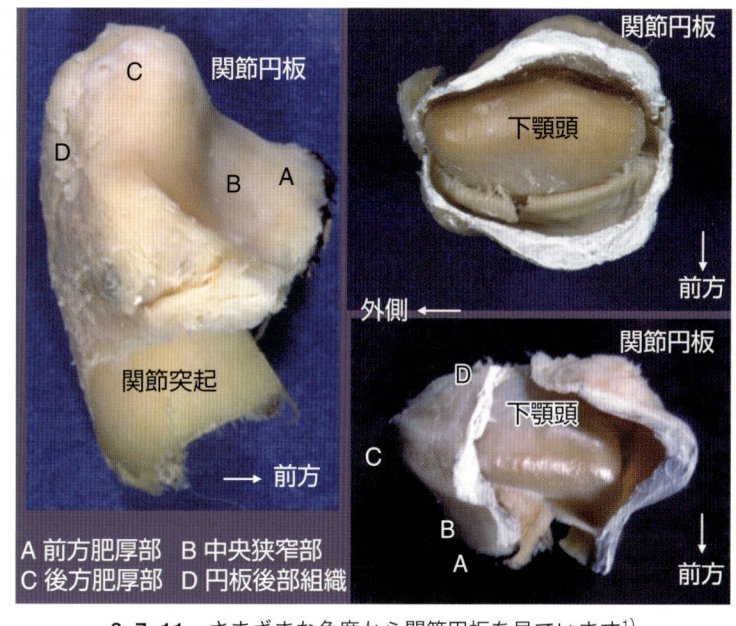

2-7-11 さまざまな角度から関節円板を見ています[1]

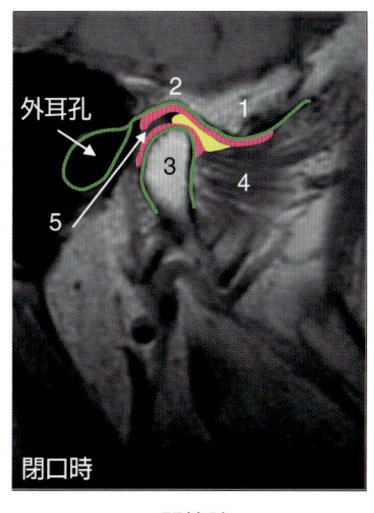

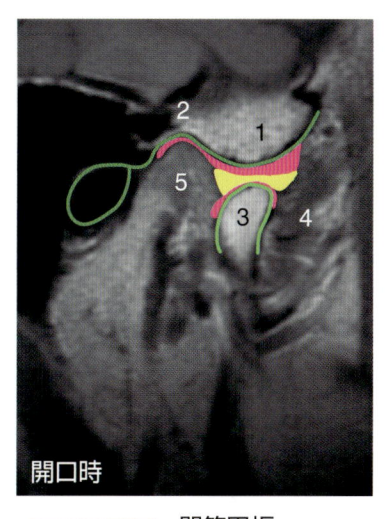

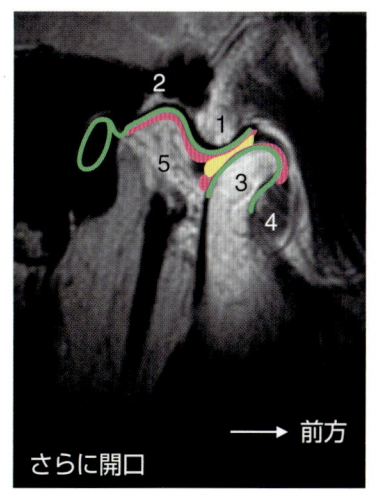

2-7-12 閉口時と開口時における下顎窩-関節隆起・関節円板・下顎頭の位置関係
（1 関節隆起，2 下顎窩，3 下顎頭，4 外側翼突筋，5 円板後部組織）

7 顎関節の局所解剖学—顎関節症を理解するために

関節円板の機能解剖学

顎関節の動きにかかわる筋肉については，コラム100，101頁を参照ください．

2-7-12，13は，顎関節機能時の関節円板の動きや形の微妙な変化をよく示しています．前・後方の肥厚部の間に中央狭窄部が挟まることで，関節円板は中央狭窄部のところで変形し，下顎窩–関節隆起のS字状斜面に適合するようになります．このことで，関節円板は下顎窩から関節隆起にかけ，滑らかに滑走できるようになります．また，関節円板は下顎頭上を前後に回転しています．回転軸は，下顎頭の内・外両側端にある関節円板の付着部（2-7-6）と考えられます．

関節円板の動きにかかわる因子に，外側翼突筋上頭（2-7-3）と円板後部組織（2-7-4）の2つが挙げられます．前者には収縮能，後者には弾性・拡張能があります．2-7-13は，関節円板の動きと2つの因子のかかわりを示しています．

機能的には，外側翼突筋の上頭は閉口時，下頭は開口時に収縮することが知られています．開口運動時，関節円板は下顎頭とともに前下方に転位しようとします．円板後部組織の弾性・拡張能が転位を可能にしますが，弾性線維の後戻り力が後方に作用し，関節円板の中央狭窄部は，下顎窩と下顎頭の各機能部に挟まれるよう調節されます．さらに開口する場合，下顎頭はさらに前方に移動し，弾性線維の後戻り力により，関節円板は下顎頭の後方に位置するようになります（2-7-12）．

一方，閉口運動時，関節円板は下顎頭の動きとともに後方に転位しようとし，その動きは弾性線維の後戻り力で強められますが，外側翼突筋上頭の収縮力により前方に引っぱられ，やはり，関節円板の中央狭窄部は，下顎窩と下顎頭の各機能部に挟まれるように調節されます．

開口時に関節円板が下顎頭後方に位置する場合，外側翼突筋上頭の前方牽引力は重要で，これがないと関節円板は元の位置に戻れません．加齢に伴い，円板後部組織の弾性が劣ってきますので，外側翼突筋の前方牽引力が勝るようになり，関節円板は前方に転位しやすくなると思われます．顎関節が正しく働くためには，関節円板が下顎窩–関節隆起を滑らかに滑走し，関節円板の下面で下顎頭が滑らかに回転することが重要で，滑らかさが阻害されると顎関節症の原因となります．関節円板の中央狭窄部が下顎窩と下顎頭の各機能部に挟まれるように調節されるのは，この滑らかさを保持するシステムと考えられます．

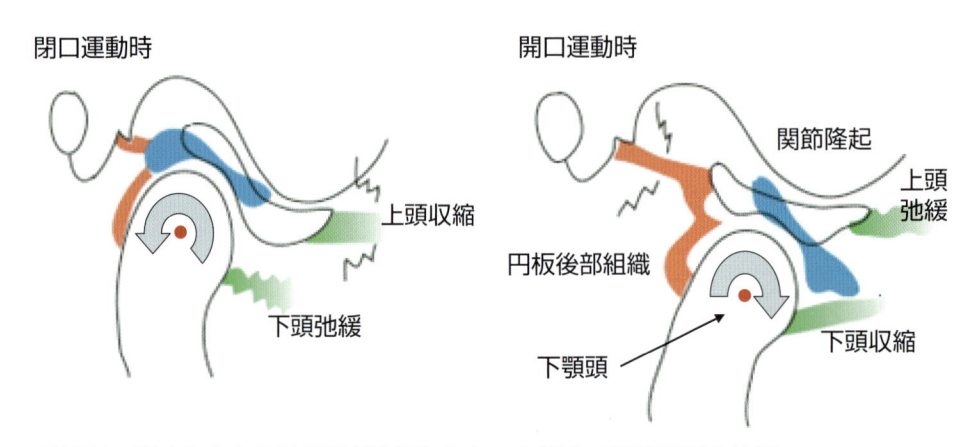

青色は，動きにかかわる因子が作用しなかった場合の関節円板の位置

2-7-13　関節円板の動きにかかわる因子[3]

顎関節の構造から顎関節症を考える

　顎関節症の三大徴候に関節雑音，疼痛，開口障害が挙げられます．顎関節の解剖構造から見ると，閉口時に関節円板が下顎頭より前方転位している（2-7-14）と，開口時に下顎頭が後方肥厚部を越えて，関節円板との正常な位置関係に復帰する際に，クリック音が生じます．これが「復位を伴う関節円板転位」です．

　なお，下顎頭-関節円板が，閉口時に正常な位置関係にあっても，外側靱帯の弛緩などで下顎頭の運動域が過剰な場合，最大開口時に下顎頭が前方肥厚部を乗り越える際に，クリック音を生じることがあります．

　関節円板に変形等が生じて，開口時に下顎頭が後方肥厚部を乗り越えることができなくなると「復位を伴わない関節円板転位」が生じます（2-7-15）．この際，開口時に円板後部組織が牽引されて開口時痛が生じ，防御反応として開口障害を生じます．この状態が遷延化した場合，2つの病態が考えられます．

　1つは慢性的に経過した場合で，この場合には円板後部組織が弛緩し，関節円板は復位しないものの，開口量が増大し，疼痛が軽減されます．もう1つは無理に開口した場合で，この場合には後方肥厚部から円板後部組織にかけて穿孔が生じ，疼痛と開口障害を生じます．穿孔によって，顎運動時に下顎頭と下顎窩が接触し，軋轢音が生じます．

　また，2-7-15のように下顎頭に変形をきたすことにもなります．この症例では，変形した下顎頭に相対する円板後部組織が，小領域で連続性を欠いており，穿孔の存在をうかがわせます．

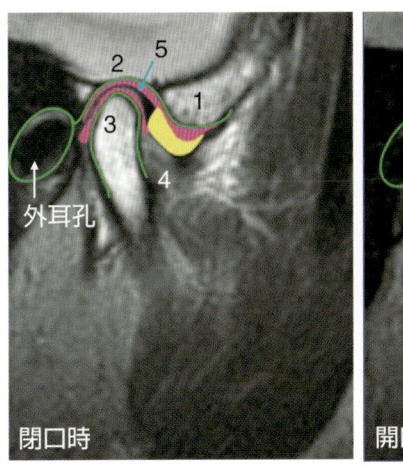

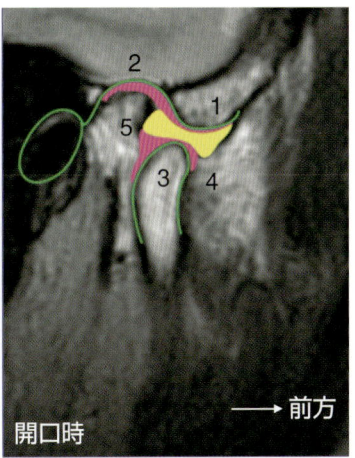

2-7-14　復位を伴う関節円板転位（1 関節隆起，2 下顎窩，3 下顎頭，4 外側翼突筋，5 円板後部組織；2-7-15も同じ）

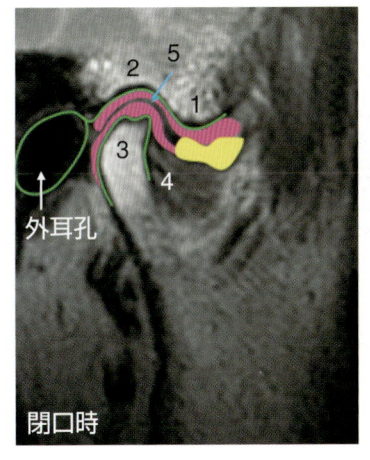

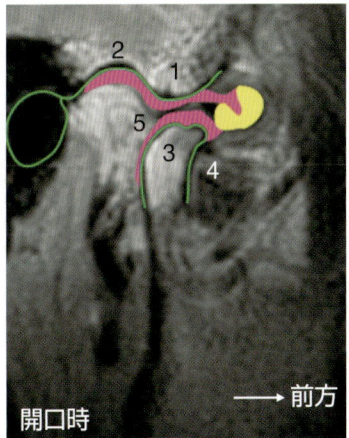

2-7-15　復位を伴わない関節円板転位

　関節円板に位置異常がない場合でも，加齢による結合組織の脆弱化や，歯牙喪失に伴う咬合関係の変化で，中央狭窄部が穿孔することがあります．この場合も下顎頭と下顎窩は接触しますが，中央狭窄部に自由神経終末がなく，円板後部組織の緊張もないため，軋轢音のみで，疼痛や開口障害を伴わないことがあります．

8 喉頭蓋谷と梨状陥凹の解剖構造
― 義歯は嚥下にどうかかわるのか

北村清一郎　角田佳折　市川哲雄

> **本項のねらい**
>
> 高齢社会の到来を迎え，摂食・嚥下障害が大きな問題となっています．いくら噛めても飲み込めないと意味がありません．本項では，嚥下に際して食塊の通路をなす喉頭蓋谷と梨状陥凹の解剖構造を解説するとともに，義歯の装着が嚥下にどうかかわるのかを考えます．なお，嚥下については，第1章の5と7および12にも記されています．

喉頭蓋谷と梨状陥凹

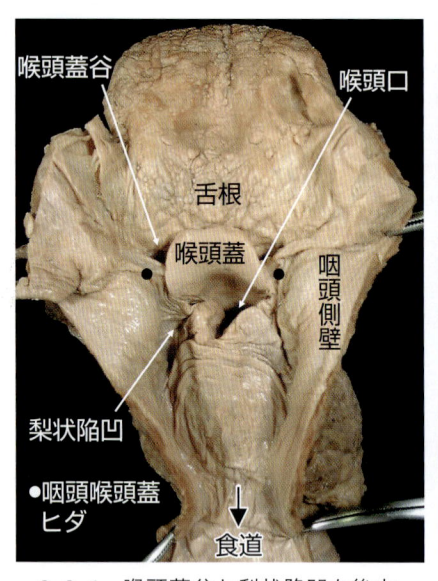

2-8-1 喉頭蓋谷と梨状陥凹を後方から見ています

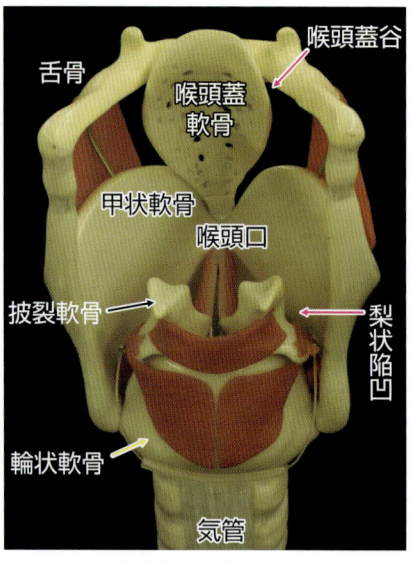

2-8-2 梨状陥凹の枠組みを後方から見ています

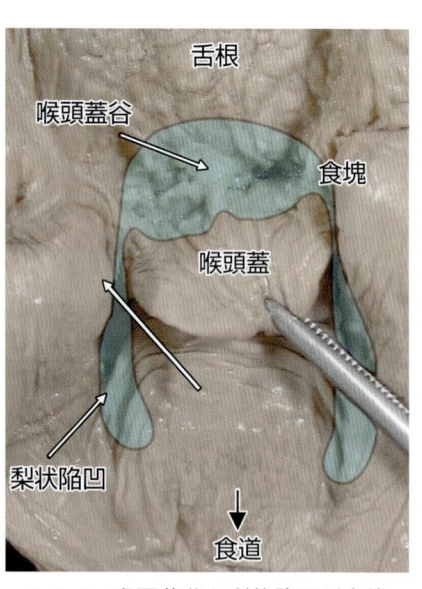

2-8-3 喉頭蓋谷と梨状陥凹が食塊の通路をなします

　口峡（1-7-1参照）を覗くと，舌根と喉頭蓋の間に喉頭蓋谷（こうとうがいこく）というくぼみが見え，喉頭蓋の後方の正中に，喉頭口が開きます（1-5-5参照）．喉頭口の側方で，咽頭側壁との間が梨状陥凹（りじょうかんおう）で（2-8-1），梨状窩とも呼ばれます．梨状陥凹は，甲状軟骨と輪状軟骨の間の（2-8-2），喉頭蓋谷は，舌骨と喉頭蓋軟骨の間の（2-8-15），それぞれくぼみに当たります．

　口峡に入った食塊は，喉頭口をよけて，喉頭蓋谷から梨状陥凹に向かいます（2-8-3）．のどぼとけに指を当てて唾液を飲み込むと，喉頭が上がるのがわかります．食塊が口腔から喉頭蓋谷・梨状陥凹を経て，食道に向かう瞬間です．

喉頭蓋谷と梨状陥凹の粘膜下の構造

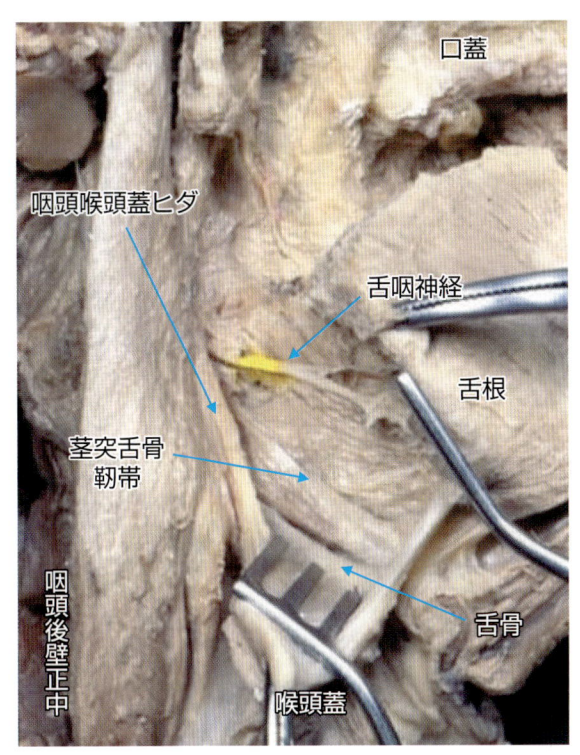

2-8-4 喉頭蓋谷の神経

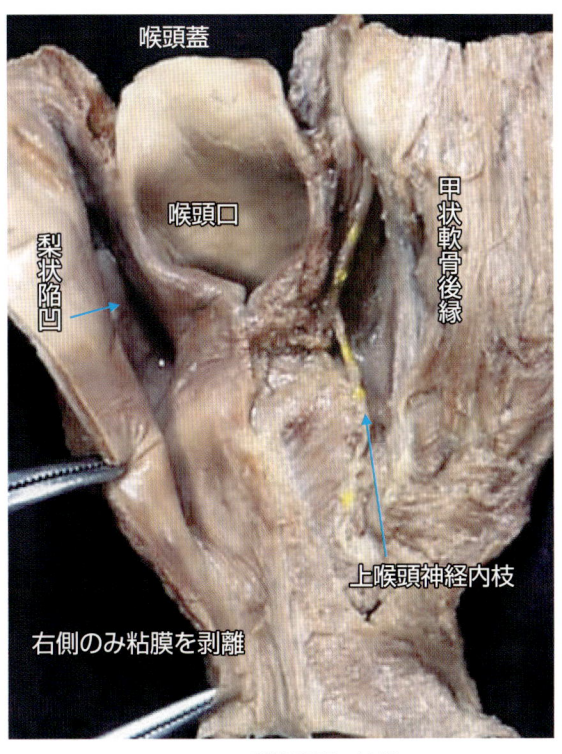

2-8-5 梨状陥凹の神経

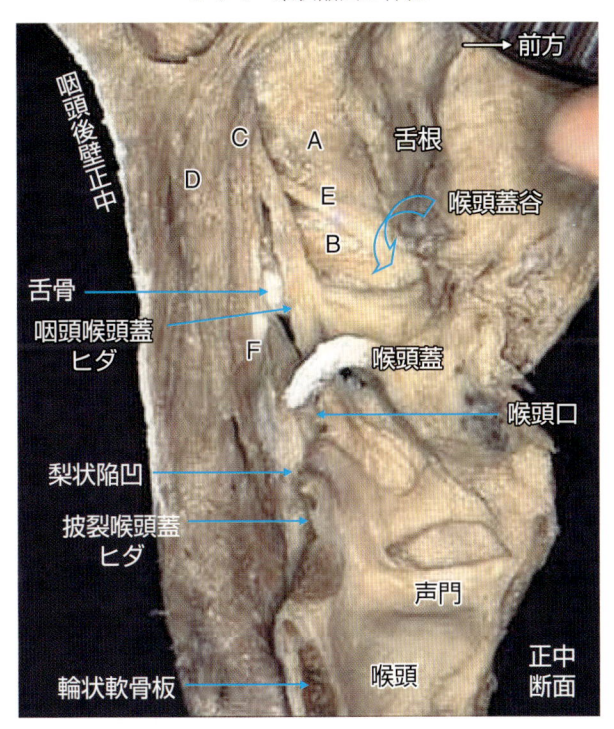

　喉頭蓋谷と梨状陥凹からの感覚入力は，食塊が喉頭口をよけるに際しての防御反射の出発点をなします．喉頭蓋谷（2-8-4）と梨状陥凹（2-8-5）のすぐ粘膜下を，それぞれ舌咽神経と上喉頭神経内枝が走ります．上喉頭神経は迷走神経の枝です．これらの神経が感覚入力の役割を担っています．歳をとるなどして，これらの粘膜の感覚が鈍くなると，飲食時の"むせ"が生じやすくなります．

　喉頭蓋谷と梨状陥凹の粘膜下で筋肉の走向を見ます（2-8-6）．茎突咽頭筋が，咽頭喉頭蓋ヒダを形成しつつ，喉頭蓋谷粘膜下や甲状軟骨後縁に終わり，口蓋咽頭筋は梨状陥凹に達し，甲状軟骨後縁や咽頭粘膜下に終わります．咽頭喉頭蓋ヒダは喉頭蓋谷と梨状陥凹の境に当たります（2-8-1）．茎突咽頭筋では舌咽神経，口蓋咽頭筋では咽頭神経叢（おもに迷走神経が関与）が，それぞれ運動を司ります．喉頭蓋谷と梨状陥凹のそれぞれで，感覚と運動を同一神経が担うのは，反射を効率よく行う仕組みかもしれ

2-8-6 喉頭蓋谷と梨状陥凹の筋（A：上咽頭収縮筋，B：中咽頭収縮筋，C：茎突咽頭筋，D：口蓋咽頭筋，E：茎突舌骨靱帯，F：甲状軟骨上角）

ませんが，舌咽神経や迷走神経が損傷を受けた場合，知覚と運動の両能力を同時に失うことになります．

喉頭蓋谷と梨状陥凹の動きにかかわる因子

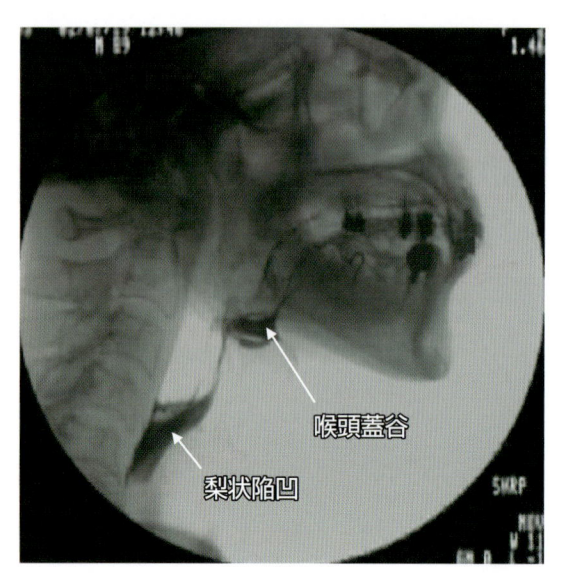

2-8-7 ビデオX線透視像（VF像）[1]で喉頭蓋谷と梨状陥凹を見ています

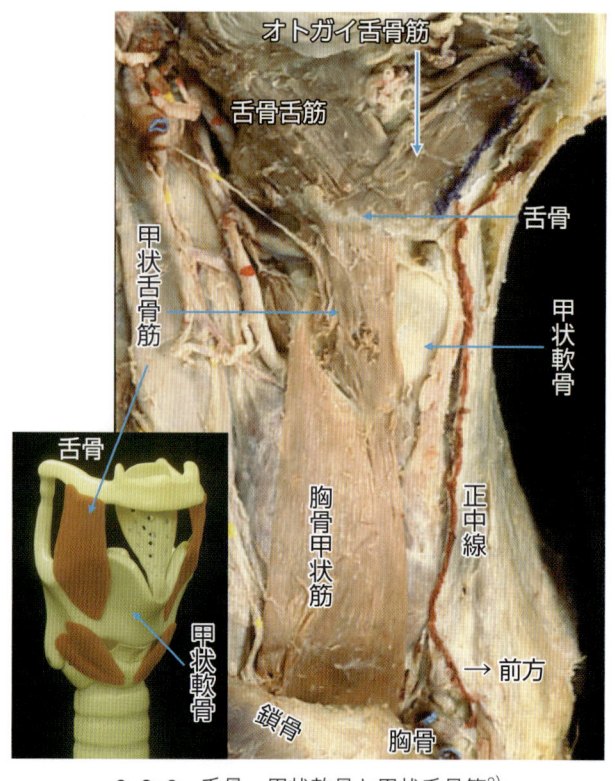

2-8-8 舌骨・甲状軟骨と甲状舌骨筋[2]

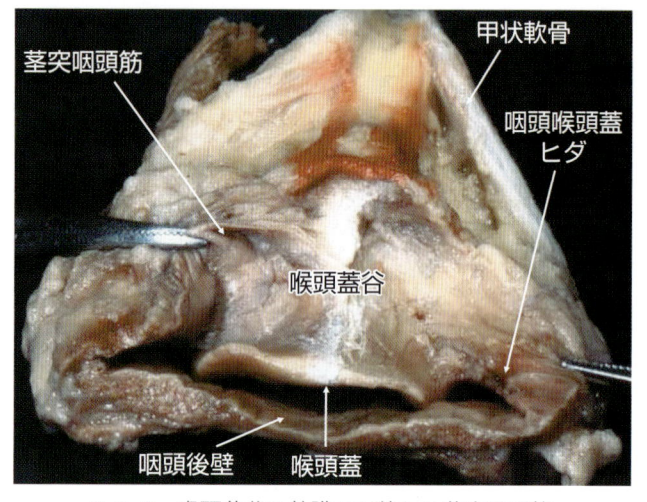

2-8-9 喉頭蓋谷の粘膜下に終わる茎突咽頭筋

2-8-7は脳梗塞患者のVF像です．食塊が喉頭蓋谷から梨状陥凹を通っている様子がわかります．摂食・嚥下障害者で，喉頭蓋谷や梨状陥凹に食塊が残留し，嚥下を繰り返して食道に送り込む様子をよく見受けます．摂食・嚥下障害のない人ではこのようなことが起こらないことから，嚥下時に粘膜面を動かして食塊をスムーズに通すシステムが，喉頭蓋谷や梨状陥凹に備わっていることがうかがわれます．

粘膜面の動きにかかわる因子として，舌根の前後への動き，喉頭口のせり上がりと喉頭蓋の後方反転，食道入口部の開大が考えられます（2-8-10 咽頭相）．舌根を前方に動かすのはオトガイ舌筋の最下部筋束で，このときオトガイ舌骨筋は，舌骨を前上方に引きます（1-5-11 参照）．また，茎突舌筋と舌骨舌筋（1-5-9 参照）が作用すると，舌根は後方に引かれます．喉頭口のせり上がりと喉頭蓋の後方反転は，舌骨が前上方に引かれ，次いで，甲状軟骨が舌骨に近づけられることで生じます（1-12-20 参照）．甲状軟骨を舌骨に近づけるのが甲状舌骨筋（2-8-8）です．食道入口部の開大も喉頭が前上方に引かれることで生じます（1-12-21 参照）．

これらの因子は，喉頭蓋谷と梨状陥凹の枠組みを動かし，粘膜に受動的な動きを生じさせており，多くの場合，舌骨・喉頭の前上方への動きが先行します．これに対して，喉頭蓋谷（2-8-9）や梨状陥凹の粘膜下に達する茎突咽頭筋と口蓋咽頭筋は，「枠組みを動かして」だけではなく，粘膜そのものも動かしていると考えられます．

舌・舌骨・喉頭複合体と嚥下

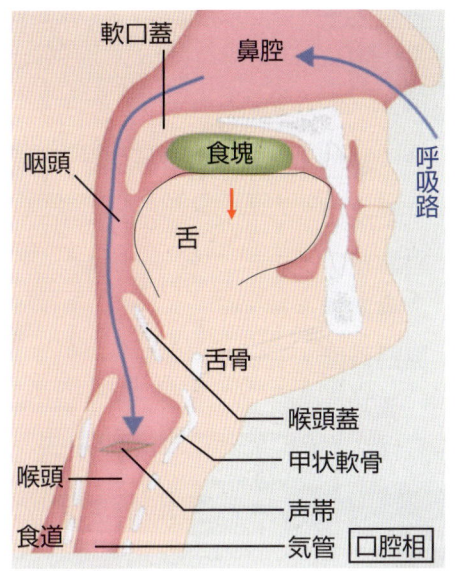

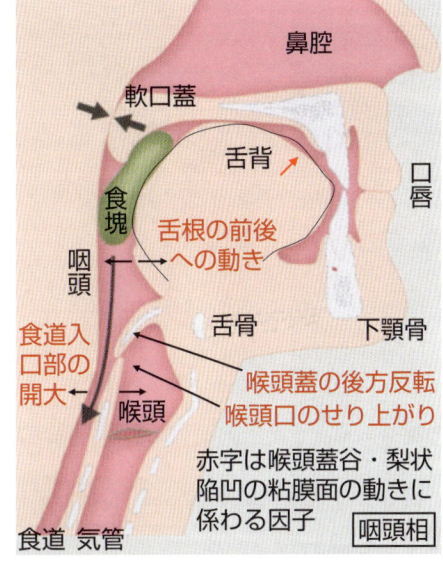

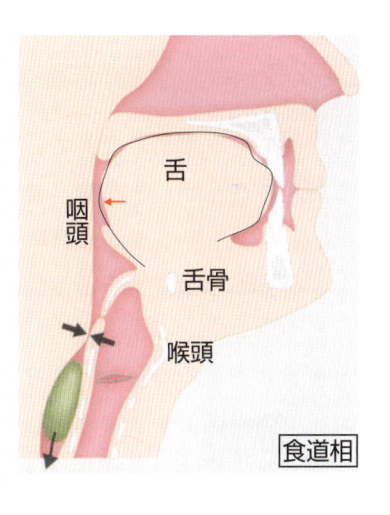

2-8-10 嚥下の過程[3]と舌・舌骨・喉頭複合体の動き（赤矢印）

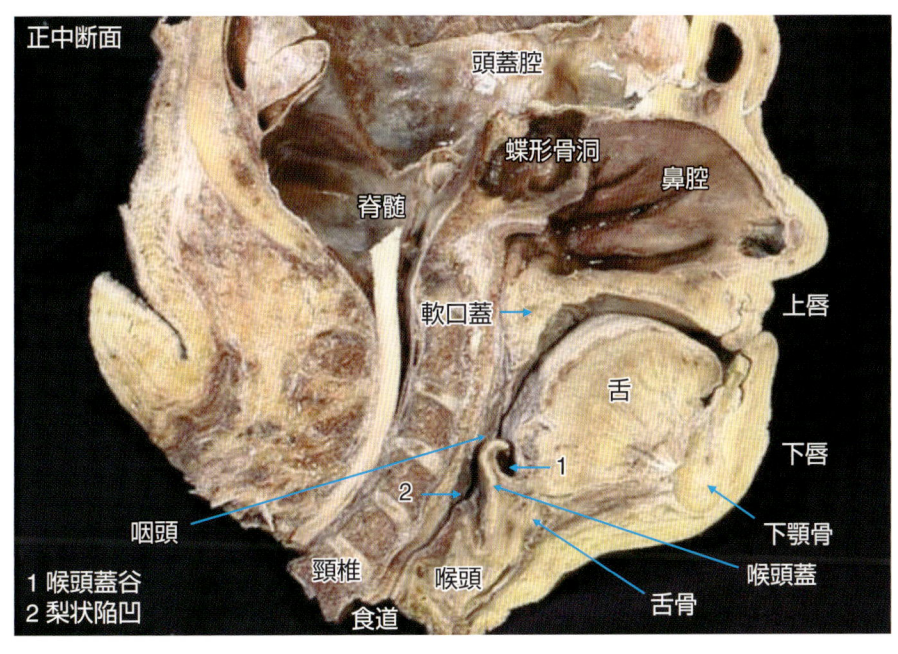

2-8-11 頭部正中断面で舌・舌骨・喉頭複合体を見ています
1 喉頭蓋谷
2 梨状陥凹

2-8-10は嚥下を段階的に見ています．食塊は口腔で形成されます（口腔相）．食塊が咽頭を通過する際（咽頭相，1-7-4参照），軟口蓋は上方に上げられて咽頭後壁に押し付けられ，鼻腔は咽頭から隔離されます．舌骨は前上方に引かれ，これに伴って喉頭も同様に動き，喉頭蓋が後下方に倒され，喉頭口が閉ざされます．舌背は硬口蓋に押し付けられ，食塊の口腔への逆流も防がれます．食道入口部は開大し，食塊は食道に送られます．食塊が食道に入ると（食道相），食道入口部は閉ざされます．

嚥下では，口腔から咽頭，さらに食道にいたる空間が拡げられたり，狭められたりして，その機能が営まれます（2-8-10）．これを大雑把に捉えると，舌・舌骨・喉頭が一塊（2-8-11 複合体）となって，口蓋や咽頭後壁に対して動かされていると考えられます．

すなわち，口腔相では舌・舌骨・喉頭複合体は下に下げられていますが，咽頭相で，複合体は前上方に引かれ，食道相では後方に動かされます（2-8-10）．

8 喉頭蓋谷と梨状陥凹の解剖構造――義歯は嚥下にどうかかわるのか

■ 舌・舌骨・喉頭複合体の動きと舌骨

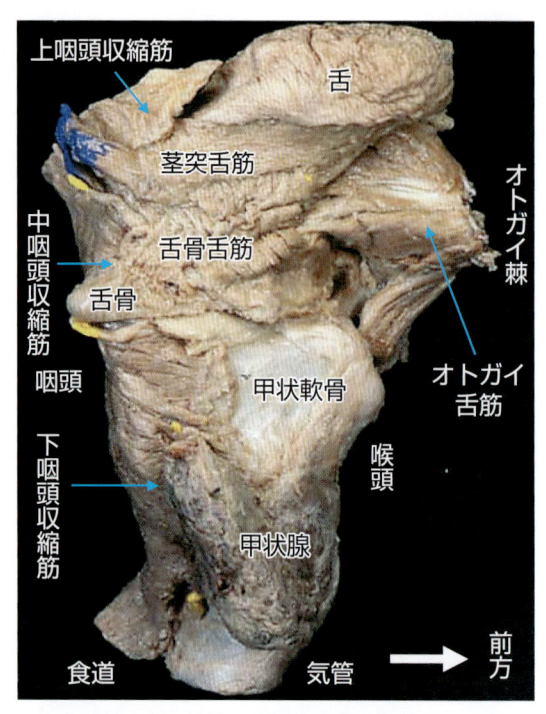

舌・舌骨・喉頭複合体（2-8-12）の'運動の要'が舌骨（2-8-13）です．舌骨は頭蓋の骨の一つですが，ヒトでは，頭蓋とは遊離した状態で，下顎骨の下後方に位置し（2-8-18），筋肉と靱帯のみで頭蓋に吊り下げられています（2-8-16）．舌・舌骨・喉頭複合体とそれに隣接する食物路は，ヒトでは逆L字形を呈します（2-8-10）．開き，閉ざすべき空間が直角に屈曲していることから，舌・舌骨・喉頭複合体は，前後・上下に自由に動かされる必要があります．舌骨が頭蓋から遊離しているのは，このことに対応しています．

舌骨の上に舌が載ります（2-8-14）．舌と舌骨は動きの上で連動し，舌を突出させると舌骨は挙上し，舌を巻き上げると舌骨は下方に引かれます．すなわち，舌は可動性の土台（台車）の上で動いており，このことが舌運動の自由性を高めています．また，口蓋を舌で強く押すと，口腔底が挙上されて硬くなります．おもに顎舌骨筋の作用ですが，このとき，舌骨すなわち台車は，上に引かれた状態に固定されています．

舌骨は，甲状舌骨膜を介して甲状軟骨にも連なり，喉頭を吊り下げています（2-8-15）．また，上・中・下の咽頭収縮筋は，それぞれ舌，舌骨，喉頭に連な

2-8-12 舌・舌骨・喉頭複合体を取り出します

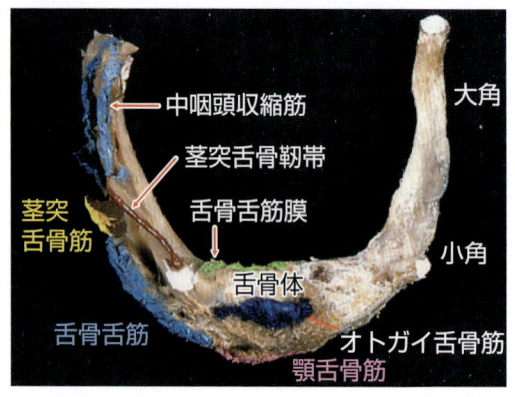

2-8-13 取り出した舌骨を前上方から見ます[2]

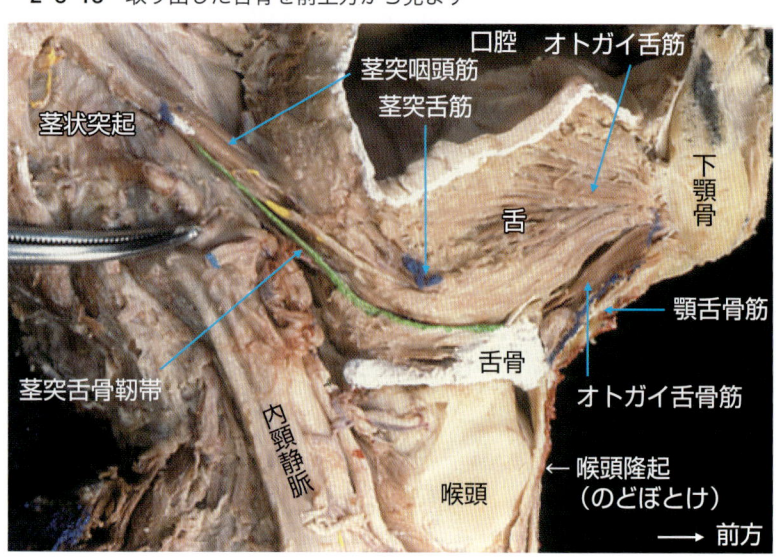

2-8-14 舌骨は舌を載せる台車です[2]

ります（2-8-12）．すなわち，舌・舌骨・喉頭複合体は，背中に咽頭を背負っていると考えられます．

舌・舌骨・喉頭複合体は，舌骨を介して大きく動かされます．舌骨の運動には舌骨上筋群と舌骨下筋群がかかわり，これらの筋肉が舌骨を中心に放射状に配列されています（2-8-16）．この配列を見ると，舌骨は前上方，後上方，および下方もしくは後下方に動かされることがわかります．喉頭は，舌骨を介してだけでなく，甲状舌骨筋と胸骨甲状筋（2-8-8）の作用で，単独にも上・下方に動かされます．

舌・舌骨・喉頭複合体の上方への動きには，舌骨上筋群以外に，茎突舌筋や口蓋舌筋，茎突咽頭筋や口蓋咽頭筋などの咽頭挙筋群，および甲状舌骨筋もかかわります．これらの筋は，普段は舌・舌骨・喉頭複合体の部分的な動きにかかわっていますが，舌骨上筋群が除去された場合には，喉頭の上方への動きに関して，代償的に働いてくれることが期待できます．

舌骨上筋群は，舌骨を上方に引くだけでなく，前後にも動かします．2-8-17は，舌骨上筋群を顎下部から見たもので，右図は，顎舌骨筋を翻してオトガイ舌骨筋を示しています．顎二腹筋前腹とオトガイ舌骨筋は，下顎骨正中内面と舌骨をつなぎ，舌骨を前上方に引きます．

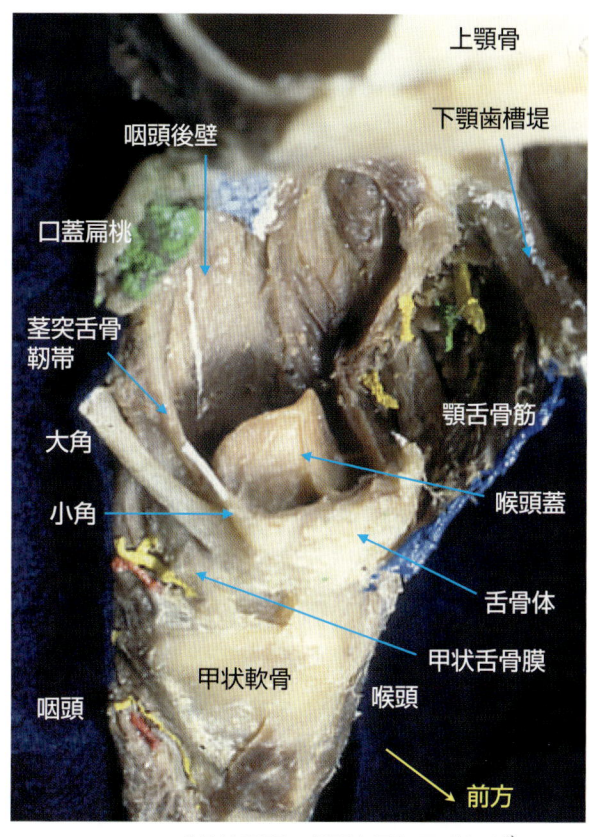

2-8-15 舌骨は咽頭・喉頭を吊り下げます[2]

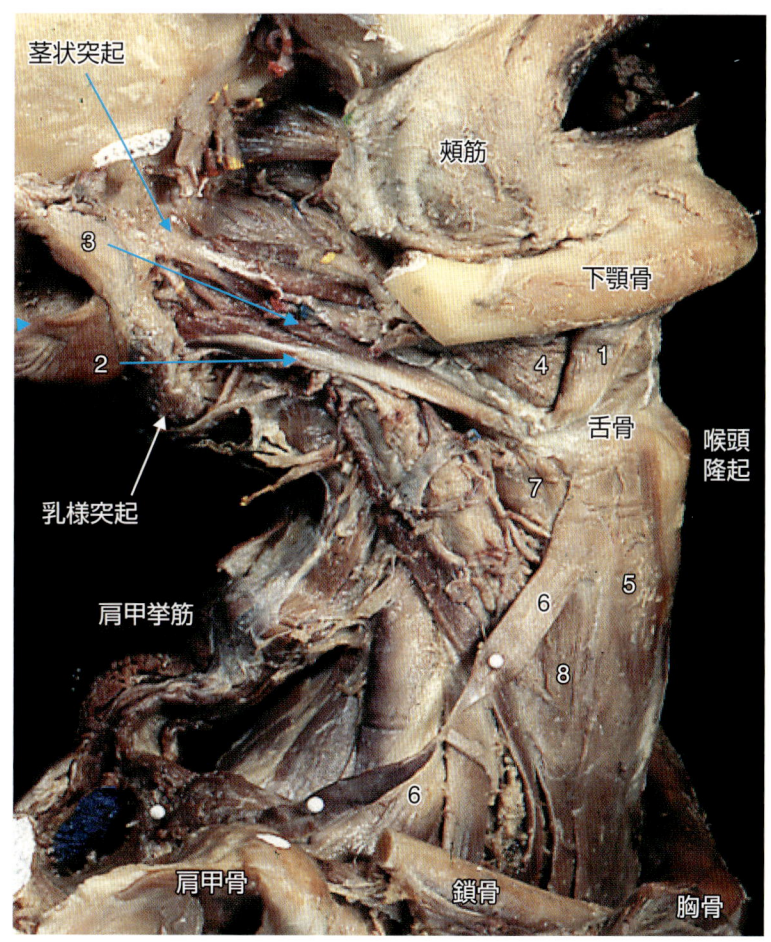

2-8-16 舌骨の運動にかかわる筋肉（舌骨上筋群：1 顎二腹筋前腹，2 顎二腹筋後腹，3 茎突舌骨筋，4 顎舌骨筋，オトガイ舌骨筋（2-8-17），舌骨下筋群：5 胸骨舌骨筋，6 肩甲舌骨筋，7 甲状舌骨筋，8 胸骨甲状筋）

8 喉頭蓋谷と梨状陥凹の解剖構造—義歯は嚥下にどうかかわるのか

一方，顎二腹筋後腹や茎突舌骨筋は，後方から舌骨に達し，舌骨を後上方に引きます．舌骨を前上方に引く筋は三叉神経，後上方に引く筋は顔面神経がその運動にかかわっており，この神経支配の違いは，両筋の機能上の違いを反映していると思われます．

なお，舌骨の前上方への動きは，喉頭蓋谷・梨状陥凹の嚥下運動に先行する重要な動きです．したがって，舌骨の前上方への動きを妨げる姿勢は，円滑な嚥下を妨げます．また，舌骨上筋群が舌骨を上方に引くには，舌骨下筋群の弛緩が必要で（2-8-18），舌骨下筋群を伸ばして反射的に収縮させるような姿勢も円滑な嚥下を妨げます．

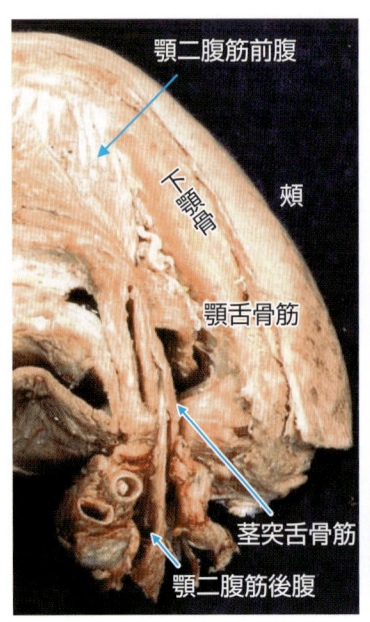

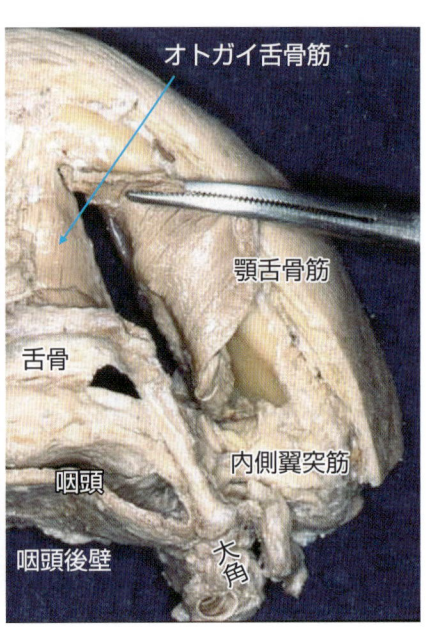

2-8-17　舌骨上筋群は舌骨を前後にも動かします

義歯は嚥下にどうかかわるか

舌骨上筋群には，舌骨を上方に引く以外に，下顎骨を下方に引く作用があり，舌骨が上方に引かれる際には，下顎骨が同時に下方に引かれないよう，前もって，咀嚼筋群により下顎骨が咬合位に固定されます（2-8-18）．したがって，下顎の固定されない開口位では，舌骨の上方への動き，ひいては嚥下は困難になります．

無歯顎者では下顎の固定が困難で，口をすぼめ，歯のない歯茎に頬や舌を挟み込み，舌を口蓋に押し当てるなどして下顎を固定し（2-8-19 左），無理して嚥下を行っています．義歯の装着で下顎の固定を図ることは，嚥下を容易にするのに役立ちます．

食塊形成時，舌の側縁は持ち上げられて中央は陥凹し，食塊を載せるスプーン状のくぼみが作られます（1-7-1 参照）．この形を保つには，舌が歯列と歯槽堤に保持される必要があります[4]．

2-8-18　舌骨挙上時の舌骨上筋群・咀嚼筋群・舌骨下筋群の相互関連

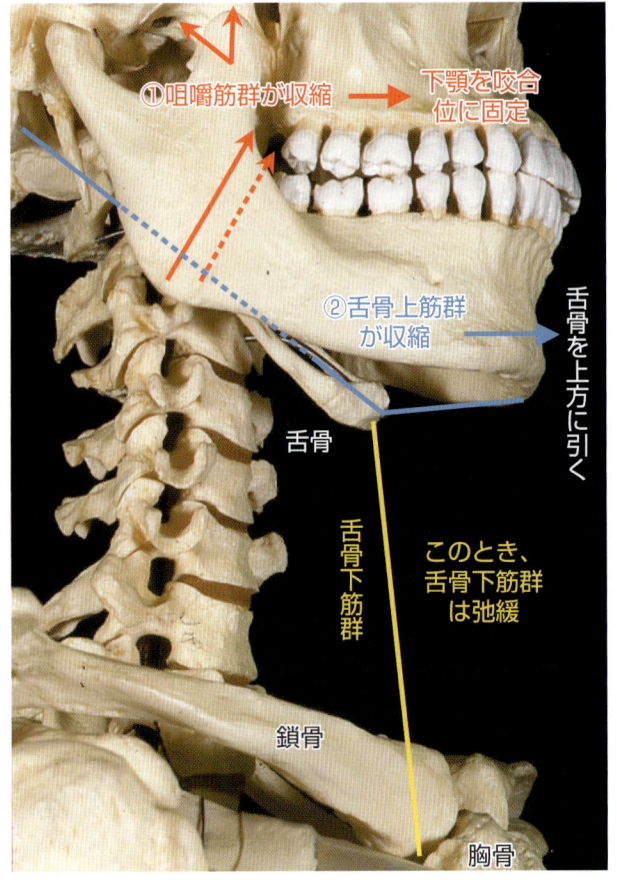

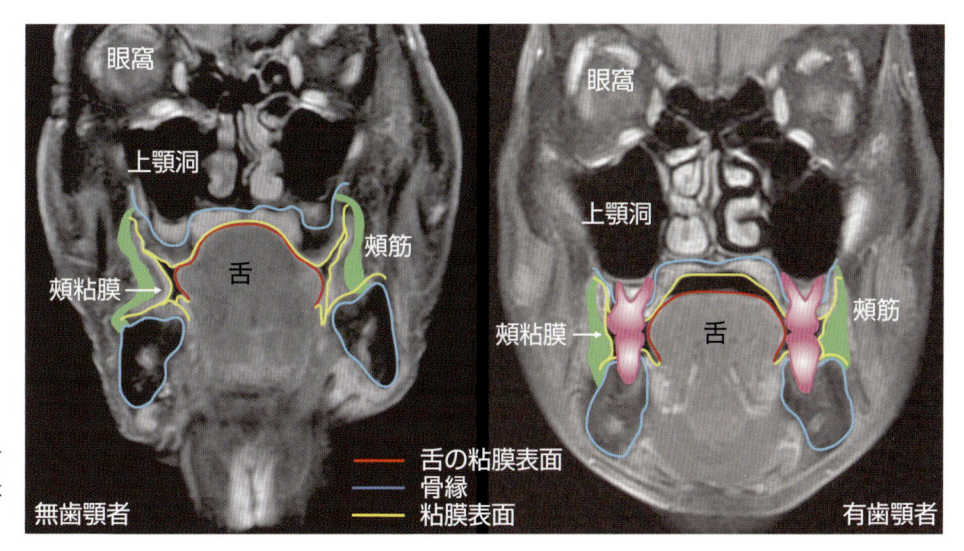

2-8-19 無歯顎者と有歯顎者の舌と歯槽・歯との関係を示すMRI画像

舌の粘膜表面（赤）
骨縁（青）
粘膜表面（黄）

無歯顎者　　　有歯顎者

2-8-19右の有歯顎者の画像は，嚥下時ではないので，舌はスプーン状にくぼんでいませんが，舌の側縁が歯列で支えられている様子はわかります．しかし，無歯顎者では保持するものがないため，舌は外にはみだしてしまい（2-8-19左），スプーン状に食塊をすくい上げるのは困難になります[4]．

義歯は，人工歯列による保持で，舌の働きを助けます．また，嚥下時，舌を硬口蓋に押し付けて口腔を閉ざしますが，高齢者では押し付ける力が弱まっています．筋力の弱まりもありますが，喉頭とともに低位にある舌が背伸びして，ようようの思いで硬口蓋を上に押しているとも考えられます．高齢者で咬合高径を高くすることは，舌の背伸び状態を助長します．口蓋床をもつ上顎義歯の装着は，舌の背伸び状態を緩和することにつながります．

舌・舌骨・喉頭複合体は，重力に抗して，頭蓋や下顎骨に吊り下げられています（2-8-20）．高齢者では，喉頭の位置が低くなっています．喉頭の低下に嚥下時の喉頭上昇が追随できなくなると，上昇時の喉頭位置が低下し，引き続く嚥下咽頭相の諸反射（2-8-10，1-7-4参照）がうまく行われなくなります．喉頭の低下は舌の低下も招き，舌が硬口蓋を押す力も低下します．

喉頭の低下は，舌骨上筋の引っ張り力の低下によると思われます．引っ張り力を低下させないために

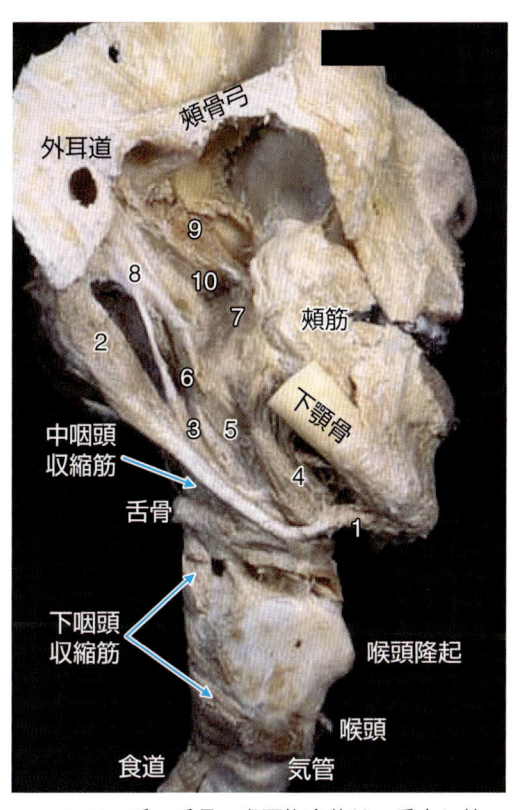

2-8-20 舌・舌骨・喉頭複合体は，重力に抗して吊り下げられています（舌骨上筋群：1 顎二腹筋前腹，2 顎二腹筋後腹，3 茎突舌骨筋，4 顎舌骨筋．その他の筋など：5 茎突舌筋，6 茎突咽頭筋，7 上咽頭収縮筋，8 茎状突起，9 口蓋帆張筋，10 口蓋帆挙筋）

は，舌骨上筋を積極的に動かす必要があり，咀嚼はその有効な手段となります．義歯の装着は，咀嚼のみならず，嚥下能力の維持にも重要と思われます．

コラム：臨床医からの一言アドバイス—解剖構造をどう読むか

市 川 哲 雄

● 顎関節と咬合

　咬合から見た顎口腔系は，咬合，顎関節，咀嚼筋，それらを制御する中枢を含んで，機能的咬合系と呼ばれます（図1）．また，支点である顎関節，力点である閉口筋付着部，作用点である咬合力作用点が，3級のてこの位置関係から成り立っています．支点に近い臼歯部では大きな咬合力が発揮され，支点から最も遠い前歯部では力が発揮されにくくなります．当然，支点である顎関節にはそれ相応の力が加わります．また，下顎の運動に伴って，下顎頭と関節円板が調和しながら動く必要があります．顎関節症は，歯科における重要な疾病の一つです．咬合の関与については否定されたようですが，再度その重要性が指摘され始めています．

　顎関節は，側頭骨の下顎窩と下顎骨の下顎頭との間の関節で，関節円板が介在します．囲りには，外側翼突筋，靱帯，結合組織，滑膜に覆われた関節包が取巻きます．教科書では，2次元の模式図しか見られませんが，解剖写真によって，その3次元的な構成を理解することは重要です．また，最近はCTやMRIなどの画像診断が進歩し（図2），患者の顎関節の状態が把握できるようになっています．その意味からも，解剖構造と対比させることが必要です．

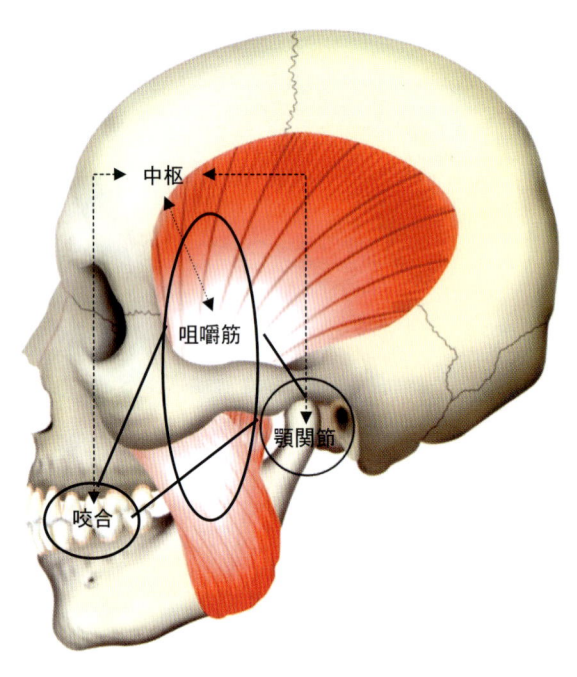

図1 機能的咬合系．咬合，顎関節，咀嚼筋の位置関係に注意

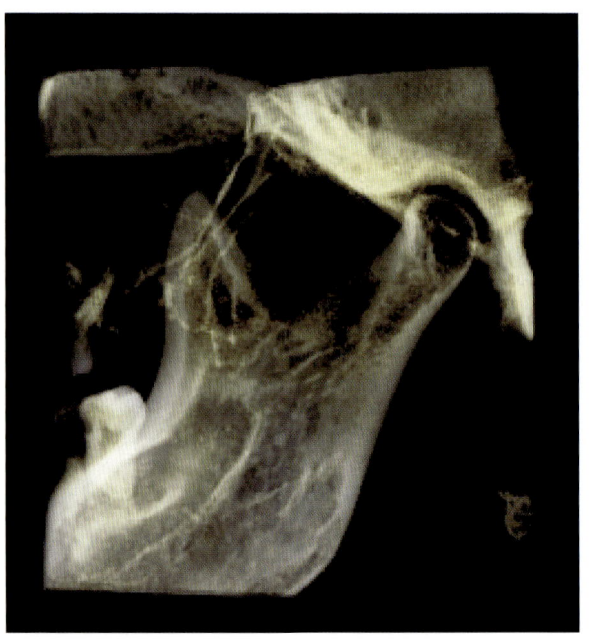

図2 顎関節のCT画像の3次元構築（ボリュームレンダリングによる再構築像）

コラム：臨床医からの一言アドバイス—解剖構造をどう読むか

市川 哲雄

● 口の機能のリハビリテーション

2足歩行のヒトは，重力に支配されており，寝たきりになると重力に逆らわなくなり，① 胃や腸の機能は低下し，その消化管壁も薄くなる．② 肺や心臓の機能が低下する．③ 精神・神経機能が低下する．などの廃用性症候群を起こします．口は咀嚼，構音，表情を作るなど，数多くの機能を有しています．口から食べることは，ヒトとしての尊厳を保ち，さまざまな廃用性症候群を防止することができるといわれています．

ペンフィールドは，運動野や体性感覚野と身体の各部位との対応関係をまとめました．図は，ホムンクルスといって，脳の大脳皮質の表面積に占める身体各部位の比で，そのまま各部位の物理的な大きさに変換したものです．これを見ると，手や唇・舌が非常に大きくなっています．逆に考えれば，身体から脳に影響を与えようとする場合，手や唇・舌に刺激を与えると，少ない刺激で大きな効果が期待でき，したがって，口を動かすことで，脳にたくさんの刺激を送られるということになります．

さらに，嚥下に関係する筋肉を含め，顎顔面の筋肉は口腔を中心に広がっています．よく噛み，よくしゃべり，よく笑うことは，これらの筋肉を直接的，間接的によく使うわけです．また，筋肉や関節は使っていないと（あるいは脳卒中で）動きが悪くなったり，動かなくなってしまいます．

解剖構造を理解し，口の機能のリハビリテーションの大切さを認識し，その効果を高めなければなりません．

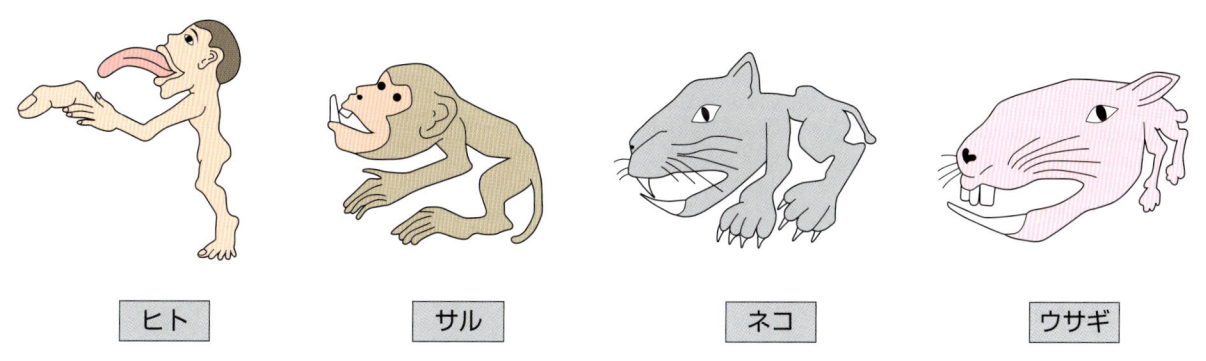

図　ホムンクルス（講談社ブルーバックス「進化しずきた能」2007．P49）から引用

9 歯・歯槽骨・顎骨のX線解剖学
―うまい抜歯に役立つために

高橋 章　宮本洋二　北村清一郎

本項のねらい

　歯と顎骨の形を把握することで，抜歯が容易になり，安全性が高まります．また，抜歯器具の作用は，鉗子では振子運動，回転運動，楔作用，挺子では楔作用が代表的で，歯と骨の形状をうまく利用することが重要です．本項では，X線CT画像から作成した三次元画像や断面像を用いて，前半で歯の植立方向，歯根形態，歯槽骨形態を説明します．後半では，抜歯時に考慮しておくべき構造である下顎管および上顎洞と歯との関係を説明します．

上顎前歯

　歯軸は近遠心的にはほぼ垂直ですが，歯根は後上方に傾斜しています（2-9-1，2）．歯根の断面は，丸みを帯びた三角形に近い形状です（2-9-4）．歯槽骨の唇側壁は全体的に薄くなっています（2-9-6ならびに2-5-9参照）．

　その一方で，唇側隅角部では歯槽骨（海綿骨に富む）が局所的にやや厚くなっています（2-9-3，6）．海綿骨の厚い部位では，骨の弾性が大きいために，挺子の挿入部に適しています．このうちで，抜歯操作がしやすく，安全性の高い部を選びます．

　挺子では，歯槽骨が厚い近心隅角を挿入部に選びます．抜歯する歯や隣在歯の歯冠，ならびに下顎が操作の障害になりにくい，近心頬側隅角が推奨されます．

　口蓋側は骨が厚いため，歯冠の崩壊が著しいなど，操作が容易な場合には，挿入部として有効なことがあります．歯軸に沿って，やや後上方に向けて楔作用を利用しながら操作します．鉗子では，唇側と口蓋側の歯頸部を把持しながら，振り子運動を加えますが，歯根断面が比較的丸いために，回転運動を加えることも有効です．

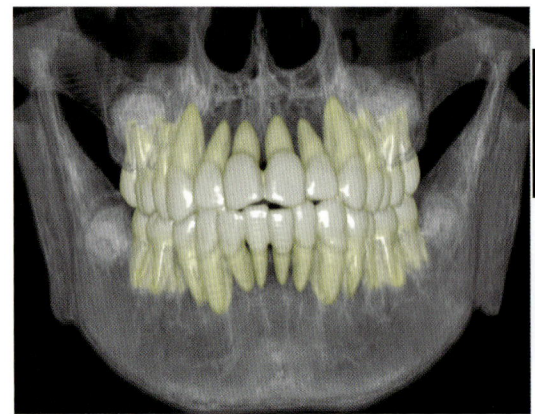

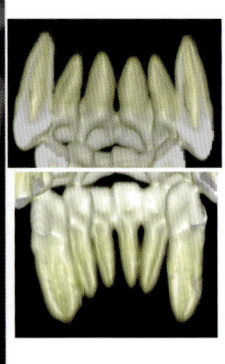

2-9-1　歯の植立方向（前方および後方から）

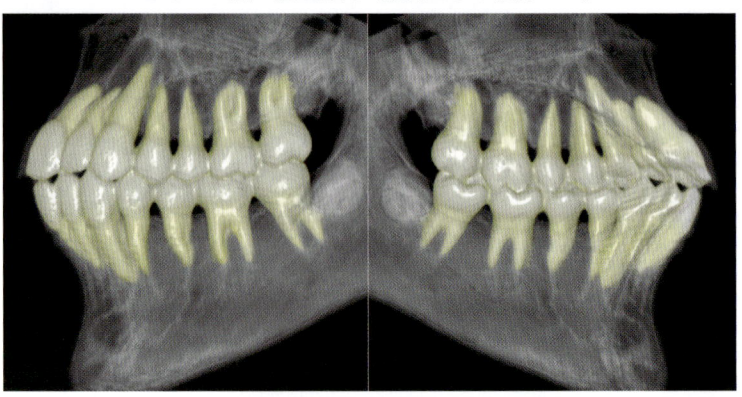

2-9-2　歯の植立方向（左外側および右内側から）

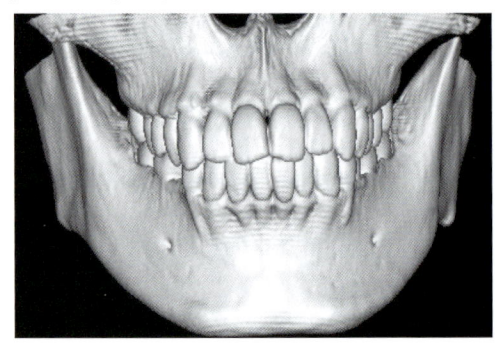

2-9-3　前歯部の歯槽骨表面形態（前方から）

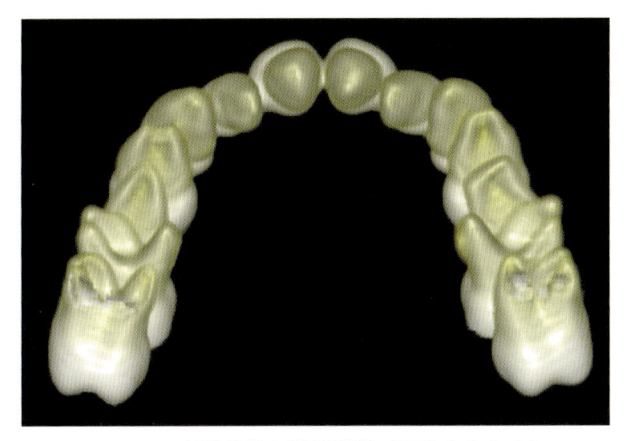

2-9-4　上顎前歯の歯根形態（根尖方向から）

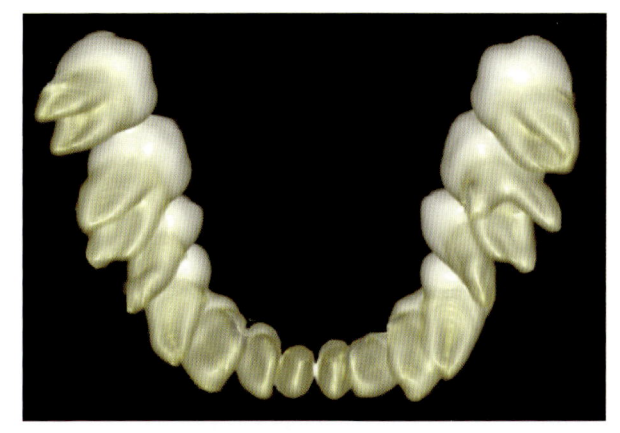

2-9-5　下顎前歯の歯根形態（根尖方向から）

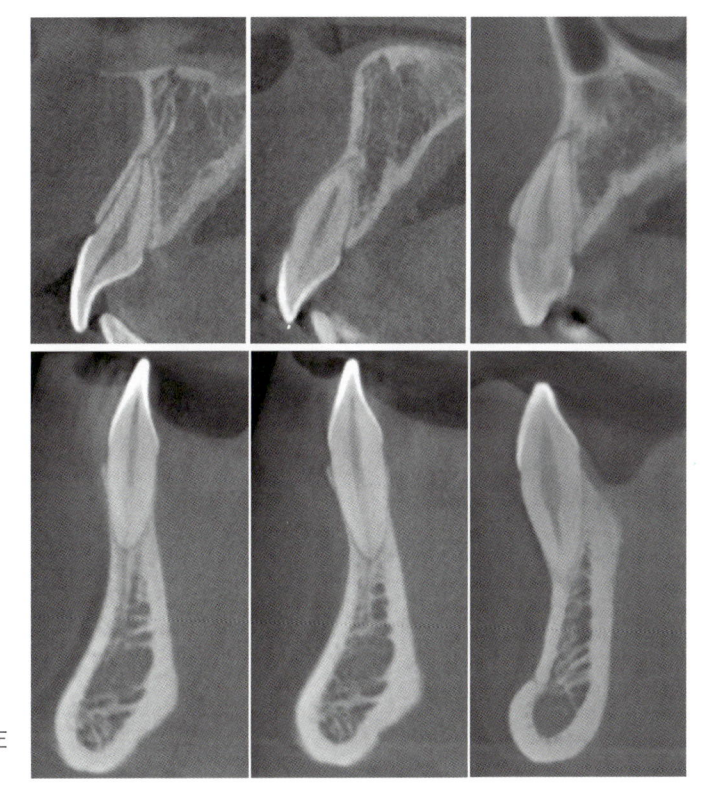

2-9-6　前歯部の歯槽骨形態（歯列に直交する断面像）．左側が唇側（左から中切歯，側切歯，犬歯）

下顎前歯

歯軸は近遠心的にほぼ垂直で，歯根が後下方に傾斜しています（2-9-1, 2）．歯根は，近遠心的に圧平された楕円形の形状です（2-9-5）．歯槽骨は唇側，舌側ともに非常に薄くなっています（2-9-6）．唇側隅角部で歯槽骨が局所的に厚くなっています（2-9-3）．

第1章の4で述べられているように，下顎では舌下部の損傷を避けることが重要で，挺子は近心唇側隅角を挿入部とします．また，どの部位の抜歯にも共通することですが，挺子を滑らせて外傷を起こさないように，挺子先端よりも前方の歯肉に，挺子を持つ手と反対側の拇指か示指を添えて，ガーゼを保持しながら操作する必要があります．

鉗子では，薄い歯槽骨の破折を防ぐために，急激に大きな力をかけないようにする必要があります．歯根が近遠心的に扁平で薄く，また歯根遠心面に溝がある（2-9-1）ことから，歯根破折につながるような回転運動も避けるべきです．

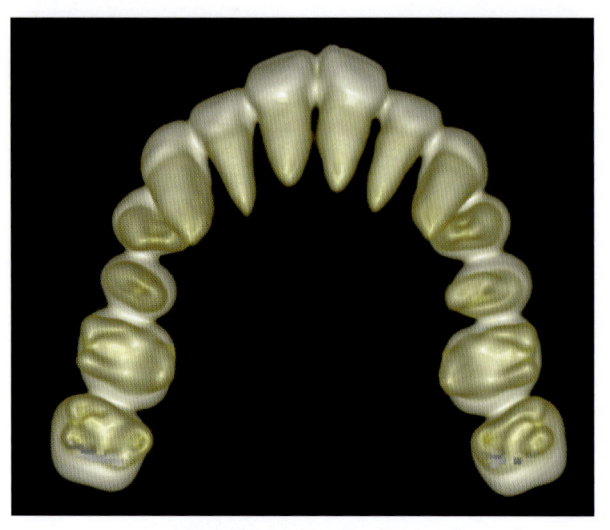

2-9-7 上顎臼歯の歯根形態（根尖方向から）

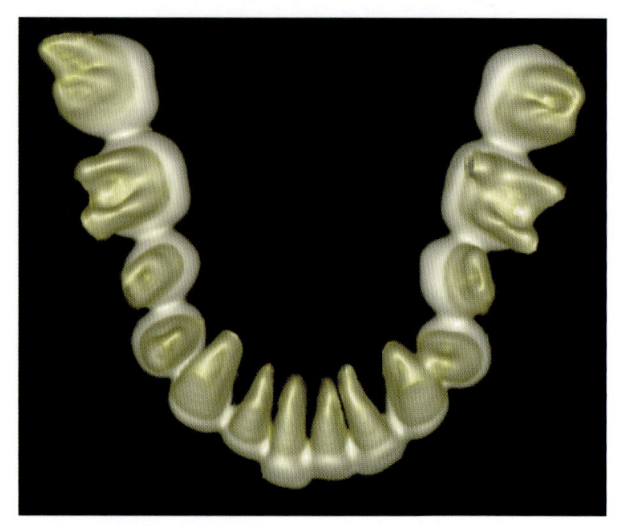

2-9-8 下顎臼歯の歯根形態（根尖方向から）

上顎小臼歯

　ほぼ垂直に植立しています（2-9-1，2）．歯根は近遠心的に圧平された楕円形（2-9-7）です．第一小臼歯では，上顎犬歯に似て頬側歯槽骨が薄くなっていますが，第二小臼歯ではやや厚く見られます．口蓋側歯槽骨は，いずれも厚くなっています（2-9-9～11）．

　近心頬側隅角が挺子の挿入部位に選ばれることが多いようですが，この部の歯槽骨が薄い一方で，近心口蓋側の骨量が豊富なために，口蓋側隅角から挿入したほうが，楔作用が効果的に働く場合が多く見られます．

　鉗子での抜歯は，第一小臼歯は2根であること，第二小臼歯では根面に溝があるため，回転運動は避けるべきです．

上顎大臼歯

　歯軸は頬舌的に垂直で，歯冠がやや遠心に傾斜しています（2-9-1，2）．歯根は全体的には丸みを帯びた四角形で，頬側2根は近遠心的，口蓋根は頬舌的に圧平された楕円形です（2-9-7）．歯根が頬舌的に開大している場合も見られます．頬側・口蓋側ともに厚い歯槽骨があります（2-9-9～11）．

　挺子の挿入は，骨量が豊富な近心頬側隅角あるいは近心口蓋側隅角が適しています．歯の遠心側から挿入する場合は，歯冠がやや遠心に傾斜していること，および挿入部位を直視しにくいことから，遠心側隣在歯の歯根膜に誤って器具を挿入して，隣在歯を脱臼させないように注意が必要です．

　また，挿入部位が不適切な場合には，歯が圧入される方向に力が加わり，上顎洞に迷入することがあります．したがって，挺子先端が歯根膜に適切に挿入されていることを確認する必要があります．歯根開大が強い場合は，脱臼が困難なことがあり，予期しない歯根破折を避けるために分割抜歯の必要があります．歯根は頬舌的に開大しており，まず頬舌的に2分割します．頬側2根は歯根形態が類似しているために，多くの場合は同時に脱臼が容易です．

　なお，分割の際に根分岐部をはるかに超えて切削すると，上顎洞底を損傷することも考えられるので，あらかじめ上顎洞底の位置を把握しておく必要があります．挺子は頬側根には近心頬側隅角，口蓋根には近心口蓋側隅角，あるいは頬側根が抜去された後

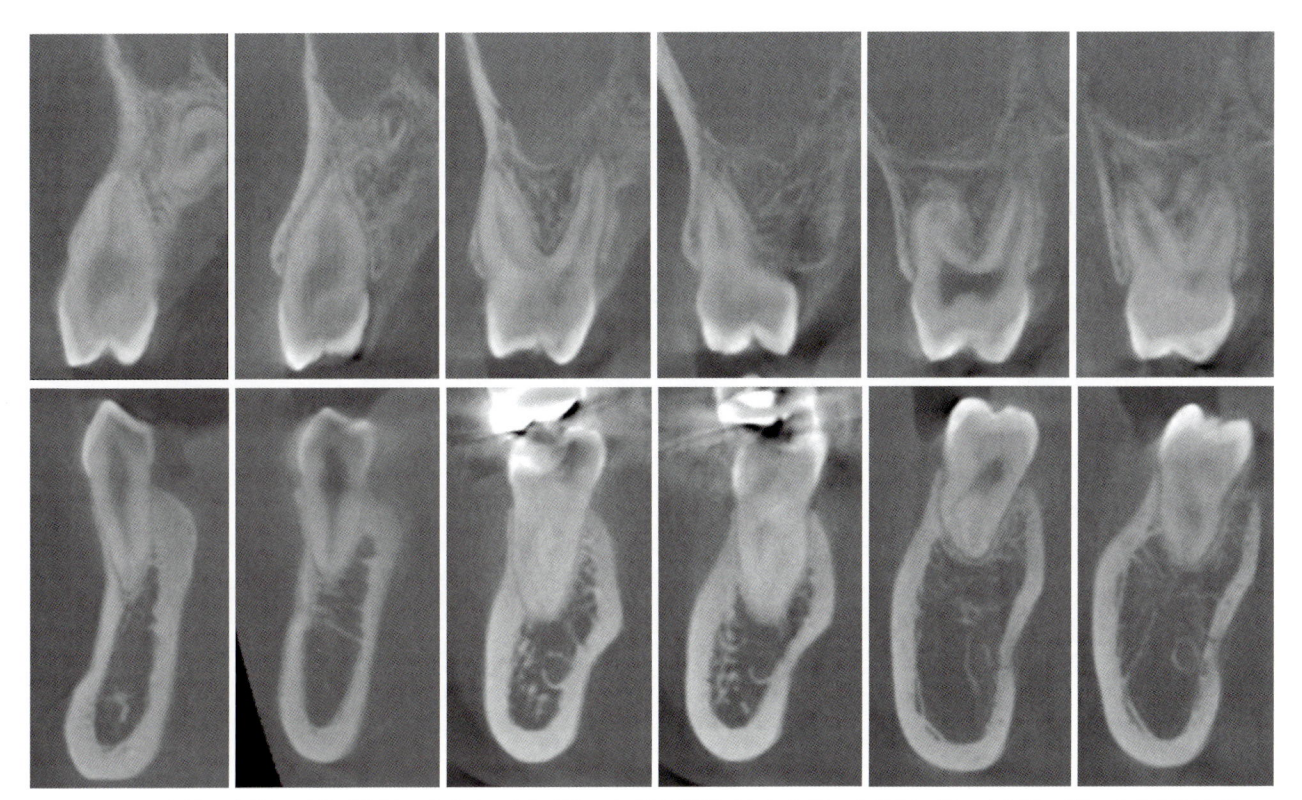

2-9-9 臼歯部の歯槽骨形態（歯列に直交する断面像）．左側が頬側（左から第一小臼歯，第二小臼歯，第一大臼歯近心根，第一大臼歯遠心根，第二大臼歯近心根，第二大臼歯遠心根）

では，根の近心頬側を挿入部位とします．

下顎小臼歯

ほぼ垂直に植立しています（2-9-1，2）．歯根は近遠心的に圧平された楕円形（2-9-8）です．歯根彎曲が見られることがあり，多くは遠心に彎曲しています（2-9-2）が，近心彎曲あるいは頬舌側への彎曲の場合もあります．歯槽骨は，頬側が舌側よりも薄くなっています（2-9-9，10）．

下顎臼歯では，舌下部の損傷を避けることが重要です．2-9-14 中：CT 像のように，歯軸方向から俯瞰すると下顎骨舌側が歯列よりもアンダーカット状になっており，挺子などを舌側に挿入して滑らせたときは，容易に舌下部に到達して口底組織を損傷することがあるので，まず近心頬側隅角を挿入部位に選びます．歯根が遠心彎曲している場合には，楔作用で脱臼しやすくなります．歯根が近心彎曲している際には抵抗があるので，遠心頬側隅角への挺子の挿入も考慮します．頬舌側への彎曲は術前に予測できない場合が多く，予期せず抜歯が困難な原因になっていることがあります．この場合には骨の弾性を利用して，鉗子の振り子運動などで歯槽窩を徐々に拡大させる必要があります．

下顎大臼歯

歯冠がやや近心，および舌側に向いています（2-9-1，2）．歯根は，全体的には四角形で近心根，遠心根ともに近遠心的に圧平された楕円形です（2-9-8）．歯根が近遠心的に開大している場合がありま

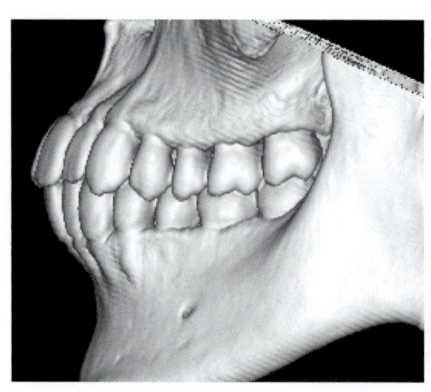

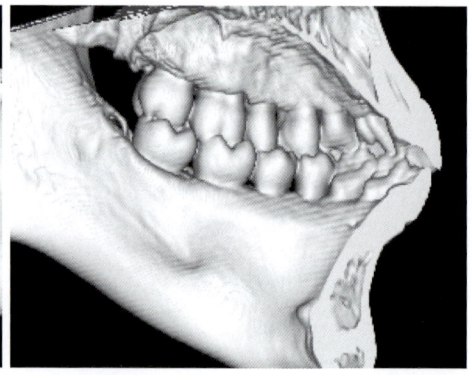

9 歯・歯槽骨・顎骨のX線解剖学——うまい抜歯に役立つために

2-9-10 臼歯部の歯槽骨表面形態（右頬側および左舌側から）

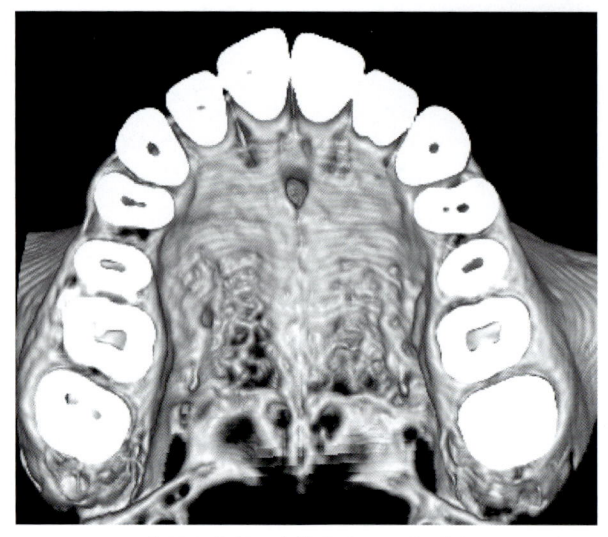

2-9-11 上顎臼歯部の歯槽骨表面形態（咬合面から）

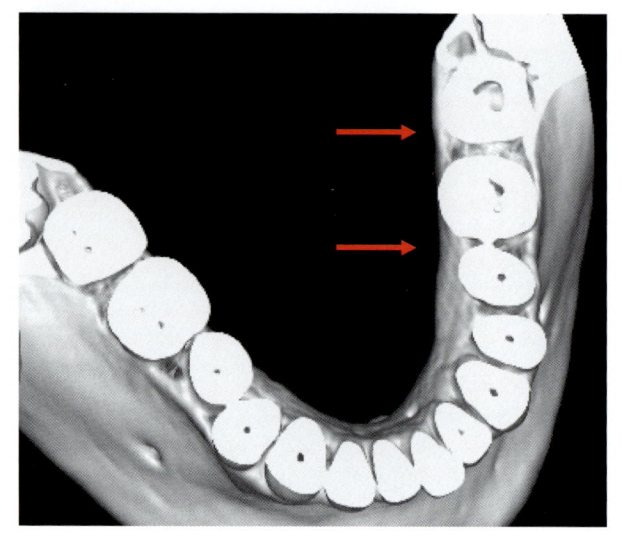

2-9-12 下顎臼歯部の歯槽骨表面形態（咬合面から）

す．歯槽骨は，舌側が頬側よりも厚くなっています（2-9-9, 10, 12ならびに2-5-11参照）が，歯冠のアンダーカットに入っています（2-9-9）．頬側隅角は骨量が比較的豊富です（2-9-12）．したがって挺子挿入部は，骨量が豊富で安全性の高い近心頬側隅角とします．下顎大臼歯部は，皮質骨（緻密骨からなります）が厚いために弾性が低い場合が多く，脱臼が困難なことがあります．壮年男性はその傾向が強く見られます．反復的に楔作用を加えて，徐々

に歯槽窩を拡大させます．また，必要に応じて分割抜歯を行います．歯根の開大傾向を考慮して，近遠心的に2分割します．遠心根は，単根あるいは根彎曲が少なく脱臼しやすいので，まず遠心根を抜去します．槽間中隔頬側あるいは遠心頬側隅角を挺子挿入部位とします．近心根では，歯根が遠心傾斜している場合が多いこと，ならびに遠心根がすでに抜去されているので，近心頬側隅角からの鉗子挿入で容易に脱臼できます．

歯と下顎管の関係

下顎臼歯の抜歯では，歯と下顎管との関係を考慮する必要があります．抜歯操作で下顎管を傷つけた場合，大出血や神経麻痺など重大な偶発症が起こる可能性があり，特に低位智歯の抜歯には要注意です．

正常萌出した智歯の根尖から下顎管までの距離は平均5mm[2]ですが，低位智歯ではその距離は短くなり，下顎管は歯の頬側，あるいは舌側を走行します．この部では下顎骨の幅が薄いために，ほとんどの場

合で，下顎管は歯と接して走行しています．しかし，抜歯時に下顎管損傷が生じる頻度は高くありません．これは，緻密骨からできている下顎管壁が，歯との間に存在しているときには，下顎管損傷の危険性が低いためと考えられます．ただ，下顎管壁が欠損して歯槽窩（抜歯窩）に露出しているときには，抜歯操作時に下顎管内容を損傷する危険性は高くなります．

下顎管が歯槽窩に露出しているかどうかの判定は，CT が最も正確ですが，まずパノラマ像などで可能性を探る必要があります．キーワードは，下顎管の「曲率，透過性の変化」です．

2-9-13 のパノラマ像では下顎管が智歯と重積していますが，下顎管の方向は変化していません．CTでは歯根との間に緻密骨が見られ，歯槽窩に露出していません．パノラマ像で，**2-9-14** では智歯歯根部で下顎管が折れ曲がって走行，**2-9-15** では下顎管が歯根を鉢巻き状に取り囲むように走行，**2-9-16** では下顎管と重積する部位で歯根の X 線透過性が増しています．これらは，いずれも下顎管壁が欠損し，歯槽窩への露出を疑う要注意所見です．CTで確定する必要があります．なお，下顎管が頬側・舌側のどちらを走行しているかは，パノラマ像だけで判定はできません．下顎管が歯根間を通過する場合もあります（**2-9-17**）．智歯が傾斜していて歯冠分割を行う際には，下顎管が走行している部位の近くでは歯根抜去時に挺子挿入を避け，下顎管損傷の危険性を低くすることも重要です．

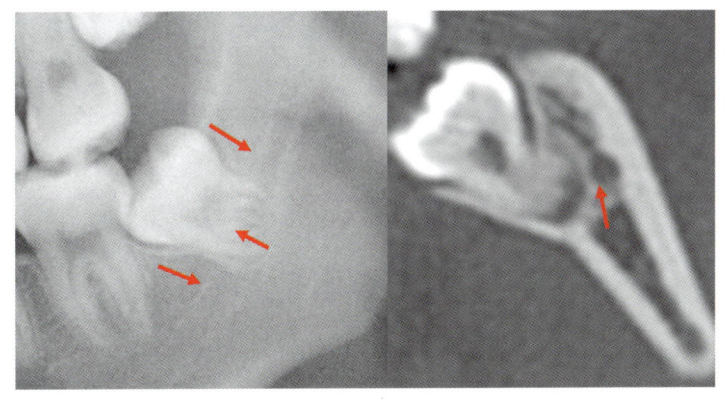

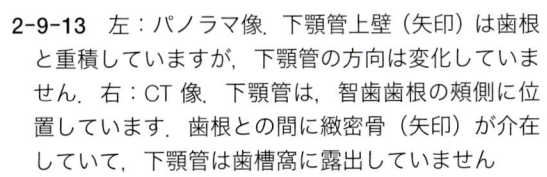

2-9-13 左：パノラマ像．下顎管上壁（矢印）は歯根と重積していますが，下顎管の方向は変化していません．右：CT 像．下顎管は，智歯歯根の頬側に位置しています．歯根との間に緻密骨（矢印）が介在していて，下顎管は歯槽窩に露出していません

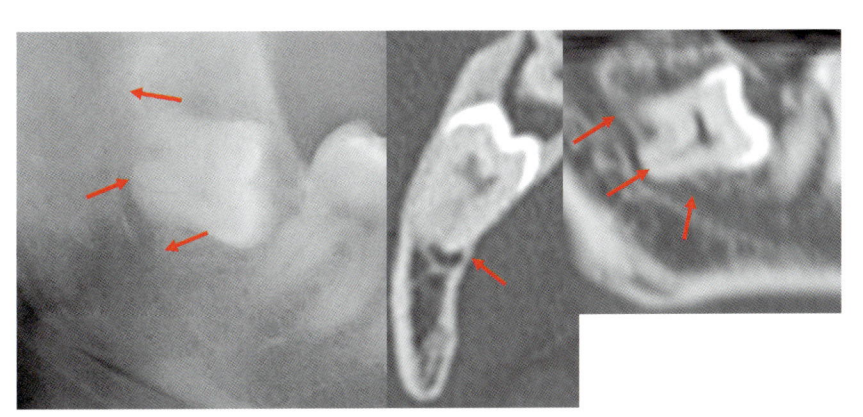

2-9-14 左：パノラマ像．下顎管上壁（矢印）は智歯近心根付近で折れ曲がって走行しています．中：CT 像．下顎管は，智歯根尖に接していて緻密骨がなく，歯槽窩に露出しています（矢印）．右：CT 像（矢状断）．パノラマ像と同様に，下顎管が折れ曲がって観察されます

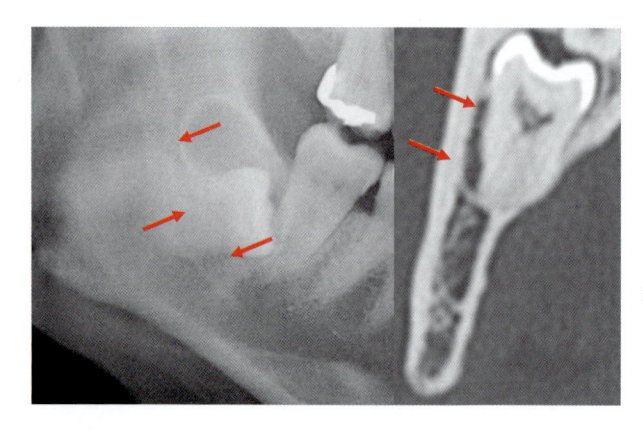

2-9-15 左：パノラマ像．下顎管（矢印）は智歯歯根を取り囲むように走行しています．右：CT像．下顎管（矢印）は，智歯の頬側に沿っています．歯根との間に緻密骨が見られません．歯槽窩に下顎管が露出しています

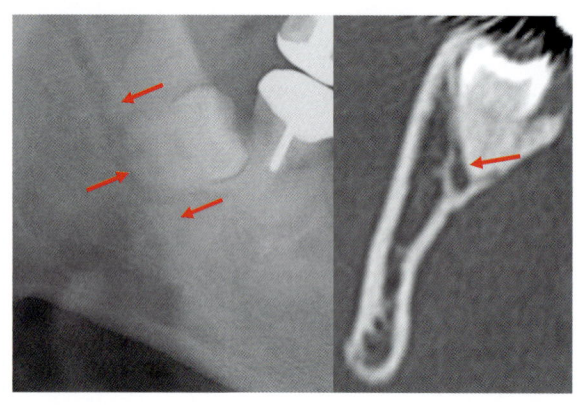

2-9-16 左：パノラマ像．下顎管（矢印）と重積する部分で，智歯歯根のX線透過性が高く見られます．右：CT像．智歯の根尖から頬側に下顎管（矢印）があり，歯根との間に緻密骨が見られません．歯槽窩に下顎管が露出しています

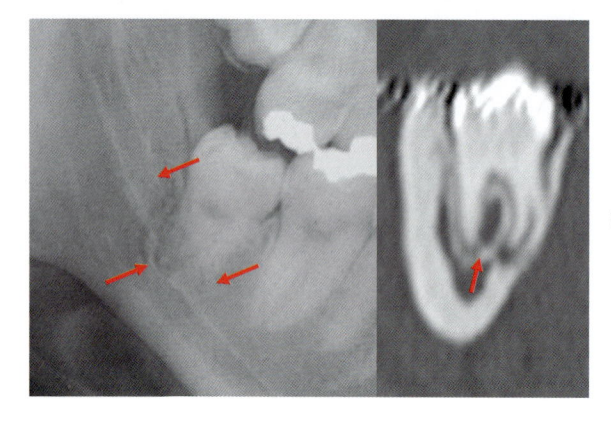

2-9-17 左：パノラマ像．下顎管（矢印）が智歯と重積しています．下顎管の方向は変化していませんが，智歯歯根のX線透過性が高く見られます．右：CT像（冠状断：前頭断面と同義）．下顎管（矢印）は歯根間を通過しています．パノラマ像では，両者の頬舌的位置は判定できません．頬側根と下顎管との間に緻密骨が見られません．この部で下顎管が歯槽窩に露出しています

歯と上顎洞の関係

　上顎臼歯の抜歯では，上顎洞穿孔などの偶発症を回避するために，上顎洞底線を観察して，歯根の上顎洞内への突出の可能性を予見します．「上顎洞底（洞底線）の方向と数を読む」がポイントです．

　上顎洞底線が大臼歯歯根と交差していても，その部で洞底線の方向が変化していないときは，上顎洞底は歯の頬側や舌側，あるいは槽間中隔に位置していて，歯と離れていると予測できます．2-9-18では，上顎洞底は歯と離れて頬側（黄矢印）に位置しています．歯の近くで洞底線の向きが変化し，歯槽硬線に沿ってあたかも歯にまとわりつくように見られる場合，さらに洞底線が分岐し複数観察される場合（2-9-19）は，上顎洞は歯に近接し，歯槽硬板の欠損も高い頻度で伴っています．このときには，抜歯時や掻爬時に上顎洞穿孔を起こさないよう，特に注意深い操作が必要です．また，上顎洞穿孔が生じても，ただちに上顎洞口腔瘻閉鎖術を行うことができるように準備しておくべきです．

2-9-18 左：パノラマ像．上顎洞底線（矢印）は臼歯歯根と交差していますが，交差する部位で方向は変化していません．右：CT像（冠状断）．歯根は上顎洞に突出していません．上顎洞底（矢印）は歯よりも頬側にあります

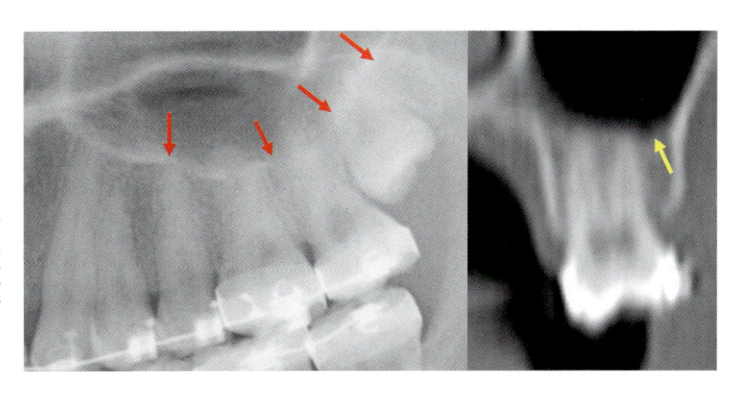

2-9-19 左：パノラマ像．上顎洞底線（矢印）は複数観察され，歯と交差する部位では，歯根にまとわりつくように方向が変化しています．右：CT像（冠状断）．歯根は上顎洞に突出しています

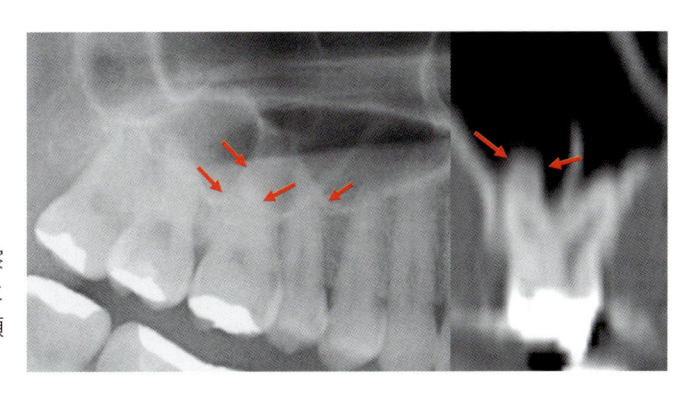

本項のまとめ

　X線画像は「影絵」であり，いくつかの構造が重なって描かれています．パノラマ撮影や口内法撮影では，X線が頬舌方向に照射されるので，2つの構造の上下の位置関係や近遠心的な位置関係は評価できますが，頬舌的な位置関係は評価できません．いい換えれば，画像で観察して2つの構造が離れて映し出されている場合は，両者は離れていると断定できます．しかし，重なって見えるときには，本当に接しているのか，あるいは実際には離れていて画像で重なって描かれているだけなのか，幾何学的には証明できません．

　ただし，それぞれの構造を観察する（読む）ことで，臨床ではかなり正確に近接の度合いを予測することができます．たとえば，ある構造が歯や歯槽硬線と交差する場所で方向が変わっていないか，透過性が変わっていないかという点に注目することが重要です．

　そこで，どちらの構造が頬側にあるかという判定や，歯根が頬舌的にどの程度傾いているかという判定，歯根が頬舌的に屈曲しているかどうかという判定には，他の検査が必要となります．

コラム：臨床医からの一言アドバイス—解剖構造をどう読むか

高橋 章

● 上顎洞の読影

・上顎骨は，後縁を追跡すると，上顎洞の外形が見えてくる

　パノラマ画像で，上顎洞底線だけでなく上顎洞の場所がわかりにくいことがあります．特に，上顎洞炎があるときや上顎洞根治術を受けた場合は，観察が難しくなります．こういったときは，上顎骨後縁をたどることで大抵は解決できます．図1を用いて解説します．

　まず，上顎結節（1：黄色）を確実に捉えます．智歯がない場合は，第二大臼歯から1歯分遠心に，智歯がある場合は，すぐ遠心に位置しています．次いで，そこから上方に走る線（2：赤色）を拾い出します．この線が上方にいくにしたがって，二股に分かれている（3：青色）ことを確認します．二股の前方（パノラマでは正中寄り）が上顎骨後縁（正確には上顎体の後縁で，上顎骨内側面（鼻腔面）と後面（側頭下面）との境界）です．後方の線は翼状突起前縁で，二股の間は翼口蓋窩です．通常は，上顎骨後面や内側面の厚みは非常に薄く，すぐ内側が上顎洞になります．ここから上顎洞底線をたどることで，上顎洞外形を把握しやすくなります．慢性上顎洞炎では骨壁が厚くなります．

　上顎洞根治術後（図2）では，後縁（赤色）は上方が前方に倒れこみ，骨が厚くなり，翼口蓋窩が拡大します．上顎癌では下方進展型で，上顎骨後面から後縁にかけて，骨破壊が生じることがあります．上顎骨後面のすぐ外側には，外側翼突筋が存在しており，腫瘍が同筋に浸潤して開口障害の原因になることがあります．開口障害で顎関節症が疑われるときに，この部の骨破壊の有無を確認することで，上顎癌との鑑別に役立てます．

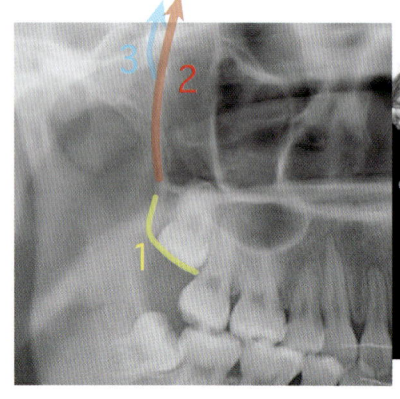

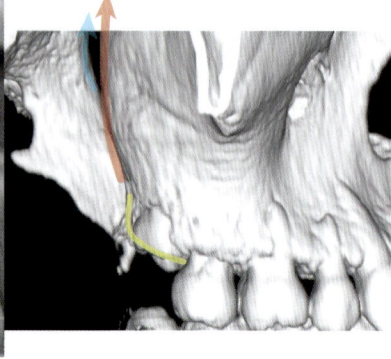

図1　左はパノラマ画像，右は同一例のCT3次元構築画像．1：上顎結節，2：上顎骨後縁，3：翼状突起前縁

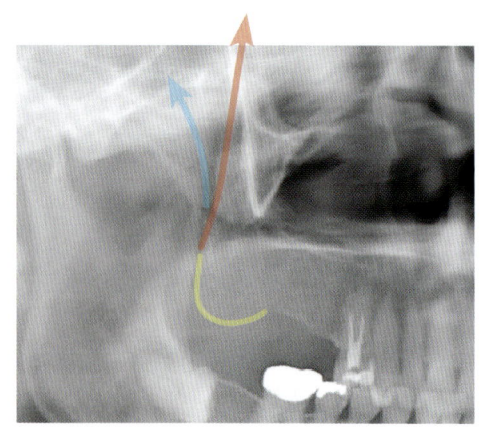

図2　上顎洞根治術後の状態．黄色：上顎結節，赤色：上顎骨後縁，青色：翼状突起前縁

2章　文献一覧

1 総義歯の形態にかかわる解剖構造—義歯の形を理解する　①上顎義歯

1) 市川哲雄，北村清一郎：総義歯を用いた無歯顎治療—口腔解剖学の視点から—．クインテッセンス出版，東京，2004．
2) 北村清一郎：口腔周辺の解剖構造と義歯床の形態．デンタルダイヤモンド，**30**（3）：28～38，2005．
3) 宮下恒太：顎粘膜の局所被圧変位度と咬合力による義歯床の沈下度とに関する研究．歯科学報，**70**：38～68，1970．

2 総義歯の形態にかかわる解剖構造—義歯の形を理解する　②下顎義歯

1) 市川哲雄，北村清一郎：総義歯を用いた無歯顎治療—口腔解剖学の視点から—．クインテッセンス出版，東京，2004．
2) 北村清一郎：口腔周辺の解剖構造と義歯床の形態．デンタルダイヤモンド，**30**（3）：28～38，2005．

3 インプラント植立手技のエビデンスを考える①上顎インプラント

1) 古賀剛人：科学的根拠から学ぶインプラント外科学　応用編．クインテッセンス出版，東京，2004．

4 インプラント植立手技のエビデンスを考える②下顎インプラント

1) 古賀剛人：科学的根拠から学ぶインプラント外科学　応用編．クインテッセンス出版，東京，2004．
2) 古賀剛人：科学的根拠から学ぶインプラント外科学　偶発症編．クインテッセンス出版，東京，2007．
3) 上條雍彦：口腔解剖学 1 骨学．アナトーム社，東京，1965．
4) Lillie, J. H. and Bauer, B. A.：Sectional anatomy of the head and neck. A detailed atlas. Oxford University Press, New York, Oxford, 1994.

5 歯科局所麻酔時に必要な解剖学の知識—より効果的な麻酔を目指して

1) 上條雍彦：口腔解剖学 4 神経学．アナトーム社，東京，1965．
2) 橘田博純：日本人上顎骨の内部構造に関する研究—成人有歯顎及び無歯顎について—．歯科学報，**87**（6）：1005～1033，1987．
3) 藤原道夫：日本人下顎骨の内部構造に関する研究．歯科学報，**89**（3）：561～584，1989．
4) 堀口幸彦：図説臨床咬合解剖学．医歯薬出版，東京，1991．
5) 髙杉嘉弘：合併症を起こさない局所麻酔—下歯槽神経近位伝達麻酔法の理論と実際—．日歯医師会誌，**53**（5）：419～424，2000．

6 臼後三角の局所解剖学—下顎智歯抜歯時の偶発症を防ぐには

1) 野間弘康，佐々木研一 編：カラーグラフィックス 下歯槽神経麻痺．医歯薬出版，東京，2001．
2) 須賀賢一郎：気腫．日本歯科評論，No. **701**：64～65，2001．

7 顎関節の局所解剖学—顎関節症を理解するために

1) 北村清一郎：顎関節の基礎 1．解剖学 2) 軟組織 顎関節症．永末書店，京都，2003，347～360．
2) 北村清一郎：歯科臨床に生かす口腔周囲構造の解剖アトラス No.1 顎関節とその周辺．ザ・クインテッセンス，**11**（1）：3～10，1992．
3) 丸山剛郎：臨床生理咬合 顎口腔機能の診断と治療．医歯薬出版，東京，1988．

8 喉頭蓋谷と梨状陥凹の解剖構造—義歯は嚥下にどうかかわるのか

1) 井出吉信，山田好秋編：CD-ROM 摂食・嚥下のメカニズム—解剖・生理編—．医歯薬出版，東京，2003．
2) 市川哲雄，北村清一郎：総義歯を用いた無歯顎治療—口腔解剖学の視点から—．クインテッセンス出版，東京，2004．
3) 坂井建雄，岡田隆夫：系統看護学講座 専門基礎 1 人体の構造と機能［1］解剖生理学．医学書院，東京，2005．
4) 山田好秋：よくわかる摂食・嚥下のメカニズム．医歯薬出版，東京，2004．

9 歯・歯槽骨・顎骨の X 線解剖学—うまい抜歯に役立つために

1) 道健一，野間弘康ほか：口腔顎顔面外科学総論（第 1 版）．医歯薬出版，東京，2000．
2) 上條雍彦：口腔解剖学 1 骨学．アナトーム社，東京，1965．
3) Lanlais, R. P., Langland, O. E., Nortje, C. J.：Diagnostic Imaging of the Jaws（1st ed）. Williams & Wilkins, Malvern, 1995, 43～86.

茸状乳頭　35
歯槽管　132, 144
歯槽孔　127, 144
歯槽骨断面形態　180, 181, 182, 183, 184
歯槽骨表面形態　180, 181, 182, 183, 184
歯槽舌側溝　26, 116, 119, 120, 154, 155
歯槽堤　113, 120
歯槽突起（上顎骨）　44, 45, 47, 49, 128, 129, 147
歯槽粘膜　18
歯槽膿瘍　32
歯槽部（下顎骨）　147, 148, 157, 160
歯槽部（下顎骨）と下顎底のずれ　137, 138
歯槽部粘膜　18
舌の再建　40
膝神経節　12, 98
歯肉　18, 49
歯肉弁　25, 49
斜角筋　83, 87
縦隔　87, 89
縦隔気腫　155, 156, 158, 159
重力　177, 179
上咽頭収縮筋　57, 70, 120, 150, 153, 154, 156, 174
上咽頭収縮筋顎咽頭部　94
上咽頭収縮筋頬咽頭部　94
上咽頭収縮筋舌咽頭部　94
上咽頭収縮筋翼突咽頭部　94
上顎（無歯顎）　47, 128
上顎（有歯顎）　47
上顎結節　188
上顎結節（臨床的）　47, 114, 126, 130, 131
上顎結節伝達麻酔　66
上顎骨後縁　188
上顎骨の頬骨突起　19, 20, 44, 132
上顎神経　15, 98, 99, 145, 146
上顎神経後上歯槽枝　45, 99, 144, 146
上顎神経前上歯槽枝　45, 99, 144
上顎神経中上歯槽枝　45, 99, 144

上顎洞　44, 47, 126, 129, 130, 131, 133, 142, 144, 182
上顎洞穿孔　186
上顎洞底　45, 128, 132, 133, 182, 188
上顎洞底口蓋壁　132, 142
上顎洞底と歯　186
上顎洞底の骨稜　132
上顎洞粘膜　132
上顎洞壁　132
上眼窩裂　15
小頬骨筋　10
上行咽頭動脈　57, 102
小口蓋神経　98, 146
上行口蓋静脈　70, 86
上行口蓋動脈　57, 70, 86, 103
上甲状腺動脈　86, 92, 96, 102
小後頭神経　76
上喉頭神経　92, 171
上縦舌筋　36
上唇挙筋　10
上唇動脈　14, 22
上唇鼻翼挙筋　10
小舌下腺管　30
上内深頸リンパ節　85
静脈角　85
食道後隙　86, 87, 89
食道入口部　94, 95, 97, 172, 173
食物路　51, 170, 172, 174
深顔面静脈　103
深筋膜　59, 74
深頸リンパ節　85, 87
浸潤麻酔　144, 146, 147, 148, 149
唇小帯　18, 110
唇側前庭　18, 19, 20, 110, 117, 139
深側頭神経　67, 145
深部隙　89

す

垂直舌筋　36, 37
睡眠時無呼吸症候群　37
スピーチエイド　56

せ

正円孔　15, 145

声帯靱帯　93
声帯ヒダ　93
声門　93, 97
舌　34, 38, 40, 125, 174, 176, 177
舌・舌骨・喉頭複合体　173, 174, 175, 177
舌咽神経　92, 171
舌下隙　27, 33, 78, 80, 89, 148, 155
舌下小丘　26, 28, 30
舌下静脈　138
舌下神経　27, 28, 30, 34, 38, 79, 81, 88, 92
舌下腺　27, 28, 30, 31, 77, 119, 135, 155
舌下腺部（歯槽舌側溝）　119
舌下動脈　29, 30, 31, 38, 135, 138
舌下ヒダ　26, 28, 30, 33
舌下部　26, 183
舌下部粘膜　26
舌下面　26
舌筋　34, 120
舌腱膜　36
舌骨　38, 51, 79, 97, 170, 172, 173, 174, 175, 176
舌骨下筋群　38, 82, 84, 96, 100, 175, 176
舌骨下部　83
舌骨上筋群　38, 40, 64, 79, 84, 97, 100, 175, 176, 177
舌骨上部　74, 83
舌骨舌筋　36, 37, 172
舌根　50, 51, 170, 172
切歯窩　43, 47, 49, 128, 129
切歯管　129
切歯孔→切歯窩　43, 47, 49, 128, 129
切歯乳頭　42, 43, 128
舌縮小術　40
舌小帯　26, 125
舌静脈　27
摂食・嚥下障害　172
舌神経　27, 28, 30, 31, 33, 38, 67, 78, 81, 98, 129, 135, 139, 145, 150, 151, 154, 159
舌神経損傷　154
舌深動脈　29, 30, 38

舌中隔　36
舌動脈　27, 28, 38, 102, 103
舌乳頭　35
舌背　35, 51, 97, 173
舌扁桃　35, 50
浅顔面筋膜　3, 5, 9
浅筋膜　3, 58, 75
前頸静脈　76, 84, 96
前頸部　83
前上歯槽動脈　103
前舌腺　36
浅側頭静脈　14, 58, 62, 63, 103
浅側頭動脈　14, 58, 102
選択的加圧印象　122
前庭円蓋　18, 21, 24, 110, 135, 144, 146
浅葉内層　76, 82, 89
浅葉より浅層の部　82
浅葉より深層の部　82

そ

槽間中隔　146, 149
総頸動脈　85, 88, 91, 92, 102
側頭下窩　145
側頭筋　59, 60, 65, 67, 101, 154
側頭筋前面筋膜　68, 71
側頭筋停止腱　71, 139, 154, 159
側頭筋停止部内面筋膜　68, 71
側頭筋膜　59, 60, 80
側頭隙　60
側頭頭頂筋膜　3, 5, 60
側頭部　58
咀嚼　34, 177
咀嚼筋　178
咀嚼筋群　64, 100, 176

た

大頬骨筋　10, 11, 109
大口蓋孔　43, 49, 128, 130
大口蓋静脈　43, 48, 49
大口蓋神経　43, 48, 49, 98, 128, 131, 146
大口蓋動脈　43, 48, 49, 128, 131
大鎖骨上窩　83
大耳介神経　76

大錐体神経　12, 43, 98
大舌下腺管　27, 28, 30

ち

緻密質の厚さ（顎骨）　147, 148, 149
中咽頭収縮筋　95, 174
中咽頭収縮筋小角咽頭部　94
中咽頭収縮筋大角咽頭部　94
中内深頸リンパ節　85
蝶下顎靱帯　69, 151
蝶口蓋動脈　102, 146

つ

椎前筋　87

て

デンチャースペース　123, 125

と

頭蓋骨膜　60

な

内頸静脈　79, 85, 86, 88, 103
内頸動脈　57, 79, 85, 88, 92, 102
内斜線　150, 151, 152
内深頸リンパ節　85, 88
内舌筋　36, 37
内臓筋膜　74, 87
内側翼突筋　47, 61, 65, 67, 69, 114, 130, 150, 151, 154, 156
軟口蓋　51, 52, 53, 54, 55, 56, 113, 173
軟口蓋挙上装置　56

に

ニュートラルゾーン　123

ね

粘膜・骨膜剥離　127, 128, 135
粘膜骨膜弁　48

は

廃用性症候群　179
バッカルスペース　20, 111, 124, 127

パッサーバン隆起　55
抜歯操作　180, 181, 182, 183, 184
歯の植立方向　180, 181, 182, 183
歯の喪失　39, 47
ハミュラーノッチ　114, 130, 150
反回神経　92, 93
半月裂孔　44

ひ

鼻咽腔閉鎖機能（咽頭峡部の閉鎖）　53, 55, 56
皮下気腫　157, 158
皮下組織　75, 82
鼻筋　20, 110
鼻腔　44
鼻口蓋静脈　43
鼻口蓋神経　43, 98, 128, 146
鼻口蓋動脈　43, 128
皮静脈　76
皮神経　76, 83
鼻唇溝　10, 16
鼻中隔下制筋　20, 110
皮膚粘膜下隙　89
表情筋　3, 4, 5, 9, 24, 98, 127
表情筋麻痺　5
披裂筋　93
披裂軟骨　93

ふ

副神経　83, 88
副神経リンパ節　85, 88
付着歯肉　18, 25

へ

辺縁歯肉　18

ほ

帽状腱膜　60
頬のたるみ　2, 9, 16
ホムンクルス　179

み

味覚神経線維　35
味蕾　35

め

迷走神経　85, 86, 88, 171
迷走神経咽頭枝　92

も

モダイオラス→口角筋軸　6, 9, 11, 16, 109

ゆ

有郭乳頭　35

よ

葉状乳頭　35
翼口蓋窩　98, 99, 102, 131, 145, 146, 188
翼口蓋神経　43, 99, 146
翼口蓋神経節　43, 98, 146
翼状筋膜　87
翼状突起　130, 131, 188
翼突下顎隙　66, 69, 70, 71, 78, 80, 82, 89, 98, 99, 102, 150, 151, 155, 156
翼突下顎ヒダ　114, 118, 150, 153, 154
翼突下顎縫線　94, 114, 150, 153, 154
翼突管神経　43
翼突棘靱帯　69, 70
翼突筋筋膜　68, 71
翼突筋静脈叢　66, 67, 69, 103, 130, 151
翼突鈎　53, 114, 153
翼突翼靱帯　69

ら

卵円孔　15, 69, 145

り

梨状陥凹　95, 170, 171, 172
梨状口　126, 129, 131
輪状咽頭筋→下咽頭収縮筋輪状咽頭部　94, 95, 97
輪状甲状筋　91, 92, 93
輪状甲状靱帯　91
輪状軟骨　93, 96, 170

れ

レトロモラーパッド　152, 153, 154

わ

腕神経叢　83, 87, 88
腕頭動脈　91

欧文

CT 画像　131, 132, 136, 140
Jackson 三角　96
stippling　18
X 線画像　187

図説索引

い

移植骨採取　2-4-16
印象に関係する解剖構造　2-1-19, 2-2-16
咽頭　1-7-3, 1-12-11, 2-8-11
咽頭峡部　1-7-2
咽頭挙筋群　1-12-12
咽頭腱膜　1-12-12, 1-12-14
咽頭後隙　1-10-1, 1-11-2, 1-11-12, 1-11-20
咽頭喉頭蓋ヒダ　1-5-5, 2-8-1, 2-8-4, 2-8-6, 2-8-9
咽頭喉頭部　1-7-3
咽頭口部　1-7-2, 1-7-3, 1-7-5
咽頭後壁　1-7-1, 1-7-19
咽頭収縮筋群　1-12-12, 1-12-13
咽頭神経叢　1-12-11
咽頭頭底板　1-12-12, 1-12-16
咽頭鼻部　1-7-2, 1-7-3, 1-7-5, 1-7-6
咽頭扁桃　1-7-2
咽頭縫線　1-12-12
インプラント植立　2-3-2, 2-3-12, 2-3-18, 2-4-16, 2-4-17, 142 図 2, 143 図 2

え

嚥下　1-5-12, 1-7-4, 1-12-21, 2-8-10
炎症波及路　1-4-18, 1-10-18, 1-11-20
円板後部組織　2-7-4, 2-7-11, 2-7-12, 2-7-13, 2-7-14, 2-7-15

お

横隔神経　1-11-14, 1-11-16, 1-11-18
横口蓋ヒダ　1-6-1, 1-6-2, 2-1-5, 2-1-6
横舌筋　1-5-8
オトガイ下三角　1-10-10, 1-11-3, 1-11-6
オトガイ下三角隙　1-10-12, 1-11-1, 1-11-20, 2-6-10
オトガイ下静脈　2-4-11, 2-4-12, 2-4-16, 103 図 4
オトガイ下動・静脈　1-10-8
オトガイ下動脈　1-5-14, 2-4-11, 2-4-12, 2-4-16, 102 図 1, 103 図 3
オトガイ下リンパ節　1-10-8, 1-10-10
オトガイ棘　1-4-17, 1-5-1, 1-5-16, 1-5-17, 2-2-2, 2-2-3, 2-2-16, 2-4-3, 2-4-10, 2-4-16
オトガイ筋　1-2-3, 1-2-4, 1-3-8, 1-10-18, 2-1-2, 2-2-5, 2-2-16, 2-4-14, 2-4-16
オトガイ結節　1-5-17, 2-2-2, 2-2-16, 2-5-13
オトガイ孔　1-3-5, 1-3-8, 1-3-9, 1-5-15, 1-5-16, 1-5-17, 2-2-2, 2-2-4, 2-2-5, 2-4-1, 2-4-4, 2-4-5, 2-4-8, 2-4-14, 2-4-15, 2-4-16, 2-5-13, 2-6-12, 99 図 4, 143 図 3
オトガイ静脈　1-3-9
オトガイ神経　1-2-12, 1-2-13, 1-3-9, 1-3-13, 2-4-4, 2-4-16, 2-5-1, 2-5-4, 2-5-15, 99 図 4
オトガイ唇溝　1-2-1, 1-2-19
オトガイ舌筋　1-4-13, 1-5-1, 1-5-7, 1-5-9, 1-5-10, 1-5-11, 1-5-14, 2-2-11, 2-4-11
オトガイ舌骨筋　1-4-9, 1-4-14, 1-5-11, 1-10-16, 2-2-11, 2-2-16, 2-4-11, 2-8-17, 100 図 1
オトガイ動脈　1-3-9, 103 図 3
オトガイ部→オトガイ隆起　2-4-15
オトガイ部皮下膿瘍　1-10-18
オトガイ隆起　2-4-1, 2-4-15, 2-4-16, 2-5-13

か

外頸静脈　1-8-11, 1-8-14, 1-10-4, 1-10-5, 1-10-8, 103 図 4
外頸動脈　1-5-14, 1-8-11, 1-8-13, 1-8-14, 1-8-15, 1-8-16, 1-9-4, 1-11-4, 1-11-10, 1-11-11, 1-11-15, 1-12-6, 102 図 1
外耳道軟骨尖端　1-8-15
外斜線　1-5-15, 1-5-17, 1-9-16, 2-2-2, 2-4-16, 2-6-16
外舌筋　1-5-9
外側頸部　1-11-2, 1-11-3, 1-11-8, 1-11-9
外側靱帯　2-7-2
外側翼突筋　2-3-11, 100 図 1, 101 図 3, 図 4
外側翼突筋下頭　1-9-5, 1-9-7, 1-9-19, 1-9-21, 2-3-4, 2-7-3, 2-7-5, 2-7-9, 2-7-13
外側翼突筋上頭　1-9-5, 1-9-6, 1-9-7, 1-9-19, 2-3-4, 2-7-3, 2-7-5, 2-7-7, 2-7-9, 2-7-13
外側輪状披裂筋　1-12-9, 1-12-10
下咽頭収縮筋　1-12-12
下咽頭収縮筋甲状咽頭部　1-12-13, 1-12-14
下咽頭収縮筋輪状咽頭部　1-12-12, 1-12-13, 1-12-14
顔の加齢変化　1-1-1, 1-1-2, 1-2-17
顔のしわ　1-1-10
顔の皮下組織　1-1-4, 1-1-5
顔の表情　1-1-9
下顎（無歯顎）　1-5-15, 1-5-17, 2-2-1, 2-2-2, 2-2-3, 2-2-12
下顎（有歯顎）　2-4-1, 2-4-2, 2-4-8, 2-4-10
下顎 CT 画像　2-4-6, 2-4-7, 2-4-15
下顎窩　2-7-3, 2-7-4, 2-7-5, 2-7-6, 2-7-7, 2-7-8
下顎角　1-8-10
下顎管　1-5-21, 1-9-4, 2-4-1, 2-4-2, 2-4-5, 2-4-7, 2-4-8, 2-4-15, 2-4-16, 143 図 1
下顎管前端　2-4-5, 2-4-16, 143 図 3
下顎管前方ループ　2-4-5, 143 図 3
下顎管と智歯　2-9-13, 2-9-14,

197

2-9-15, 2-9-16, 2-9-17
下顎管の前歯部への続き　2-4-6, 2-4-16
下顎頸　2-7-3, 2-7-4, 2-7-6, 2-7-7
下顎孔　1-9-1, 2-4-5, 2-4-8, 2-4-10, 2-5-19, 2-5-20, 2-5-21, 99 図 4
下顎後窩　1-8-10, 1-8-12, 1-8-13, 1-8-16
下顎孔伝達麻酔　1-9-17
下顎孔伝達麻酔刺入部位　2-5-17
下顎後静脈　1-8-14, 1-8-15, 1-8-16, 1-11-11, 103 図 4
下顎骨　2-8-18
下顎骨骨折　1-8-17, 1-8-18, 1-8-19, 1-8-20, 1-8-21, 1-9-18, 1-9-20
下顎骨内の神経経路　2-5-1
下顎骨につく筋　1-8-19
下顎枝　2-2-6
下顎枝矢状分割術　1-5-22
下顎枝垂直骨切り術　1-9-22
下顎枝前縁　2-4-13, 2-4-16
下顎神経　1-2-9, 1-2-14, 1-2-15, 1-2-16, 1-9-10, 1-9-11, 2-5-3, 2-5-21, 99 図 4
下顎大臼歯の歯軸　2-4-9, 2-4-16
下顎頭　2-6-2, 2-7-2, 2-7-3, 2-7-4, 2-7-5, 2-7-6, 2-7-9, 2-7-11
下顎埋伏智歯の抜歯　2-6-17, 161 図 1, 図 2
下顎隆起　2-2-16
下眼窩裂　2-5-5
顎下三角　1-10-8, 1-11-4
顎下三角隙　1-4-18, 1-9-14, 1-10-11, 1-10-12, 1-10-13, 1-10-17, 1-10-18, 1-11-1, 1-11-20, 2-6-8, 2-6-10
顎下神経節　1-2-10, 1-10-9, 1-10-12, 98 図 2
顎下腺　1-4-5, 1-10-7, 1-10-8, 1-10-9, 1-10-11, 1-10-13, 2-4-12, 2-4-16, 2-6-7, 2-6-8

顎下腺窩　2-4-7, 2-4-10, 2-4-12, 2-4-16
顎下腺管　1-4-5, 1-4-6, 1-4-7, 1-4-10, 1-4-12, 1-4-15, 1-4-16, 1-10-9, 2-4-16
顎下腺管内唾石　1-4-19
顎下腺唾石症　1-10-19
顎下腺唾石摘出術　1-10-20
顎下膿瘍　1-4-18, 1-10-18
顎下部　1-4-16, 2-6-9
顎下リンパ節　1-10-8, 2-4-16
顎関節　2-7-1
顎関節 CT 画像　178 図 2
顎関節矢状断面　2-7-3, 2-7-4, 2-7-5
顎関節前頭断面　2-7-6
顎関節の MRI 画像　2-7-12, 2-7-14, 2-7-15
顎関節の動き　2-7-12, 2-7-13
顎関節の動きと筋　101 図 2, 図 3, 図 4
顎関節の動きにかかわる筋　100 図 1
顎義歯　1-7-17, 1-7-18
顎静脈　1-8-14, 1-8-15, 2-3-18, 103 図 4
顎舌骨筋　1-4-5, 1-4-8, 1-4-9, 1-4-11, 1-4-14, 1-4-15, 1-4-16, 1-4-18, 1-10-12, 1-10-13, 1-10-14, 1-10-15, 1-10-18, 1-11-6, 2-2-11, 2-2-13, 2-2-14, 2-2-16, 2-2-20, 2-4-11, 2-6-8, 2-8-16, 2-8-17, 2-8-20, 100 図 1
顎舌骨筋神経　1-2-9, 1-4-11, 1-4-12, 1-10-9, 1-10-10, 1-10-12, 1-10-14, 2-5-1, 2-5-19, 2-5-21, 99 図 4
顎舌骨筋線　1-4-17, 1-4-18, 1-5-15, 1-5-16, 1-5-17, 2-2-2, 2-2-3, 2-2-14, 2-2-15, 2-2-16, 2-4-7, 2-4-10, 2-4-16
顎舌骨筋線部（歯槽舌側溝）　2-2-9, 2-2-12
顎動脈　1-8-15, 1-9-4, 1-9-6, 1-

9-17, 1-9-21, 2-3-4, 2-3-11, 2-3-18, 2-5-5, 2-5-19, 2-5-20, 102 図 1, 図 2
顎二腹筋後腹　1-8-13, 1-8-16, 1-10-14, 1-11-4, 1-11-9, 2-8-16, 2-8-17, 2-8-20, 100 図 1
顎二腹筋前腹　1-10-8, 1-10-10, 1-10-12, 1-10-14, 1-11-4, 1-11-6, 2-4-11, 2-8-16, 2-8-17, 2-8-20, 100 図 1
顎二腹筋中間腱　1-10-12, 1-11-3
下行口蓋動脈　2-5-5, 102 図 2
下甲状腺静脈　1-12-4
下甲状腺動脈　1-11-16
下歯槽静脈　2-5-1
下歯槽神経　1-2-9, 1-9-4, 1-9-5, 1-9-10, 1-9-17, 2-5-1, 2-5-4, 2-5-15, 2-5-19, 2-5-20, 2-5-21, 99 図 4
下歯槽神経臼後枝　2-5-1, 99 図 4
下歯槽神経臼歯枝　2-5-1, 99 図 4
下歯槽神経切歯枝　2-5-1, 99 図 4
下歯槽動脈　2-5-1, 102 図 2, 103 図 3
下縦舌筋　1-5-8, 1-5-9, 1-5-10
下唇下制筋　1-1-7, 1-1-8, 1-2-2, 2-1-4, 2-6-12
下唇動脈　1-2-12, 1-3-10, 1-3-13, 102 図 1
下内深頸リンパ節　1-11-9, 1-11-10
眼窩下孔　1-2-14, 1-6-11, 2-1-2, 2-3-6, 2-3-8, 2-3-18, 2-5-2, 99 図 3
眼窩下神経　1-2-12, 1-2-13, 1-3-13, 1-6-11, 2-3-8, 2-5-2, 2-5-3, 2-5-5
眼窩下動脈　2-3-8, 2-5-2, 2-5-3, 2-5-5, 102 図 2, 103 図 3
眼窩下膿瘍　1-10-18
眼窩上孔　1-2-14
眼窩上神経　1-2-13
眼神経　1-2-14, 1-2-16
関節円板　2-7-2, 2-7-3, 2-7-4, 2-7-5, 2-7-6, 2-7-7, 2-7-9, 2-

7-11, 2-7-12, 2-7-13
関節円板転位　2-7-14, 2-7-15
関節鏡所見（顎関節）　2-7-10
関節腔　2-7-7
関節腔（顎関節）　2-7-2, 2-7-3, 2-7-4, 2-7-5, 2-7-6, 2-7-9
関節結節　2-7-2
関節突起　1-9-18, 1-9-20, 2-7-1, 2-7-11
関節軟骨（顎関節）　2-7-4, 2-7-5
関節包（顎関節）　2-7-1, 2-7-4, 2-7-5, 2-7-6
関節隆起　2-7-3, 2-7-4, 2-7-5, 2-7-7, 2-7-8
顔面横動脈　1-2-11, 1-8-8, 1-8-15, 102 図 1
顔面静脈　1-1-15, 1-2-6, 1-2-11, 1-2-12, 1-3-12, 1-10-6, 1-10-8, 1-10-12, 2-4-16, 103 図 4
顔面神経　1-1-15, 1-2-8, 1-8-11, 1-8-13, 1-8-14, 1-8-15, 1-10-14, 2-5-21, 98 図 1, 図 2
顔面神経下顎縁枝　1-2-6, 1-2-7, 1-2-11, 1-2-12, 1-3-9, 1-3-13, 1-10-6, 2-4-16
顔面神経管　1-2-8, 1-2-10, 98 図 1
顔面神経頬筋枝　1-2-6, 1-2-7, 1-2-11, 1-2-12, 1-3-13, 1-8-8
顔面神経頬骨枝　1-2-6, 1-2-7, 1-2-11, 1-2-12, 1-8-8
顔面神経頸枝　1-2-6, 1-2-7, 1-2-11, 1-10-5, 1-10-6
顔面神経側頭枝　1-2-6, 1-2-7, 1-2-11, 1-8-1, 1-8-8
顔面神経の一般知覚神経線維　1-2-10
顔面神経の運動神経線維　1-2-10
顔面神経の副交感神経線維　1-2-10
顔面神経の味覚神経線維　1-2-10
顔面神経麻痺　1-2-10
顔面動脈　1-1-15, 1-2-6, 1-2-11, 1-2-12, 1-3-12, 1-3-13, 1-10-6, 1-10-8, 1-10-12, 1-11-

11, 2-3-8, 2-4-16, 2-6-12, 2-6-13, 102 図 1
眼輪筋　1-1-7

き

気管　1-7-3, 1-12-5, 1-12-9, 1-12-19
気管切開の安全三角　1-12-19
気管前隙　1-10-1, 1-11-2, 1-11-13, 1-11-16, 1-11-20, 1-12-3
気管前葉　1-12-1, 1-12-2
危険隙　1-11-2, 1-11-16, 1-11-20
義歯頬側ノッチ　2-1-1, 2-1-18, 2-2-16, 2-2-17
義歯頬側フレンジ　2-1-1, 2-1-18, 2-1-19, 2-2-16, 2-2-17
義歯床縁　2-1-1
義歯床縁形成　2-1-18, 2-2-17
義歯床後縁　2-1-13, 2-1-18, 2-1-19
義歯床口蓋部　2-1-1, 2-1-12, 2-1-18, 2-1-19
義歯床面積　2-2-18
義歯唇側ノッチ　2-1-1, 2-1-18, 2-2-16, 2-2-17
義歯唇側フレンジ　2-1-1, 2-1-18, 2-1-19, 2-2-16, 2-2-17
義歯舌側ノッチ　2-2-16, 2-2-17
義歯舌側フレンジ　2-2-15, 2-2-16
義歯動的維持力　2-2-18
義歯の維持・支持　2-2-18
義歯の床面積　124 図 1
義歯の装着　1-2-18, 1-2-19
義歯の辺縁封鎖　124 図 2, 125 図 2
義歯辺縁封鎖　2-2-18
機能的咬合系　178 図 1
臼後三角　1-9-16, 2-6-1, 2-6-2, 2-6-3, 2-6-4, 2-6-5, 2-6-6, 2-6-7, 2-6-11, 2-6-12, 2-6-16, 2-6-17
臼後隆起→レトロモラーパッド　2-4-13
臼歯腺　2-2-16, 2-6-3

頬筋　1-1-5, 1-2-2, 1-2-4, 1-2-5, 1-3-4, 1-3-5, 1-3-11, 1-4-18, 1-9-2, 1-9-8, 1-9-16, 1-10-18, 2-1-2, 2-1-3, 2-1-4, 2-1-6, 2-1-10, 2-1-19, 2-2-4, 2-2-6, 2-2-16, 2-2-20, 2-3-3, 2-3-4, 2-4-4, 2-4-11, 2-4-16, 2-6-4, 124 図 2, 125 図 2
頬筋筋膜　1-9-8
頬筋表層の脂肪組織　1-1-14, 2-6-13
頬筋稜　2-5-18, 2-6-2
頬隙　1-4-18, 1-10-18, 1-11-20, 2-6-13
頬骨　1-6-12
頬骨下稜　1-6-7, 2-1-7, 2-1-9, 2-1-19, 2-3-1, 2-3-4, 2-3-10, 2-3-18
頬骨弓　1-6-12, 1-8-10
胸骨甲状筋　1-11-4, 1-11-7, 2-8-8, 2-8-16
胸骨上隙　1-10-1, 1-11-2, 1-12-1, 1-12-2
頬骨神経　1-2-13, 2-5-3, 99 図 3
胸骨舌骨筋　1-11-4, 1-11-6, 1-12-18, 2-8-16, 100 図 1
胸鎖乳突筋　1-10-7, 1-11-1, 1-11-3, 1-12-18
頬脂肪体　1-1-16, 1-1-17, 1-1-18, 1-1-19, 1-3-7, 1-8-8, 1-9-1, 1-9-2, 1-9-6, 1-9-8, 1-11-20, 2-1-9, 2-2-6, 2-2-9, 2-3-10, 2-3-18, 2-4-16
頬小帯　1-3-1, 1-3-4, 2-1-5, 2-2-1, 2-2-16
頬神経　1-2-12, 1-2-13, 1-3-12, 1-9-4, 1-9-5, 1-9-8, 1-9-10, 1-9-11, 2-4-13, 2-4-16, 2-5-4, 2-5-15, 2-5-19, 2-6-5, 99 図 4
頬側前庭　1-3-4, 2-1-5, 2-1-6, 2-2-1, 2-2-4
頬側ノッチ　2-1-19
頬棚　1-3-5, 1-3-8, 1-5-17, 2-2-1, 2-2-2, 2-2-4, 2-2-7, 2-2-

199

2-9-6, 2-9-9
歯槽骨表面形態　2-9-3, 2-9-10, 2-9-11, 2-9-12
歯槽舌側溝　2-2-1, 2-2-9, 2-2-11
歯槽堤　1-4-14, 2-1-6, 2-2-1, 2-2-9
歯槽突起（上顎骨）　1-6-10, 1-6-12, 1-6-13, 1-6-14, 2-3-9, 2-5-8, 2-5-9
歯槽粘膜　1-3-1, 1-3-2
歯槽膿瘍　1-4-18, 1-10-18
歯槽部（下顎骨）　1-5-16, 2-5-6, 2-5-7, 2-5-10, 2-5-11, 2-5-12
歯槽部（下顎骨）と下顎底のずれ　2-4-10, 2-4-16
膝神経節　1-2-8, 1-2-10, 98 図 2
歯肉　1-3-1, 1-3-2
歯肉弁　1-3-17, 1-3-18, 1-6-19, 1-6-20
斜角筋　1-11-4, 1-11-13, 1-12-8
縦隔　1-11-20
縦隔気腫　2-6-15
珠間切痕　1-8-15
主歯槽　2-5-6
上咽頭収縮筋　1-7-11, 1-9-13, 1-9-15, 1-12-12, 1-12-16, 2-1-6, 2-2-10, 2-2-16, 2-4-16, 2-5-18, 2-6-5, 2-6-7
上咽頭収縮筋顎咽頭部　1-12-13, 2-6-4
上咽頭収縮筋頰咽頭部　1-12-13, 2-6-4
上咽頭収縮筋舌咽頭部　1-12-13, 2-6-4
上咽頭収縮筋翼突咽頭部　1-12-13, 2-6-4
上顎（無歯顎）　1-6-13, 1-6-16, 2-1-12, 2-3-6, 2-3-9
上顎（有歯顎）　1-6-12, 2-3-1
上顎 CT 画像　2-3-13, 2-3-17, 142 図 1
上顎結節　188 図 1, 図 2
上顎結節（臨床的）　1-6-13, 2-1-5, 2-1-8, 2-1-9, 2-1-13, 2-1-16, 2-3-1, 2-3-2, 2-3-4, 2-3-5, 2-3-6, 2-3-10, 2-3-11, 2-3-12, 2-3-13, 2-3-17, 2-3-18
上顎骨後上歯槽枝　2-5-14
上顎骨前上歯槽枝　2-5-14
上顎骨中上歯槽枝　2-5-14
上顎骨内の神経経路　2-5-2
上顎骨の頰骨突起　1-3-7, 1-6-7, 1-6-9, 1-6-12, 2-3-16, 2-5-2
上顎骨の口蓋突起　1-6-12, 1-6-13, 2-3-9, 2-3-14, 2-3-18
上顎骨の前頭突起　1-6-12
上顎神経　1-2-14, 1-2-15, 1-2-16, 2-5-3, 2-5-5, 98 図 2, 99 図 3
上顎神経後上歯槽枝　2-5-2, 2-5-5, 99 図 3
上顎神経前上歯槽枝　2-5-2, 99 図 3
上顎神経中上歯槽枝　2-5-2, 99 図 3
上顎神経の後上歯槽枝　1-6-11
上顎神経の前上歯槽枝　1-6-11
上顎神経の中上歯槽枝　1-6-11
上顎体　1-6-12
上顎洞　1-6-6, 1-6-7, 1-6-8, 1-6-9, 1-6-11, 1-10-18, 2-3-1, 2-3-11, 2-5-2
上顎洞底　1-6-7, 2-3-13, 2-3-17, 2-3-18
上顎洞底口蓋壁　2-3-14, 142 図 1
上顎洞底と歯　1-6-10, 2-9-18, 2-9-19
上顎洞底の骨稜　2-3-16, 2-3-18
上顎洞粘膜　2-3-15, 2-3-18
上顎洞の読影　188 図 1, 図 2
上顎洞壁　2-3-18
上顎パノラマ X 線画像　2-3-13, 2-3-17
上眼窩裂　1-2-14
小頰骨筋　1-1-7, 1-1-8, 1-2-2, 2-1-4
笑筋　1-2-2, 2-1-4
上行咽頭動脈　1-7-20, 1-12-6, 102 図 1

小口蓋孔　1-6-12
小口蓋静脈　1-6-3
小口蓋神経　1-6-3, 2-3-5, 2-5-5, 2-5-14, 98 図 2, 99 図 3
小口蓋動脈　1-6-3, 1-6-4, 103 図 3
上行頸動脈　1-11-16
上行口蓋静脈　1-9-13
上行口蓋動脈　1-7-20, 1-9-13, 102 図 1, 103 図 3
上甲状腺動脈　1-11-11, 1-11-13, 1-12-6, 1-12-18, 102 図 1
小後頭神経　1-10-5, 1-10-7
上喉頭神経　1-12-5, 1-12-7, 1-12-8, 1-12-11, 2-8-5
小鎖骨上窩　1-11-3
上縦舌筋　1-5-6, 1-5-8, 1-5-9, 1-5-11
上唇挙筋　1-1-7, 1-1-8, 1-2-2, 2-1-4
上唇動脈　1-2-12, 1-3-13, 102 図 1
上唇鼻翼挙筋　1-1-7, 1-1-8, 1-2-2, 2-1-4
小舌下腺管　1-4-11
上内深頸リンパ節　1-11-9
静脈角　1-11-10
食道　1-7-3, 1-12-12
食道後隙　1-10-1, 1-11-2, 1-11-12, 1-11-16, 1-11-20
食道入口部　1-12-11, 1-12-21, 2-8-10
食物路　1-7-3, 1-7-4, 2-8-3, 2-8-10
深顔面静脈　103 図 4
深筋膜　1-8-3, 1-8-4, 1-10-4
深頸リンパ節　1-11-10
浸潤麻酔と解剖構造　2-5-16
唇小帯　1-3-1, 2-1-5, 2-1-19, 2-2-16
唇側前庭　1-3-3, 2-1-5, 2-1-6, 2-2-1, 2-2-4, 2-4-14
深側頭神経　1-9-4, 1-9-5, 1-9-10, 1-9-11, 2-5-4, 2-5-19
深側頭動脈　1-9-3, 2-5-19, 102

図2
唇側ノッチ 2-1-19
振動線 2-1-14
深部感染 1-11-21
深部隙 1-11-20

せ

正円孔 1-2-14, 2-5-3, 99 図3
声帯靱帯 1-12-10, 1-12-20
声門 1-12-10
舌咽神経 1-7-8, 1-12-6, 1-12-11, 2-5-14, 2-5-15, 2-8-4
舌咽神経舌枝 1-5-13
舌下隙 1-4-3, 1-4-5, 1-4-8, 1-4-18, 1-10-13, 1-10-18, 1-11-20, 2-6-7, 2-6-8, 2-6-10
舌下小丘 1-4-1, 1-4-5, 1-4-6, 1-4-7, 1-4-12
舌下静脈 2-4-11, 2-4-16
舌下神経 1-4-5, 1-4-9, 1-4-13, 1-4-15, 1-5-1, 1-5-13, 1-10-14, 1-10-15, 1-10-16, 1-11-4, 1-11-19, 1-12-6
舌下神経オトガイ舌骨筋枝 1-4-13, 1-10-16
舌下神経甲状舌骨筋枝 1-4-13, 1-11-4
舌下腺 1-4-5, 1-4-6, 1-4-7, 1-4-8, 1-4-10, 1-4-11, 1-4-12, 1-4-16, 1-10-8, 1-10-13, 1-10-16, 2-2-9, 2-2-16, 2-4-11, 2-4-16, 2-6-8
舌下腺部（歯槽舌側溝） 2-2-9, 2-2-12
舌下動脈 1-4-10, 1-4-13, 1-5-14, 2-4-3, 2-4-11, 2-4-16, 103 図3
舌下ヒダ 1-4-1, 1-4-12
舌下部 1-4-1
舌下部神経 1-4-7, 2-5-15
舌下面 1-4-2, 1-5-7, 1-5-10
舌筋 1-5-12, 2-2-16
舌腱膜 1-5-8, 1-5-11
舌骨 1-7-3, 1-11-6, 1-12-3, 1-12-7, 1-12-10, 1-12-20, 1-12-21, 2-2-13, 2-8-2, 2-8-11, 2-8-13, 2-8-14, 2-8-15, 2-8-16, 2-8-17, 2-8-18
舌骨下筋 1-5-1
舌骨下筋群 1-5-12, 1-11-4, 1-11-6, 1-11-7, 1-11-8, 2-8-16, 2-8-18, 100 図1, 101 図2
舌骨下部 1-11-3
舌骨上筋群 1-5-12, 1-10-14, 1-11-4, 1-12-21, 2-8-16, 2-8-18, 2-8-20, 100 図1, 101 図2
舌骨上部 1-11-3
舌骨舌筋 1-4-5, 1-4-13, 1-5-1, 1-5-9, 1-5-10, 1-12-13, 2-2-11
舌根 1-5-5, 1-5-11, 1-7-5, 2-8-3, 2-8-10
切歯窩 1-6-12, 1-6-13, 2-3-5, 2-3-6, 2-3-9, 2-3-18
切歯管 2-3-9, 2-3-18
舌 1-5-1, 2-2-20, 2-8-11, 2-8-12, 2-8-14, 2-8-19
舌の動き 1-5-12
切歯乳頭 1-6-1, 2-1-5
舌縮小術 1-5-18, 1-5-19
舌小帯 1-4-1, 1-4-2, 2-2-1, 2-2-16
舌静脈 1-4-6, 1-5-13, 103 図4
舌神経 1-2-9, 1-4-5, 1-4-6, 1-4-7, 1-4-9, 1-4-10, 1-4-11, 1-4-12, 1-4-13, 1-4-15, 1-4-16, 1-5-1, 1-5-13, 1-9-4, 1-9-5, 1-9-10, 1-9-17, 1-10-9, 1-10-12, 1-10-14, 1-10-15, 2-2-11, 2-4-13, 2-4-16, 2-5-4, 2-5-15, 2-5-19, 2-5-20, 2-5-21, 2-6-6, 2-6-7, 2-6-11, 2-6-16, 98 図2, 99 図4
舌深動脈 1-4-10, 1-5-14, 2-4-3
舌・舌骨・喉頭複合体 2-8-10, 2-8-11, 2-8-12, 2-8-20
舌尖 1-5-11
舌側ノッチ 2-2-12
舌体 1-5-11
舌中隔 1-5-8

舌動脈 1-4-5, 1-5-14, 1-11-11, 1-12-6, 2-4-3, 102 図1, 103 図3
舌乳頭 1-5-4
舌粘膜 1-5-3
舌の再建 1-5-20
舌の正中断面 1-5-11
舌背 1-5-2, 1-5-4, 1-5-6, 1-5-11, 1-7-1, 1-7-3
舌扁桃 1-5-3, 1-5-5, 1-7-2
浅顔面筋膜 1-1-5, 1-1-6, 1-1-12, 1-8-2
浅筋膜 1-1-6, 1-8-2
前頸静脈 1-10-5, 1-10-8, 1-11-4, 1-12-18, 103 図4
前頸部 1-11-3
浅頸リンパ節 1-10-7
前斜角筋 1-11-14, 1-11-16
前上歯槽動脈 103 図3
前舌腺 1-5-7
浅側頭静脈 1-2-6, 1-2-7, 1-2-11, 1-8-1, 1-8-14, 103 図4
浅側頭動・静脈 1-1-6
浅側頭動脈 1-2-6, 1-2-7, 1-2-11, 1-8-1, 1-8-8, 1-8-14, 1-9-4, 102 図1
選択的加圧印象 2-2-18, 124 図1
前庭円蓋 1-3-1, 1-3-5, 1-3-6, 1-3-7, 1-3-8, 1-3-9, 2-1-6, 2-1-7, 2-2-4, 2-2-5
前鼻棘 2-3-6, 2-3-7, 2-3-9
浅葉内層 1-11-1, 1-11-2, 1-11-20
浅葉より浅層の部 1-11-1
浅葉より深層の部 1-11-1, 1-11-8

そ

槽間中隔 2-5-6, 2-5-16
総頸動脈 1-11-10, 1-11-14, 1-11-15, 1-11-18, 1-11-19, 1-12-4, 1-12-7, 102 図1
側頭筋 1-1-17, 1-1-19, 1-8-6, 1-8-7, 1-9-3, 1-9-8, 1-9-15, 1-9-16, 100 図1, 101 図3, 図4

203

側頭筋前面筋膜　1-9-8, 1-9-15
側頭筋停止腱　1-9-16, 2-2-16, 2-4-16, 2-6-5
側頭筋停止部内面筋膜　1-9-6
側頭筋膜　1-1-21, 1-8-3, 1-8-4, 1-8-5, 1-8-6, 1-10-4
側頭隙　1-8-4
側頭頭頂筋膜　1-1-6, 1-8-2
側頭部　1-8-1
咀嚼筋群　2-8-18, 100 図 1, 101 図 2

た

大頬骨筋　1-1-7, 1-1-8, 1-2-2, 2-1-4
大口蓋孔　1-6-3, 1-6-12, 1-6-13, 2-1-13, 2-3-5, 2-3-6, 2-3-10, 2-3-12, 2-3-18
大口蓋静脈　1-6-3, 1-6-18, 2-3-5
大口蓋神経　1-6-3, 1-6-4, 1-6-18, 2-3-5, 2-5-5, 2-5-14, 98 図 2, 99 図 3
大口蓋動脈　1-6-3, 1-6-4, 1-6-18, 2-3-5, 103 図 3
大鎖骨上窩　1-11-3
大耳介神経　1-2-6, 1-10-5
大錐体神経　1-2-8, 1-2-10, 98 図 2
大舌下腺管　1-4-5, 1-4-6, 1-4-7, 1-4-12

ち

緻密質の厚さ（顎骨）　2-5-9, 2-5-11, 2-5-16
中咽頭収縮筋　1-7-19, 1-12-12
中咽頭収縮筋小角咽頭部　1-12-13, 1-12-15
中咽頭収縮筋大角咽頭部　1-12-13, 1-12-15
中硬膜動脈　1-2-9, 102 図 2
中内深頸リンパ節　1-11-9, 1-11-10
蝶下顎靱帯　1-9-9, 1-9-11, 1-9-17, 2-5-21

蝶口蓋動脈　1-6-4, 2-5-5, 102 図 2

つ

椎骨静脈　1-11-16

て

デンチャースペース　2-2-19, 2-2-20, 125 図 1

と

頭部正中断面　2-8-11

な

内頸静脈　1-10-14, 1-11-4, 1-11-6, 1-11-7, 1-11-9, 1-11-11, 1-11-13, 1-11-14, 1-11-18, 1-11-19, 1-12-4, 103 図 4
内頸動脈　1-7-20, 1-11-4, 1-12-6, 1-12-7, 102 図 1
内斜線　1-9-16, 1-9-17, 2-5-18, 2-5-20, 2-6-2, 2-6-16
内深頸リンパ節　1-11-9
内臓筋膜　1-10-1
内側翼突筋　1-9-1, 1-9-5, 1-9-7, 1-9-10, 1-9-11, 1-9-14, 1-9-15, 1-9-16, 1-9-17, 2-1-6, 2-1-9, 2-1-13, 2-1-17, 2-1-19, 2-2-6, 2-2-13, 2-3-4, 2-3-10, 2-3-18, 2-5-18, 2-5-20, 2-6-5, 2-6-11, 100 図 1
内側翼突筋神経　1-9-12
軟口蓋　1-7-2, 1-7-3, 1-7-5, 1-7-16, 1-12-11, 2-8-10, 2-8-11

ね

粘膜・骨膜剥離　2-3-3, 2-3-18, 2-4-16
粘膜骨膜剥離　2-3-7
粘膜骨膜弁（口蓋）　1-6-17, 1-6-18

は

バッカルスペース　1-3-4, 2-1-5, 2-1-7, 2-1-8, 2-1-9, 2-1-10, 2-1-11, 2-1-13, 2-1-17, 2-1-18, 2-1-19
歯の植立方向　2-9-1, 2-9-2
歯の喪失　1-5-16, 1-6-14
ハミュラーノッチ　2-1-5, 2-1-8, 2-1-13, 2-1-16, 2-1-18, 2-1-19
反回神経　1-12-5, 1-12-8, 1-12-19
半月裂孔　1-6-8

ひ

皮下気腫　2-6-14
皮下組織　1-10-2
鼻筋　1-2-3, 1-2-4, 1-3-6, 2-1-2, 2-1-7, 2-1-19
鼻腔　1-6-6, 1-6-8, 1-6-9, 2-3-7
鼻腔底　2-3-18
鼻口蓋神経　1-6-3, 2-5-14
皮静脈　1-10-5
皮神経　1-10-5, 1-11-3
鼻唇溝　1-2-1, 1-2-19
鼻中隔下制筋　1-2-3, 1-3-6, 2-1-7, 2-1-19
皮膚粘膜下隙　1-11-20
表情筋　1-1-6, 1-1-7, 1-1-8, 1-1-9, 1-2-2, 2-1-4
表情筋麻痺　1-1-11
披裂筋　1-12-9
披裂軟骨　1-12-10, 1-12-20, 2-8-2

ふ

副歯槽　2-5-6
副神経　1-11-4, 1-11-19, 1-12-6, 1-12-8
副神経リンパ節　1-11-10
付着歯肉　1-3-2

へ

辺縁歯肉　1-3-2

ほ

帽状腱膜　1-1-6, 1-8-2, 1-8-5

204

頬のたるみ　1-1-3
ホムンクルス　179 図

み

味蕾　1-5-3

め

迷走神経　1-11-15, 1-11-18, 1-11-19, 1-12-6, 1-12-8
迷走神経咽頭枝　1-12-7, 1-12-11

ゆ

有郭乳頭　1-5-3, 1-5-4, 1-5-5

よ

葉状乳頭　1-5-4
翼口蓋窩　1-6-4, 2-3-1, 2-3-4, 2-3-6, 2-3-13, 2-3-17, 2-3-18, 2-5-5, 99 図 3
翼口蓋神経　2-5-5, 98 図 2, 99 図 3
翼口蓋神経節　1-2-10, 1-6-4, 2-5-5, 98 図 2, 99 図 3
翼状筋膜　1-11-2, 1-11-15
翼状突起　1-6-12, 1-6-13, 1-9-11, 2-3-1, 2-3-6, 2-3-12, 2-3-13, 2-3-18, 188 図 1, 図 2
翼突下顎隙　1-8-4, 1-9-1, 1-9-2, 1-9-3, 1-9-4, 1-9-11, 1-9-14, 1-9-17, 1-10-17, 1-11-20, 2-5-19, 2-6-10
翼突下顎ヒダ　2-1-16, 2-5-17, 2-6-1
翼突下顎縫線　1-3-11, 2-1-2, 2-1-13, 2-1-19, 2-2-16, 2-5-18, 2-6-4, 2-6-5, 2-6-11
翼突管神経　1-6-4
翼突棘靱帯　1-9-11
翼突筋筋膜　1-9-7
翼突筋静脈叢　1-9-2, 1-9-9, 2-3-10, 2-3-18, 103 図 4
翼突鈎　1-7-8, 1-7-9, 1-7-11, 1-7-20, 2-1-6, 2-1-9, 2-1-13, 2-5-18, 2-6-4, 2-6-5
翼突翼靱帯　1-9-10

ら

卵円孔　1-2-14, 2-5-3, 99 図 4

り

梨状陥凹　1-12-11, 2-8-1, 2-8-2, 2-8-3, 2-8-5, 2-8-6, 2-8-7, 2-8-10
梨状口　2-3-1, 2-3-6, 2-3-7, 2-3-18
輪状甲状筋　1-12-4, 1-12-5, 1-12-9
輪状甲状靱帯　1-12-5, 1-12-9, 1-12-19, 1-12-20
輪状軟骨　1-12-4, 1-12-5, 1-12-9, 1-12-10, 1-12-18, 1-12-19, 1-12-20, 2-8-2

れ

レトロモラーパッド　2-2-1, 2-2-7, 2-2-8, 2-2-16, 2-4-13

わ

腕神経叢　1-11-4, 1-11-10, 1-11-14, 1-11-16
腕頭静脈　1-11-14, 1-12-4, 1-12-19
腕頭動脈　1-12-4, 1-12-19

J

Jackson 三角　1-12-19

【編者略歴】
北村 清一郎
きた むら せいいちろう

1975 年　大阪大学歯学部卒業
1982 年　同大学助教授
1993 年　徳島大学歯学部教授
2004 年　徳島大学大学院ヘルスバイオサイエンス研究部教授
2015 年　森ノ宮医療大学保健医療学部理学療法学科教授
　　　　徳島大学名誉教授

臨床家のための
口腔顎顔面解剖アトラス　　　　ISBN978-4-263-44296-8

2009 年 9 月 20 日　第 1 版第 1 刷発行
2018 年 10 月 20 日　第 1 版第 7 刷発行

編 者　北　村　清一郎
発行者　白　石　泰　夫
発行所　医歯薬出版株式会社
〒113-8612　東京都文京区本駒込 1-7-10
TEL. (03)5395-7638(編集)・7630(販売)
FAX. (03)5395-7639(編集)・7633(販売)
https://www.ishiyaku.co.jp/
郵便振替番号 00190-5-13816

乱丁, 落丁の際はお取り替えいたします　　印刷・三報社印刷／製本・榎本製本
© Ishiyaku Publishers, Inc., 2009. Printed in Japan

本書の複製権・翻訳権・翻案権・上映権・譲渡権・貸与権・公衆送信権(送信可能化権を含む)・口述権は, 医歯薬出版(株)が保有します.
本書を無断で複製する行為(コピー, スキャン, デジタルデータ化など)は,「私的使用のための複製」などの著作権法上の限られた例外を除き禁じられています. また私的使用に該当する場合であっても, 請負業者等の第三者に依頼し上記の行為を行うことは違法となります.

JCOPY ＜出版者著作権管理機構 委託出版物＞
本書をコピーやスキャン等により複製される場合は, そのつど事前に出版者著作権管理機構(電話03-3513-6969, FAX 03-3513-6979, e-mail:info@jcopy.or.jp)の許諾を得てください.